ECG Interpretation

From Pathophysiology to Clinical Application(Second Edition)

心电图解析
从病理生理到临床应用
（第2版）

编　著　〔美〕佛瑞德·库索穆托

主　译　吴寸草　张文博　郭继鸿

U0324655

天津出版传媒集团

天津科技翻译出版有限公司

著作权合同登记号：图字：02-2020-371

图书在版编目(CIP)数据

心电图解析：从病理生理到临床应用(第2版)／(美)佛瑞
德·库索穆托（Fred Kusumoto）编著；吴寸草，张文博，
郭继鸿主译. —天津：天津科技翻译出版有限公司，
2024.2

书名原文：ECG Interpretation：From
Pathophysiology to Clinical Application(2nd)

ISBN 978－7－5433－4413－6

Ⅰ.①心… Ⅱ.①佛… ②吴… ③张… ④郭… Ⅲ.
①心电图–基本知识 Ⅳ.①R540.4

中国国家版本馆 CIP 数据核字(2023)第 229253 号

First published in English under the title

ECG Interpretation：From Pathophysiology to Clinical Application(2nd Ed.)

by Fred Kusumoto

Copyright © Springer Nature Switzerland AG,2020

This edition has been translated and published under licence from

Springer Nature Switzerland AG.

授权单位：Springer Nature Switzerland AG

出　　版：天津科技翻译出版有限公司

出 版 人：刘子媛

地　　址：天津市南开区白堤路 244 号

邮政编码：300192

电　　话：022－87894896

传　　真：022－87893237

网　　址：www.tsttpc.com

印　　刷：高教社(天津)印务有限公司

发　　行：全国新华书店

版本记录：710mm×1000mm　16 开本　22 印张(含 0.5 印张彩图)　350 千字
　　　　　2024 年 2 月第 1 版　2024 年 2 月第 1 次印刷
　　　　　定价：80.00 元

（如有印装问题,可与出版社调换）

译者名单

主 译

吴寸草 张文博 郭继鸿

译者名单（按姓氏汉语拼音排序）

陈赵玲　湖北省十堰市东风公司总医院

褚现明　青岛大学医学院附属医院

董 蕾　北京市第六医院

封 旭　北京大学人民医院

高 英　北京大学航天中心医院

郭继鸿　北京大学人民医院

何 银　北京大学人民医院

何金山　北京大学人民医院

胡晓曼　四川锦江电子医疗器械科技股份有限公司

黄织春　内蒙古医科大学附属第一医院

李洪仕　天津医科大学总医院

林 荣　福建医科大学附属泉州第一医院

刘元生　北京大学人民医院

马建群　山东省医学科学院附属医院

石斗飞　滨州医学院附属医院

万 征　天津医科大学总医院

王 凯　滨州医学院附属医院

王云龙　北京安贞医院

吴 兵　福建医科大学附属泉州第一医院

吴寸草　北京大学人民医院

杨孟云　天津医科大学总医院

张　帆　北京大学人民医院

张文博　滨州医学院附属医院

赵兰婷　清华大学长庚医院

第2版中文版前言

仲夏七月的北京，山河更显妩媚，处处柳绿花红、雀跃蝉鸣；满目燕舞莺歌、绽放的百花争奇斗艳。就是这彰显无限活力的夏日，承载着春的希望，孕育着秋的殷实。仲夏又如一位热情似火的少女，让人感悟生命的蓬勃和燃烧的活力。伴随盛夏万物的律动，我欣然提笔，为案头这本新译作撰写前言。

本书原著于2009年首发，取名为《心电图解析：从病理生理到临床应用》(*ECG Interpretation From Pathophysiology to Clinical Application*)，是美国著名的心脏病兼心电学大师佛瑞德·库索穆托教授的大作，2015年相应的中译版面世。提起编写这本书的初衷，库索穆托教授在前言说到：过去心电图专著仅讲授心电图及其变化，与临床联系甚少。其实，所有的心电图表现与变化都有相应的心脏形态学与解剖学基础，或存在心脏功能学，特别是心电生理改变的基础。本书就是为弥补这些重要内容的缺失而编写的。为此，在心电图基础分析的基础上，全书侧重讲述了心电图心电生理的基本知识。过去学界阐述的有创或无创心脏电生理多属于一种检查技术，用于心律失常的诊断与治疗。而本书提出的心电图心脏电生理的概念与上述不同，这是应用心电生理技术研究或验证的各种理论、各种心电现象的机制，以及涵盖的各种定律与公式等，用于心电图领域，深入解释心电图及各种变化。这种前卫理念与传统的心电图分析紧密结合，构筑了本书的核心理念，使本书引发了学术界巨大反响。首版后的十年，心电图与心电生理又有了长足进展，其坚定了作者再版的决心。又是十年磨一剑，凭借持久以恒的毅力和坚持不懈的付出，终于在2020年推出了本书的第2版。而当下献给各位读者的正是该书第2版的中文版。

第2版中，作者巧妙地将这些新概念、新理论完全融会贯通在各章节,例如心力衰竭伴室内传导阻滞患者的 CRT 新疗法及相关心电图表现,在第 2 版中都进行了详尽的介绍,且增加了不少新的示意图,使读者更容易理解这些新知识。

第 2 版保持了第 1 版的文风,仍然章节简明、文字言简意赅,用简练的文字表述了深刻观点,例如,书中将心肌细胞喻为装载钾离子的容器,进而道破为什么急性心肌梗死早期心电图会有高血钾的表现。又如,低钾血症心电图的 U 波增高,作者简明地将其归为 T 波的双峰,是不同层心肌存在的复极离散度较大所致。对伴无人区电轴的心室除极波,书中明确指出其一定起源于心尖部,这种情况只能在室性心动过速出现,任何室上性心动过速伴室内差异性传导绝不可能存在,这就明确了伴无人区电轴的宽 QRS 波心动过速均为室性心动过速的结论,使读者在理解的基础上烙下深刻记忆。

与第 1 版相比,第 2 版增加了"心电图分析实例"的新章节。在新章节中,作者列举了很多生动的实例,并在逐例分析中,指导读者一定要判断本例是否存在临床或心电图的"危急"及"次危急"情况,使每例心电图的解析都与临床密切关联,也使心电图不仅是临床诊断的重要参考,而且对患者病情进行了"危险分层",使心电图成为临床医生更加得力的助手。

除专业内容的增补更新外,本书两版都充溢着满满的人文情怀,倡导学界树立和发扬师承精神。两版的前言中,作者多次真挚地感谢几位前辈给予的学术点化与教诲,使他倍感导师的重要性,深感学界良好的师承能产生巨大的精神财富与前行的力量。同时,他还渴望自己的修身治学精神能对学生产生师承的影响。

其实,在中译本的两次翻译出版中也处处彰显着师承精神。第 1 版的主译张文博教授是国内心脏病和心电图界的著名学者,也是我老师辈分的大师。张文博教授心脏病学的功底扎实,其修身治学的精神更是有口皆碑,其楷模式的身教从多方面感染和鞭策着我们。张文博教授渊博的学识、翻译的技巧、精准的翻译文字，几乎完全保留在第 2 版中，供读者与后人学习。而第 2 版挂帅的主译为吴寸草医生，她是北京大学毕业生中的翘楚，又是我十分得意的学生。她学业扎实、求学执着，中英文俱佳。她博士毕业后留校，又成为品学兼优的心血管专科医生。这次担任主译，是她历练与师承的绝好机会，也显示出她兢兢业业、不懈求索的风采。

在此，我和各位读者共勉一句励志之言，这是司马光《资治通鉴》中的一句话："经师易得，人师难求"。其直意是说授业解惑的老师多，而既授业解惑又不断能传承修身养志的老师却甚少。此时这句话告诫年轻的学子不仅要师承前辈的学识，还要师承前辈的齐身自律的情操与风骨。

郭继鸿

2023 年 7 月 25 日

第1版中文版前言(一)

恭敬不如从命,授郭继鸿教授的嘱托,让我给本书的中译本写一前言。

我仔仔细细通读了本书并翻译了其中4章,深感这本心电图专著确有特色,值得将其介绍给国内读者。

本书注重对心电图心电生理的特点进行阐述,注重提高和培养读者对心电图心电生理基础的认识。对很多心电图的心电生理的改变都附有生动易懂的示意图进行深入浅出的解释。此外,每章之后均附有要点总结与复习,问题的提出和解答,着重培养读者解释心电图的基本功。

本书能密切联系心电图基础理论,不强调"死记"心电图的各种图形,而着重培养读者分析、解读心电图的能力。而且,书中结合基础理论的研究提出一些新概念,如很多心电图教科书都强调低钾血症最早的心电图改变是U波增高,但事实上,所谓U波增高是T波双峰形成的,而T波双峰又是由于心室复极时,心外膜、心内膜、M层细胞动作电位时程的离散(Tp-Te)加大形成的。

本书还注重实用,在提到房室分离时,应用"未曾预料到的波折"描述,而在不少其他心电图教科书提到房室分离时,总要提到窦性P波、心室夺获、室性融合波等概念,后者发现的机会更少。而本书作者强调在一系列宽QRS波心动过速出现"未曾预料到的波折"可能发现室性融合波、心室夺获等。另外,胸前导联特别是$V_4~V_6$的P波、QRS波、T波形态很难识别,而胸前导联的心电图波形又是室性心动过速诊断的要点。作者提出,从V_1导联(心电监护导联)的P波、QRS波、T波形成的起点与终点向上到$V_4~V_6$导联做垂线,这样就不难分析$V_4~V_6$导联心电图各部分图波形的起止点及波形的特点,这一方法非常实用。

本书特别重视心电图各种图形与病理生理学之间的联系,旨在培养读者理解与分析心电图的能力,例如,"西北区电轴"(或称无人区电轴)是室性心动过速诊断中的一个重要特点。作者指出"西北区电轴"反映心室除极从左心室的心尖部开始,这种图形在任何室上性心动过速伴有室内差异性传导时都不可能发生。

　　本书重视提高读者对心电图的分析能力及鉴别诊断的能力。为此,还特辟专章介绍各种心电图图形,如病理性 Q 波、ST 段抬高、ST 段压低、QRS 波电轴左偏和右偏等异常心电图改变的病因、心电图特征及相关的临床问题。旨在培养读者临床见到心电图改变时能迅速做出诊断,并结合患者的临床具体情况做出相应正确的处理。

滨州医学院附属医院心内科

2015 年 4 月 30 日

第1版中文版前言(二)

本书的翻译历程真是一波三折,而且每次波折几乎都要耗时一年,这使这本部头不大的书翻译竟用时3年,这种好事多磨有时让人苦不堪言。尽管曲折的道路颠簸不断,但当译文完全脱稿时,一路的酸甜苦辣、所有的曲折往事霎时烟消云散,而且消失得无影无踪。这正如攀山登顶之时,尽管还在劳顿的气喘吁吁中,但当壮阔的群山一收眼底,眼前只有"会当凌绝顶,一览众山小"的盛景时,心中已升起成功与胜利的喜悦,攀登途中的风餐露宿,跋涉的艰苦卓绝顿时散尽。

本书是一本心电图专著,但从《心电图解析:从病理生理到临床应用》的书名你会感到,这将是一本内容与风格都与众不同的专著。其避开心电图其他专著中过分强调心电图"图形识别"的不足,也淡化了对心电图"百科全书"式的说教模式,而是紧密结合临床实例讲授心电图的基础理论、基本概念,并从医学知识更深的层次和更广的视角审视心电图后,再行诊断与处理,实现我们常说的"不光知其然,还知其所以然"。

此外,全书对心电图的分析时时与临床挂钩,放在每章最前面的心电图个案均有病情简介,再结合临床资料进行讨论。全书内容一直在告诫读者:心电图是临床医学的重要检查手段,是为临床一线服务的工具,而不是一种独立的与临床毫无关联的心电检查结果。

因此,本书的主张与我平素呼吁的观点不谋而合。我在不同的场合曾多次强调,心电图医生必须拆除自己周围的两堵墙:一是拆除隔开心电图与心脏电生理的墙,因而要多学心脏电生理的基础知识,将心脏电生理学视为心电图的病理解剖学,唯此才能对心电图各种表现的发生机制找到可靠的证据与解释;二是拆除隔开心电图与临床之间的墙,使心电图的分析密切结合临床,让心电图时时为临床服务,而不是就图论图。

应当了解,有些临床疾病的病理生理改变可能最早反映在心电图，使心电图发生的这些改变能帮助医生更早地认识和诊断这些心血管病。例如，在当今超声心动图应用十分普及的情况下，普通的放射科胸片和心电图诊断心腔肥大、肥厚的作用已大大下降，但还要看到，对心肌有些部位的肥厚(如心尖肥厚)在心电图的表现有可能最早出现，甚至早于超声心动图的影像学表现，具有十分敏感的诊断作用。又如，当今心电图常能帮助医生发现一些假性心肌肥厚(浸润性心肌病)。真性心肌肥厚时，超声心动图与心电图 QRS 波的电压都能一致反映出心肌的肥大或肥厚；而假性心肌肥厚时，可能患者仅有超声心动图心肌肥厚的影像学表现，而心电图 QRS 波的电压不仅不高，反而出现低电压的反常表现，当临床出现这一矛盾现象时，需要做进一步的鉴别诊断。

另外，本书每章都设有心电图的自我测试题目，并附答案和简要分析，分析的文字简明扼要，易懂易记。这些特点使本书对读者心电图分析能力的提高落在实处，也使本书在众多心电图专著中独树一帜、大放异彩。

在本书前言中，我还要介绍本书主译：我国心电学和心血管界德高望重的张文博教授。文博教授是一位气宇轩昂、风度翩翩又把一生精力都献给心电图事业的学者。1954 年，他以优异成绩毕业于青岛医学院并留校工作，1976 年调至青岛医学院的北镇分院至今。屈指一算，文博教授在临床与心电学领域已纵马驰骋整整一个甲子。60年来，他先后主编、主译了心电学和心血管专著 18 部，其中多数为心电图的专著或译著。应当说，我已是文博教授长达 40 年的粉丝，从1975 年我步入心血管专业后，就一直在读文博教授撰写的各种专著中进步、提高和成长。1977 年他主译了沙姆罗斯的《冠心病的心电图诊断》，1981 年主编了《如何分析心律失常》，1984 年主编了《心电图鉴别诊断学》，这 3 本心电图重要的工具书一直放在我的案头、床头，让我爱不释手，多次精读，反复查阅。真是书如其人，读文博教授的书是一种享受，从他的书里不仅能学到很多原来不知道的知识，还能从书中精辟的分析与表述中，享受他那流畅而又有些飘逸的文字。全国有成千上万他的追慕者。他撰写了总字数已达一千万字的心电图译著、专著,而且每本都畅销,总量已逾30万册,很多书都多次印刷或再版,为此他获得了卫生部科技进步二等奖、山东省教委的科技进步奖等荣誉。

我一直认为,在中国心电学的发展史上,有三位大师对心电学理论、心电图的普及与推广贡献最大。首先是黄宛教授,他编著的先后5版的《临床心电图学》教诲了几代学者,使他成为中国心电学界的一面旗帜。其次是上海的颜合昌教授,他编写和翻译了中国第一部心电图的专著与译著,在随后50年的医学生涯中,他引进了大量的国外心电学的新技术、新理论、新概念,在推动我国心电图学的持续发展中,颜教授功不可没。除"北黄南颜"外,第三位则为文博教授。他一直是我心中最敬佩的老师,除爱读他的书之外,我更尊重他的学者风范,他是一位名副其实的"澄怀观道,八风不动"的学者。"澄怀观道"是指身处乱世与世俗中却释怀不惊,真力弥漫,不仅精力充沛而且能淡定静心地领悟微妙至深的医学学术。而"八风"则指使灵魂随舞的八种障碍:金钱、美色、名利、权欲……而能在八种不正之风前不动心、不动摇,依然心静如水地读书修炼,这需要何等的内在自我。这是一种修行、一种坚韧、一种气度、一种超然的风范。唯此,才能做到万象在旁,心如止水。看一看文博教授几本知名专著的出版时间你就能知晓,他依靠强大的自我能力,奉守学术至尊,坚守儒风傲骨,抱素守一,完成和写出了一本本功透纸背的力作。在参考资料极度匮乏的情况下,多次重磅出击,写出了多本含金量大,内容新颖,有高深理论并有实践经验的心电图专著,谈何容易。客观而言,对中国心电学的深入发展与纵深提高,文博教授贡献巨大且当之无愧。国内很多心电学界的有志之士都在他的专著教诲与指导下,不断提高而学有所成。他荣膺"第十届黄宛心电学奖"也是众望所归。

我与文博教授默契相交已逾20年,就年龄而言,我们是忘年交;就学识而言,我们是师生两代;就交往而论,我们是淡泊如水的君子之交,但这种交往儒雅而久远,低调而飘香。古语曰"志合者,不以山海为远",我与文博教授志趣相投,都以求索、求知、求真为大。虽身居鲁京两地,却神汇情融,绝无咫尺天涯之感。多年来,我们始终保持着"以文会友，以友辅仁"。

然而，在淡淡君子之交的背后，我们却互敬互重。文博教授平素内向言寡，从不喜形于表。但他在 2010 年出版的《心电图诊断线索与误区》一书的前言中写道："郭继鸿教授 10 余年来编写和翻译了不少高水平的心电学专著和有创见的论文，本书参考了不少他的论著。《临床心电学杂志》自他担任主编以来，从内容到形式都有了很大改进，每期都有一些脍炙人口而实用性强的论著刊出。我体会，《临床心电学杂志》在科学性方面可与 Wagner 主编的 *Jounal of Electrocardiology* 媲美，在实用和可读性方面则超过该杂志。"能受到文博教授的如此肯定，让我在受宠若惊的同时，也十分感动，他的这些话语时时鞭策我，令我惭愧，催我不断努力向上而绝不停息。

我与文博教授早有学术上的真挚合作，在人民卫生出版社出版的《心电图学》一书中，我任主编，他则是全书中流砥柱式的著者。多年来，我一直想和文博教授有更密切、更深层次的合作，共著或共译一本书留给学界，留给后人。终于，本书的出版满足了我多年的夙愿。看一看他为本书撰写的干练的前言，再去品味和享受他亲自翻译的几章文字，每位读者对他的敬意都会油然而生。

前言结束之际，我依然想用一句励志之语与各位读者共勉。英国20 世纪著名的哲学家、思想家、诺贝尔文学奖的获得者罗素先生说："别人说我已有停下来的资本，但只有不断的远航才能看到新大陆。"

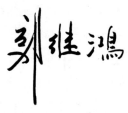

2015 年 9 月 15 日

第 2 版前言

本书第 1 版出版至今已 10 年。在此期间,我们对心脏电生理的理解获得重要进展,已增加至本版内容中。比如,对特定的心力衰竭和传导异常患者已广泛采用新的起搏技术来治疗。本书第 1 版的目标之一是提供 ECG 基础解读之外的信息,同时不是编写笨重的或百科全书式的资料。我试图牢记这一目标,并对章节进行了补充,同时努力保持章节简短、与临床相关,并且在单个章节中易于阅读。然而,本版超越了第 1 版之处在于通过更多的示例和图片展示 ECG 解读中更先进的概念。大部分新概念都包含在一个全新的章节中,该章节使用以患者为中心的方法解读心电图。我希望其可以帮助读者了解在什么情况下心电图提供重要的临床相关信息,同时保持本书的延续性。

编写这本书最大的乐趣之一是与来自世界各地的同道会面,他们使用本书从解剖学和电生理学的角度来解读心电图。特别感谢来自俄罗斯圣彼得堡的 Maxim Didenko,他不仅是一位杰出的临床医生,也是世界上最出色的解剖学家之一。在与他进行的解剖学和电生理学的讨论中我学到了很多东西,读者在新版中可以看到来自他解剖实验室的很多图片,这些图片有助于阐述解剖学和心电图之间的关系。随着我在医学领域的发展,我认识到导师的真正重要性,正如我在第 1 版中所做的那样,我要感谢 Tom Evans 和 Mel Scheinmann,感谢他们在心电图解读方面的许多教学观点和见解。Nora Goldschlager 是我在第 1 版中感谢的老师之一,她向我灌输了对心电图阅读的热爱,她一直是我职业生涯中的真正导师。我希望能对我的学生产生类似的影响。

我要感谢 Garth Haller 同意推动本书第 2 版进行,并感谢他理解这样的大型项目在整个进行过程中常出现的延迟情况。最后,我要感谢我的家人,感谢他们理解我在本书这一版和上一版上花费大量时间。想到那些用来解释心脏传导系统的图片,我不禁轻笑,因为我想起我的成年子女也曾经只是"孩子",看着"他们"长大我是多么自豪。我很幸运。

佛瑞德·库索穆托

第1版前言

在目前心电图书籍琳琅满目的情况下,我为什么还要再写一本分析与解读心电图的专著呢?原因十分简单,尽管目前已有不少出色的心电图入门和深入提高的专著不断面世,但这些专著多数给读者提供的是"百科全书式"的资料。而且,传统的心电图专著强调"图形的识别"。但近20年来对心电图基础理论的深入研究,大大改变了我们对心电图基础的认识。此外,长期以来,心电图的讲授重点多数属于单纯讲授心电图,很少将心电图与临床紧密联系,而且还可能忽略了心电图与临床医学知识深度和广度的有机联系,进而不利于培养有实践能力的临床医生。

本书是为弥补很多心电图专著的上述缺陷而专门编写的。虽然本书重点讨论心电图的基础分析,但同时介绍了心电图心电生理学的基础认识。每一章都提出一种重要的心电图改变,如ST段抬高作为"框架"而进行讨论,每章末还附有一系列的临床相关问题的阐释,旨在帮助读者了解心电图的临床重要性。本书的最后,还附有几个临床相关问题的讨论,希望能培养读者独立分析心电图的能力。最后,希望本书能帮助读者在临床遇到心电图问题时,能够结合患者的临床资料,做出具体的处理。

本书的资料源于作者在加利福尼亚大学、旧金山、新墨西哥大学、梅奥医院、杰克逊维尔等地做的心电图专题讲座。我对许多学生、住院医生及同事参与本工作表示感谢。更要感谢三位多年来指导我分析心电图的导师:他们是 Nora Goldschlager、Mel Scheinmann 和 Tom Evans。对 Melissa Ramondetta 为本书付出的大量、长期的劳动和支持表示感谢和赞赏。最后,我还要感谢我的家人,我为在本书编著过程中需要长时间的打字而影响了孩子们的家庭娱乐等方面表示由衷的感谢!

佛瑞德·库索穆托

目　录

共同交流探讨
提升专业能力

读者社群

加入本书读者社群，
交流探讨专业话题。

好书推荐

领取医学专业参考书单，
提高专业能力。

微信扫码

助你实现高效阅读

第 **1** 篇

基础电生理学和心电图学

心脏解剖和电生理学

Einthoven 早在 1900 年发明了心电图机,如今心电图(通常应用其缩写 ECG)已成为评价心脏的重要工具。在过去的 30 年,由于我们对心脏基础电生理学有了深刻的了解,提高了我们对心电图生理学基础的认识水平。本章复习心脏的电生理学和解剖学,虽然理论有些费解,但是其提供了心电图重要的生理学和病理学基础。这种做法远比只靠认识心电图的图形来学习心电图的方法更为可取。了解心电图发生的机制后,更有助于读者记忆。建议读者们在阅读了后面的章节以后再回头复习本章,肯定会有收获的。

虽然 Einthoven 应用弦线电流计记录了心电图,理当应用他的西班牙母语缩写 EKG(elektrokardiogram)。但是,在英语广泛流行的形势下,应用英语缩写 ECG(electrocardiogram)更为广泛。

心脏电生理学

所有的细胞都有细胞膜,将其分为细胞内外两部分。细胞膜允许细胞内间隙和细胞外间隙维持不同的离子浓度。细胞膜由类脂质双层膜组成,细胞膜内含有胆固醇分子及蛋白质。细胞膜的重要组成部分为蛋白质,允许不同离子在心动周期的不同时间进行选择性移动。心脏细胞内外电位差产生的原因是离子通道有序地开放和关闭。离子通道就是简单的"孔道",当其开放时,允许离子被动地顺着电或浓度梯度通过细胞膜。细胞内外离子浓度差的形成和维持是由于蛋白质泵和通道的作用,包括 Na^+-K^+-ATP 酶(图 1-1)。静息期细胞内 K^+ 浓度相对较高,Na^+、Ca^{2+} 浓度

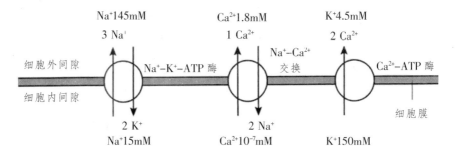

图 1-1　细胞内外间隙离子浓度的维持。维持细胞内外间隙离子浓度依靠一些蛋白质泵和离子交换的作用。Na^+-K^+-ATP 酶是重要的泵,应用 ATP 分解产生的能量,驱使 3 个 Na^+ 离开细胞,2 个 K^+ 进入细胞。细胞外高钙浓度的维持依靠 Ca^{2+}-ATP 酶和 Na^+-Ca^{2+} 交换。Na^+-Ca^{2+} 交换驱使 Na^+ 顺着电化学梯度进入细胞内。(Reprinted with permission from Kusumoto FM, *Cardiovascular Pathophysiology*, Hayes Barton Press, Raleigh, NC, 1999)

较低。因此,如果 Na^+、Ca^{2+} 通道开放,Na^+、Ca^{2+} 可进入细胞内。

　　静息期,细胞膜允许 K^+ 通过特殊的通道,称为内向整流(I_{K1})通道。细胞内外 K^+ 的浓度差促使 K^+ 外流。细胞内与其配对的阴离子为大颗粒的蛋白质,不能通过细胞膜,致使细胞膜内附有一层阴离子,细胞膜表面附有一层阳离子,形成细胞内负外正的电位差。静息期,K^+ 进出细胞达到平衡状态,虽然浓度梯度促使 K^+ 外流,但细胞内的阳离子又促使 K^+ 进入细胞内。K^+ 通道开放,Na^+、Ca^{2+} 通道是关闭的。这些离子细胞内外未达到平衡状态,表现为势能(图 1-2)。我们可以简单地将细胞理解为"装 K^+ 和蛋白的袋子"。这也是为什么心肌细胞坏死(心肌梗死)相关的 ECG 改变与高钾血症(血中 K^+ 浓度升高,可能由肾衰竭引起)的 ECG 改变相似的原因,在后文中会进行讨论。

　　对于静息期心肌细胞,细胞内 K^+ 浓度相对较高,Na^+ 和 Ca^{2+} 浓度相对较低。

动作电位

　　如果给予心肌细胞小量的电压刺激,心肌细胞发生的电压变化为可重复模式。这些电压变化是通过 Na^+、K^+ 和 Ca^{2+} 在各自相应的离子通道开放和关闭时顺着浓度和电梯度通过细胞膜而介导的。

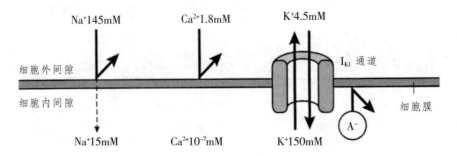

图1-2　细胞内阴离子电荷的维持。静息期,细胞膜不允许 Na^+、Ca^{2+} 通过,K^+ 可自由通过开放的通道。静息期,K^+ 顺着浓度梯度流出细胞,由于带阴离子的大蛋白质分子不能通过细胞膜,细胞膜内附有一层阴离子。电梯度使 K^+ 进入细胞内,两者达到平衡状态。(Reprinted with permission from Kusumoto FM, *Cardiovascular Pathophysiology*, Hayes Barton Press, Raleigh, NC, 1999)

快反应动作电位

心房肌和心室肌显示快反应动作电位。快反应动作电位细胞膜除极是由特殊的 Na^+ 通道开放引起的(图1-3)。由于电、浓度梯度都促使 Na^+ 进入细胞内,Na^+ 通道开放可使大量的 Na^+ 迅速进入细胞内,绝大多数的 Na^+ 通道开放在数微秒内完成。Na^+ 进入细胞内引起膜电位迅速上升,接近10mV(细胞内比细胞外高10mV),称为0相(除极)。很快大多数的 Na^+ 通道关闭,膜电位维持在0mV(细胞内外电位基本保持一致)。由于特殊的 K^+ 通道短暂性 K^+ 外流(I_{to})开放,膜电位降至1相。2相平台期的维持依靠 Ca^{2+} 内流(通过 I_{Ca-L})、Na^+ 内流(少数开放的 Na^+ 通道)和 K^+ 外流达到平衡(K^+ 通道是由一系列具有不同时间特点的不同蛋白质介导的)。Na^+、Ca^{2+} 通道关闭,2相结束。动作电位进入3相(快速复极期),此时,主要依靠延迟整流 K^+ 外流完成的。在隐蔽状态,Na^+-K^+-ATP 酶持续工作,将 Na^+ 泵出细胞外,K^+ 进入细胞内。膜电位降至静息状态(-90mV),维持细胞内液高 K^+,细胞外液高 Na^+。0相为除极,1、2、3相为复极,4相为静息期。有兴趣的读者可以参考第6章的图6-3,显示动作电位不同时相的 K^+ 通道工作的情况。

心肌细胞的除极使肌浆网内的 Ca^{2+} 快速释放,导致肌节内肌球蛋白和肌动蛋白结合,肌节缩短,心脏收缩。在钙释放后,钙被再摄取入肌浆网内,依靠 Ca^{2+}-ATP 泵。因此,心脏收缩是由储备的能量引起的被动钙释放,而心肌舒张是需要消耗 ATP 的耗能过程。

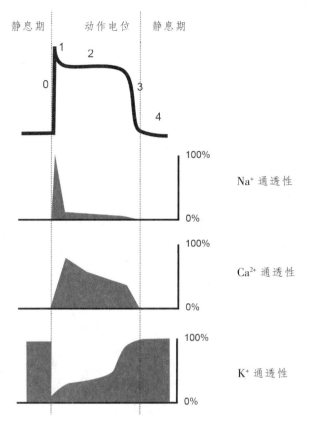

图 1-3　静息期和动作电位期间细胞膜对离子的通透性。静息期,K^+ 可以通过细胞膜,Na^+、Ca^{2+} 不能通过。0 相时,Na^+、Ca^{2+} 通道开放,Na^+、Ca^{2+} 进入细胞内,K^+ 通道关闭,进入细胞内的 K^+ 骤减。1 相时,由于特殊的 K^+ 通道(I_{to})开放,发生短暂 K^+ 外流,膜电位轻度下降,称为快速复极期。2 相平台期依靠 Na^+、Ca^{2+} 内流和小量 K^+ 外流维持平衡。由于 K^+ 外流(延迟整流 K^+ 外流)增加,Na^+、Ca^{2+} 通道关闭,产生 3 相(快速复极期),然后细胞恢复至基础状态(4 相)。

慢反应动作电位

窦房结细胞和房室结细胞显示慢反应动作电位(图 1 – 4)。慢反应动作电位与快反应动作电位相比有 3 个基本不同点:①除极相对缓慢;②无平台期;③无真正的静息电位。在慢反应动作电位,Na^+ 通道不参与动作电位的形成,代之以 Ca^{2+} 通道开放,参与除极的形成。Ca^{2+} 通道(I_{Ca-L})开放比 Na^+ 通道开放缓慢,因而 0 相上升速度较缓慢。在慢反应细胞无平台期,复极通道 K^+ 通过开放缓慢完成。最后,慢反应细胞无静息 K^+(I_{K1})通道,因而动作电位只是接近而未达到 K^+ 平衡的水平。慢反应细胞达到最大负电位 −65mV 左右,然后自动缓慢除极(舒张期除极)。舒张期除极是由 3 种离子介导的:①延迟整流 K^+ 通道"失灵"(对 K^+ 通透性下降);②由于 I_f 通道,少量 Na^+ 进入细胞内;③由于 I_{Ca-T} 通道介导的 Ca^{2+} 内流。当细胞达到阈值时,I_{Ca-L} 通道开放,周期不断重复。

慢反应细胞的电生理学特点使得其临床表现有 2 个基本特征:①由于细胞呈现自动除极化,它们作为心脏的起搏点细胞反复起作用;②由于慢反应细胞 0 相上升缓慢,传导激动缓慢,房室结传导缓慢,使得心房、心室协调地收缩,而且保护心室避免任何快速房性心律失常的刺激。

快反应细胞神经激动快,平台期长,通常起搏活性最小。慢反应细胞神经激动慢,无平台期,具有起搏活性。

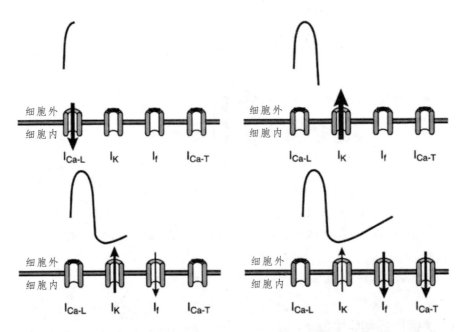

图 1-4 慢反应细胞离子通道的关闭和开放。慢反应细胞无 Na^+ 通道,动作电位 0 相上升单纯由 Ca^{2+} 通道(I_{Ca-L})开放完成。K^+ 通道开放,发生复极。慢反应细胞无静止期 I_{K1} 外流,可逐渐发生舒张期除极化。这是数种离子通道共同发挥作用形成的,包括 K^+ 外流减少,Na^+(I_f 通道)、Ca^{2+}(I_{Ca-T})内流增加。(Reprinted with permission from Kusumoto FM, *Cardiovascular Pathophysiology*, Hayes Barton Press, Raleigh, NC, 1999)

心脏解剖学

左、右心房和心室协调性地进行收缩,将血液泵入全身和肺脏。在正常情况下,心脏由窦房结控制,因其 4 相除极化坡度最陡,频率最快,成为心脏自然的最高起搏点(图 1 - 5)。窦房结为 1 ~ 1.5cm 长,位于右心房与上腔静脉连接处(图 1 - 6)。当激动由窦房结发出后,心房发生除极。由于窦房结位于右心房,右心房除极稍早于左心房,心房肌除极产生 P 波。

激动通过位于房间隔区域的房室结传导缓慢,使得心室适宜地充盈(电激动远比心肌细胞收缩、由心房排血至心室需要的时间更快)。房室结传导延迟,一方面由于房室结细胞动作电位 0 相上升缓慢,另一方面由于细胞之间传播缓慢。在心电图上表现为 P 波与 QRS 波之间的等电位段。电激动通过房室结后,迅速进入希氏束及左右束支,通过网状结构浦肯野纤维传遍心室。希氏束至浦肯野纤维末梢部分的心肌细胞动作电位 0 相上升速度均快,使得电激动有效、快速地传遍双侧心室。

房室之间由纤维结构分开(瓣环),是非导电的,故而房室结及其连接的希氏束在正常情况下是房室之间唯一的电联系。这种解剖结构伴房室结电传导延迟,使得心房、心室协调地收缩,减少心腔之间发生电反馈作用。

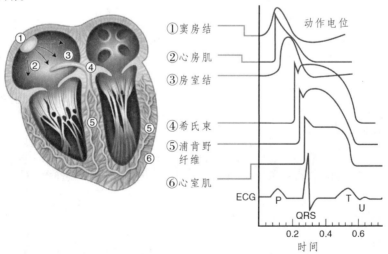

①窦房结
②心房肌
③房室结
④希氏束
⑤浦肯野纤维
⑥心室肌

动作电位

ECG　P　QRS　T　U

0.2　0.4　0.6
时间

图 1-5　正常心脏激动的传播。(Reprinted with permission from Kusumoto FM, *Cardiovascular Pathophysiology*, Hayes Barton Press, Raleigh, NC, 1999)(见彩图)

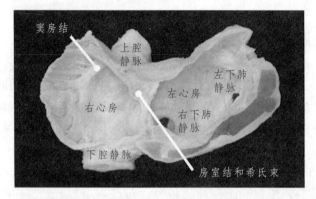

图1-6 去掉瓣环和心室后的左、右心房解剖标本。静脉血通过上腔静脉和下腔静脉进入右心房,通过肺静脉进入左心房(在图中视角可见到右下肺静脉和左下肺静脉,进入到左心房上部的右上和左上肺静脉被遮挡)。窦房结位于右心房,房室传导的组成部分(房室结和希氏束)位于房间隔区域。(Anatomic specimen courtesy Maxim Didenko)

本章要点

1. 静息期的膜电位取决于:①由于 $Na^+ - K^+ - ATP$ 酶形成的细胞内外液离子浓度差;②基础状态细胞膜对 K^+ 的通透性。

2. 动作电位分为快反应动作电位与慢反应动作电位。

3. 快反应动作电位由于 Na^+ 通道突然开放引起 0 相迅速上升。慢反应动作电位缓慢上升是由 Ca^{2+} 通道开放引起的。

4. 心脏激动传导顺序是系统的,经由窦房结、心房、房室结传至希氏束–浦肯野纤维和心室。

自我检测

1. 药物多非利特(dofetilide)阻滞 K^+ 通道(延迟整流 K^+ 通道),对动作电位有何影响?

A. 复极延迟。

B. 复极加速。

C. 0 相上升变得快速一些。

D. 0 相上升变得缓慢一些。

2.药物氟卡尼阻滞 Na⁺通道,对动作电位有何影响?

A. 0 相上升变得缓慢一些。

B. 可以看到自发的自律性活动。

C. 复极可能延迟。

D. 复极可能提前。

3.在正常情况下,心脏激动开始于哪里?

A. 房室结。

B. 窦房结。

C. Bachman 束。

D. 希氏束 – 浦肯野纤维。

4.心电图所记录的 P 波第一部分电信号代表:

A. 窦房结除极。

B. 右心房除极。

C. 左心房除极。

D. 房室结除极。

自我检测答案

1. 答案:A。

解释:延迟整流 K⁺电流对心肌细胞复极是极为重要的。阻滞 K⁺通道的激动肯定延迟复极。K⁺通道对心肌细胞除极无影响,也不会影响动作电位 0 相。

2. 答案:A。

解释:阻滞 Na⁺通道,0 相上升会缓慢一些,Na⁺通道对复极无影响。Na⁺通道同样也不影响心肌细胞自律性。在希氏束 – 浦肯野纤维,Na⁺通道可介导自律性,阻滞 Na⁺内流,可降低自律性。

3. 答案:B。

解释:窦房结控制心脏的跳动。

4. 答案:B。

解释:窦房结的除极实际发生在 P 波之前。窦房结除极产生的电信号太小,不能被体表心电图记录到。由于右心房先激动,P 波的前部分代表右心房除极。P 波的后部分代表左心房激动和房室结区域的初始除极。

(张文博　石斗飞　译)

第2章

心电图的物理学

医学院学生听到物理学可能产生惧怕心理,这种惧怕是不必要的,至少不要惧怕与心电图有关的物理学。因为彻底了解心电图的物理学基础可提供了解和分析心电图的重要基础知识。本章对有关心电图的物理学过程做一简单的介绍。

心电图的物理学

除极

在前面的章节中已提及静息期心肌细胞具有稳定的膜电位,与细胞外相比,细胞内具有相对的负电位。图2-1显示3个心脏细胞模型及3对电极。如果将数对电极围绕在心脏细胞不同位置安放,无电位差可以记录,因为整个模型电极所面对的都是相同的正电荷(图2-1,左上)。

现在,在模型的一端用小量的电脉冲刺激,Na^+通道开放,Na^+顺着电化学梯度进入细胞内,细胞内电位变正,细胞膜表面电荷相对变负。此时,我们的模型可测出电位差,与相邻静息期细胞相比,一端表面电位相对较负(图2-1,左中)。当3细胞模型进行性除极,激动波自左向右扩展至3个细胞除极完毕(图2-1,左下)。

1. 当除极波朝向记录系统的正极,描记出向上的波。

2. 当除极波背离记录系统的正极,描记出向下的波。

除极波的移动可以通过3细胞记录系统测出(图2-1,左侧)。电位差的记录取决于正极的位置及除极波的方向。当除极波朝向记录系统正

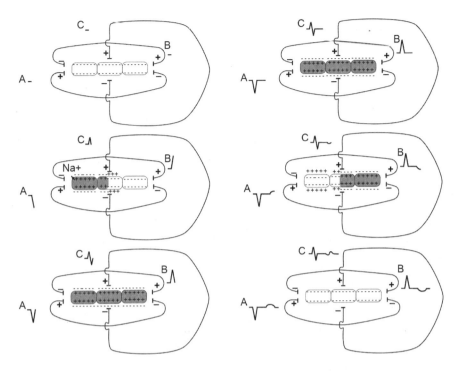

图 2 - 1　测量心电图信号的 3 细胞模型。

极,描记出向上的信号。相反,当除极波背离记录系统的正极,描记出向下的信号。我们的模型中导联系统 B,因为除极波朝向它的正极,描记出向上的信号(图 2 - 1,左下);导联系统 A,除极波背离它的正极,描记出向下的信号;导联系统 C,除极波先朝向它的正极,然后背离它的正极,故描记出先正后负的信号。

　　体表心电图是心脏电激动的总和。由于心室心腔最大,心室除极产生最大的信号。信号的幅度取决于除极组织的数量(愈多的组织产生愈大的信号)。除极波的方向决定信号的正负,如果除极波朝向正极,描记出向上的大的信号,如果存在"抵消"的向量,将会影响除极波信号,例如,当除极波朝向正极,另一除极波背离正极,两种除极波将会发生"中和"或"抵消"。

复极

　　心肌细胞除极后,处于平台期(图 2 - 1,右上)。由于 3 个细胞表面均为负电荷而无电位差,记录系统记录不出电位差。由于 3 细胞膜电位均在 0 ~ 10mV,处于动作电位的平台期,描记出等电位线。当 K$^+$ 通道通透性增加,细胞开始复极,记录系统可能记录出电位差(图2-1,中右)。由于3相比0相缓慢,复极时,记录的信号是低幅度的。复极开始的部位电位比其他部位相对较正;3细胞记录系统B描记出负向波,记录系统A描记出正向波(图2-1,右下)。

正常心电图T波方向通常与QRS波一致,如果QRS波正向,T波正向;QRS波负向,T波负向。什么是正常的除极与复极的相对方向,答案在第3章中。

标准导联

标准化导联系统自1940年以来变化不大。在某些特殊情况下,可采用特殊导联。心电图的常规12导联是最常用的记录系统,可分为6个肢体导联和6个胸前导联(图2-2)。

肢体导联

6个肢体导联:3个"双极导联"来自Einthoven三角,3个"单极导联"系统是1940年设计的。

双极导联:Einthoven 三角

最早的导联是用一桶盐水作为电极。如果将肢体导联伸展,电极的位置与心脏等距离,形成等边三角形。Einthoven测定左右上肢电位差(Ⅰ)、右上肢与左下肢电位差(Ⅱ)和左上肢与左下肢的电位差(Ⅲ)。I导联,左上肢作为正极;Ⅱ、Ⅲ导联,左下肢作为正极。心脏可看作闭合的环路,3个导联可以通过数学换算。由于Ⅱ、Ⅲ导联均以左下肢作为正极,导联Ⅱ=导联Ⅲ+导联I(图2-2)。事实上,现代心电图机仅测定I、Ⅱ导联,Ⅲ导联是换算出来的。右下肢电极作为接地电极,用于滤掉外界噪声。实用的一点就是,如果心电图存在大量的伪差,通常需要检查右下肢电极是否牢固地贴在皮肤上。

Wilson在1920年指出,肢体实际上是"广泛导联",将电极放置于肢体任何部位,均无差别。但是肢体电极不能放置于躯干部位,否则波形可发生减弱和扭曲。现代心电图记录系统设计的运动试验导联,是通过数学换算"重建"标准12导联系统置于躯干部分:上肢电极置于锁骨下,下肢电极置于左右髂窝。为纪念此种电极创始人,对他在1960年中期做出的设计,也称Mason-Likar肢体导联。

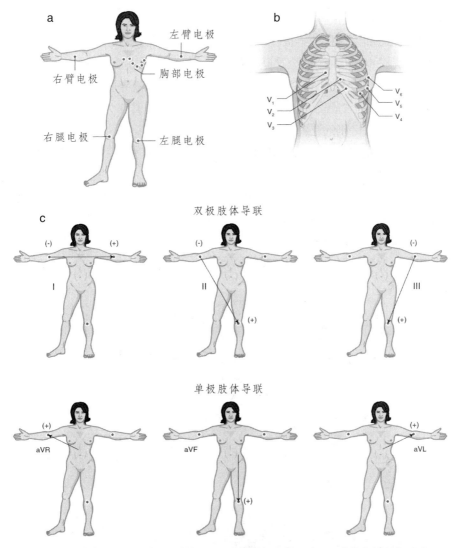

图 2-2 心电图记录的 12 导联系统。(a)电极的标准位置。(b)胸部电极的标准位置与肋间的关系(详见正文)。(c)肢体导联的正负电极。对于胸前导联,正极为体表电极,负极接地。(Reprinted with permission from Kusumoto FM, *Cardiovascular Pathophysiology*, Hayes Barton Press, Raleigh, NC, 1999)(见彩图)

单极或加压导联

    1940 年,有学者发明了单极导联。单极导联严格来说是一个错误名词。因为任何导联记录系统都必须有两个电极才能完成一个电路。单极导联的做法是,正极置于右上肢、左上肢或左下肢,负极为其余两个肢体导联电压的总和。这样的电极传统称为单极导联,因为得到的信号来自探测电极和无关电极(其余两个导联电压的总和)。此种方法测得的信号相当小,因此必须适当加压(1.1倍),使其信号变得与双极导联一致,因此在导联名前加了1个"a"。单极导联名词逐渐被淘汰,但其作为与Einthoven提出的双极导联区别还是有价值的。

单极导联或双极导联之间的关系可以通过将每个导联系统的负极置于中心,然后划出向量(图2-3)。共同的中心置于心脏的中部。导联根据它们的相对关系,可以在额面归纳成组。每一向量从单平面(额面)发出。0°作为水平线向左,顺时针运行为正向,逆时针运行为负向,Ⅰ、aVL导联有相同的总的方向,位于0°和-30°,通常称为侧壁导联,Ⅱ、aVF、Ⅲ导联称为下壁导联,位于60°、90°、120°。

a 额面导联

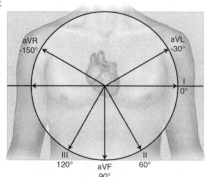

额面导联由Ⅰ、Ⅱ、Ⅲ导联以及3个单极导联构成

b 水平面导联

水平面导联由胸前导联构成

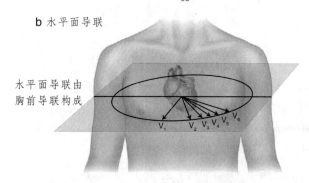

图2-3 额面导联和水平面导联。(a)额面导联:负极均与中心点相连。显示心脏的大体位置供参考。电极均以Ⅰ导联为基准,逆时针运行均为负向,顺时针运行均为正向。(b)水平面导联:显示胸部电极相对位置。(Reprinted with permission from Kusumoto FM, *Cardiovascular Pathophysiology*, Hayes Barton Press, Raleigh, NC, 1999)(见彩图)

胸前导联或胸部导联

额面导联仅从单一垂直面观察心脏的电激动。1930 年，Wilson 发明导联系统观察水平面心脏电活动。6 个导联置于胸部前面，所有胸前导联的负极是肢体导联电压的总和，探查电极被置于胸部不同部位。例如，V_1 的正极置于右侧第 4 肋间隙，V_2 置于左侧第 4 肋间隙，V_3 置于 V_2 与 V_4 之间，V_4 置于第 5 肋间锁骨中线（由锁骨中点向下做一假想线），V_5 置于 V_4 同一水平的腋前线，V_6 则置于 V_4 同一水平的腋中线。胸前导联正极 V_1 ~ V_4 位于心脏前面，V_5 ~ V_6 置于心脏侧面。应用解剖学标志准确地放置胸部电极十分重要。过高或过低地放置胸部电极都有可能明显改变记录的信号。

正确地放置胸部正极对获得正确的心电图十分重要。在第 17 章中将指出，过高安放胸部电极可明显改变记录信号。对女性患者，电极尽量安放在乳房之下，但是部位准确十分重要。如果必须将电极放在乳房之上，信号减弱也并不十分明显。

改良的 12 导联心电图

在某些临床情况下，记录 12 导联系统心电图有困难。此时可采用 4 导联（EASI）记录系统，4 个导联置于大体上相互垂直的平面。S 电极置于胸骨的上部，E 电极置于第 5 肋间的胸骨下部，I 电极置于第 5 肋间右侧腋中线，A 电极置于第 5 肋间左侧腋中线，第 5 个接地电极可以置于身体任何部位。上述导联系统记录的心电图与 12 导联心电图相符。

还有一些方法：Mason-Likar 肢体导联及 V_2、V_5 导联，其余胸前导联根据数学推算。绝大多数心电图机描记 I 、II 导联，其他 4 个肢体导联根据 Einthoven 三角推算。

改良的 12 导联在监护情况下适用，因为持续的完全性 12 导联记录是不必要的。但是改良的 12 导联系统绝对不能取代标准 12 导联系统。

标准导联记录系统

现代心电图机 12 导联可以同步记录，通常在 10s 内即可完成。纸速通常为 25mm/s，每 1 个大方格等于 0.20s。记录方法不完全相同，通常 12 导联采用 4 个纵行记录，第 1、2 纵行为 I 、II 、III 和 aVR、aVL、aVF，第 3、4 纵行为 V_1、V_2、V_3 和 V_4、V_5、V_6（图 2 - 4）。前 2 个纵行代表额面导联，后 2 个纵行代表胸前导联。心电图下方通常采用 1 ~ 3 个导联记录心脏节律。

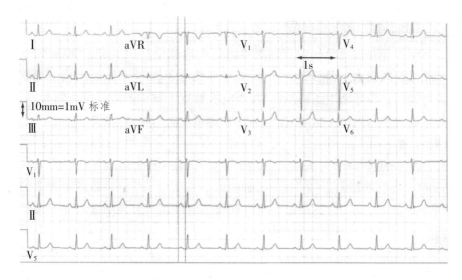

图 2-4　标准的 12 导联心电图记录。第 1 纵行为Ⅰ、Ⅱ、Ⅲ导联,第 2 纵行为 aVR、aVL、aVF,第 3 纵行为 V₁、V₂、V₃,第 4 纵行为 V₄、V₅、V₆ 导联。第 1、2 纵行为额面导联,第 3、4 纵行为胸前导联。每个纵行的 3 个导联均系同步记录。标准心电图下方通常连续记录 1、2 导联(V₁、Ⅱ)为节律记录。在本图,P 波和 QRS 波的起始在 aVR、aVL、aVF、V₁、Ⅱ和 V₅ 导联均可观察到。在异常的心率,如果信号起源不清楚,多导联同步对比十分重要。

当我们讨论心律失常时,同步比较不同导联记录的波形十分重要,其有助于我们确定心率缓慢(心动过缓)或心率加快时(心动过速),QRS 波和 P 波的起源。

在纵坐标上,10mm 代表 1mV,由于通过体表记录到的心脏电位太小,不易描述,因此在体表心电图上电压通常描述为"mm",导联上记录的 1mV 正向波通常描述为 10mm 高。所有恰当记录的心电图都在左侧有一个标准化的标志,代表 1mV 的电信号高度,持续 0.2s,这会形成 1 个"大格"宽和 2 个"大格"宽的方波。心电图解析的第 1 个原则即是迅速地检查标准化标志以判定心电图是否是恰当、标准的采集。

总结

心脏的电活动可通过 ECG 在体表记录。信号的取得取决于心脏除极和复极的方向及导联所处的位置。标准心电图由 12 导联组成。6 个肢体导联正极位于肢体垂直面。6 个胸前导联正极位于胸部水平面。

本章要点

1. 心脏的除极和复极可以通过 ECG 在体表记录。

2. 额面导联包括"双极导联"Ⅰ、Ⅱ、Ⅲ，以及单极导联 aVR、aVL 和 aVF。

3. 额面导联有一个共同中心（负极），正极的向量如同车轮的辐条向外放射。

4. 胸前导联 $V_1 \sim V_6$ 记录水平面心脏的电活动（大体上与地面相平行）。

自我检测

1. 一个除极直接背离导联系统的正极，将会产生什么样的波折？

A. 负向波。

B. 正向波。

C. 双相波。

D. 无电活动。

2. 正常情况下，哪个腔室产生最大的电活动？

A. 左心房。

B. 右心房。

C. 左心室。

D. 右心室。

3. 指出 6 个肢体导联的名称及其正极相对的位置。

4. 描述胸前导联和肢体导联的差别。

5. 哪些导联常被称为"下壁导联"？

自我检测答案

1. 答案：A。

解释：除极波背离正极产生负向波折。

2.答案:C。

解释:心电图电信号大小取决于发生电活动腔室大小/质量。左心室质量最大,产生的电信号最大。

3.解释:Ⅰ、Ⅱ、Ⅲ、aVL、aVR、aVF 导联。电极的位置定义为水平由右向左,故其正极位置分别为0°、60°、120°、−30°、−150°和90°。

4.解释:胸前导联位于水平面,肢体导联位于额面。

5.解释:Ⅱ、Ⅲ、aVF 导联通常被称为"下壁导联",因为它们的向量方向朝向心脏的下部(分别为60°、120°和90°)。

(张文博 石斗飞 译)

第 3 章

正常心电图

心动周期产生的电活动可通过心电图机从体表测知。本章总结了正常心脏按激动时间顺序发生的电活动与体表心电图之间的联系。

病例示教:Joan Miera, 22 岁,女性,学生,运动前进行体格检查。她的心电图见图 3 – 1。

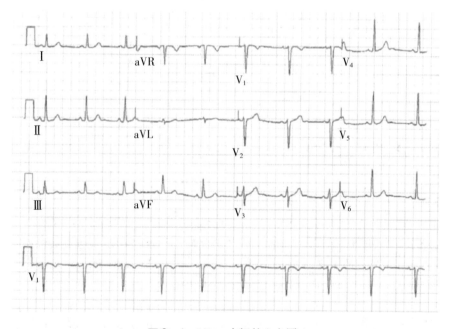

图 3 – 1 Miera 小姐的心电图。

心房除极

心房除极起源于窦房结。窦房结位于右心房与上腔静脉连接处,因此,心房除极可从右向左,从上而下(高－低)。心房除极波在心电图表现为P波(图3－2)。Ⅱ导联位于60°,aVR导联位于－150°,因此P波在Ⅱ导联为正向,在aVR导联为负向。然而,也有一些例外。例如,有时Ⅱ导联的P波可以低平,甚至呈等电位线,因为主要起搏点移向窦房结下部(图3－3),此种情况多见于睡眠状态,副交感神经张力增高促使起搏点移向窦房结下部。窦房结下部4相动作电位坡度较缓慢,心率较慢。由于右心房除极早于左心房,因此P波的前部代表右心房除极,终末部分为左心房除极。某些病理生理过程,如左心室肥大引起左心房的变化,P波终末部分出现异常改变,可作为左心室肥大的诊断要点之一,这将在后面心腔扩大的章节中再进行详细讨论。心房除极过程(也是P波时限)通常在0.1s或100ms内完成。心房壁较薄,因此正常P波电压通常不超过0.25mV。

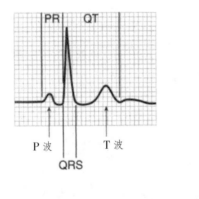

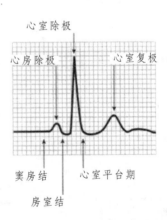

图3－2 P波代表心房除极。PR间期的等电位部分反映房室结除极。心室除极产生QRS波。在QRS波之后,心室肌细胞位于"平台期",可看到ST段。心室肌缓慢复极产生基底部宽阔的T波。(Reprinted with permission from Kusumoto FM, *Cardiovascular Pathophysiology*, Hayes Barton Press, Raleigh, NC,1999)

病例示教:注意Miera小姐的心电图Ⅱ导联P波为正向,aVR导联P波为负向,反映窦房结控制心脏的激动,心房除极正常。

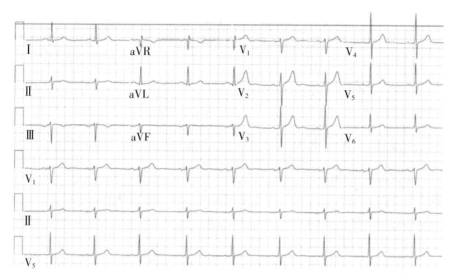

图 3 - 3　健康青年人的正常 12 导联心电图。注意Ⅱ导联 P 波低平,反映起搏点下移,窦房结下方起搏点控制心脏。

房室传导

电激动波通过右心房,在 P 波的中 - 末部分某一时间点房室结开始除极。房室结由于无钠通道,传导缓慢,房室结传导缓慢十分重要。这样可使心房、心室进行有效的顺序性机械收缩。心房开始收缩时需要一些时间方能将血排入心室。心房除极完毕处于“平台期”,心室尚未除极,此时从体表测不到大的电梯度,心电图记录不到任何波,房室结内的电激动十分微弱,体表心电图无法测出。

当房室结除极完毕,电激动进入希氏束 - 浦肯野系统(简称“希 - 浦系统”)。希 - 浦系统除极是快速的,但是由于其电活动十分微弱,体表心电图不能测出,在所有导联均表现为等电位线。房室结传导发生于分隔 P 波与 QRS 波的等电位期。

心房复极波通常不能在体表心电图观察到。这是因为:①心房复极波振幅小于心房除极波,相当于 T 波与 QRS 波的比例;②心房组织块较小;③心房复极波通常被 QRS 波掩盖。

心室除极

希 - 浦系统除极引起的电激动迅速传遍心室,左心室和右心室几乎是快速地同步除极。简单地说,左心室除极可分为两个时期:第 1 时相整个心内膜除极。在浦肯野纤维终末点几毫秒之内完成,然后心内膜至心外膜除极。跨壁的除极依靠细胞之间的缝隙连接的传播。心室除极产生高大的波称为 QRS 波群。QRS 波群通常高 5～15mV,时限为 0.1s 或 100ms。心电图记录的纸速为 25mm/s,正常 QRS 波时限小于两个半"小方格"(1 小方格 =0.04s)。

心室激动的心电图术语

QRS 波群是由数个信号组成的(图 3－4)。第 1 个负向波称为 q 波,第 1 个正向波称为 r 波,第 2 个负向波称为 s 波,第 2 个正向波称为 r′ 波。大写字母用于描述大的波,小写字母描述小的波。没有特殊的振幅标准用于区分大写字母与小写字母。完全正向的 QRS 波称为 R 波,完全负向的 QRS 波称为 QS 波。QRS 波形的特定形态取决于心室除极的类型及导联所处的方位。

病例示教(续):Miera 小姐的心电图可归类为:Ⅰ,R 型;Ⅱ,R 型;Ⅲ,R 型;aVR,QS 型;aVL,RS 型;aVF,R 型。

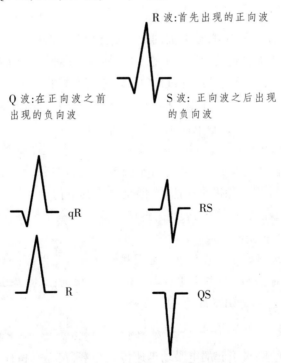

图3－4 心室除极波(QRS 波群)的命名,经常可看到的波形。

额面的心电图

左心室比右心室的体积大,因为左心室泵血至全身,而右心室仅泵血至肺脏。因而,从心电图测得的左右心室综合电压表现为从右向左。另外,心室除极方向自上向下。这两个特点使得心室除极的方向从右肩朝向左下肢。心室除极在额面总的方向(综合方向)称为心电轴(图 3-5)。正常心电轴为 -30°~110°。正常的心电轴变化由体内心脏位置和方位的不同所致。例如,较瘦的人心电轴呈垂位(60°~110°),这是因为心脏更朝向下方之故。

额面心电轴测定的方法很多。最简单的方法就是寻找额面最大的 QRS 波,最大的 QRS 波反映心电轴的综合方向。如果两个导联 QRS 波有相同大的振幅,心电轴则位于两者之间。另一种方法是寻找双相波所在的导联,心电轴与该导联垂直,从该导联朝向正侧移动 90°,即为心电轴的方位。

病例示教(续):Miera 小姐的心电轴约为 60°。最大的 QRS 波振幅位于 Ⅱ 导联。aVL 导联出现双相波,与 aVL 导联垂直的朝向正侧的方位也为 60°。两种测定方法结果均为 60°,心电轴位于正常范围。

胸前导联心电图

心室除极的起始部分为室间隔。心室通过左右束支传导的激动而除极。左束支第一分支在大多数人中为室间隔支,首先引起室间隔"从左向右"除极,然后左右心室同时除极产生从右向左的除极波(图 3-5)。心室除极有两个组成部分,在 V_1 导联室间隔除极产生小 r 波,左心室除极产生大的负向 S 波(rS 型波)。在 V_6 导联,先产生小 q 波,然后出现较大的 R 波(qR 型波)。观察胸前导联(从 V_1 到 V_6 导联),通常显示 R 波振幅逐渐增大,这是因为心室除极波逐渐与电极的正极方位相接近。

心室复极

心室除极完成后,心室肌细胞处于"平台期",正常心电图通常呈等电位线。QRS 波与 T 波之间的间期称为 ST 段。由于细胞电压微小的差异(平台期的幅度及形态,除极和复极时间微小的差异),导致 ST 段可能有轻度的偏移,尤其在男性中很常见,相关内容将在第 8 章中讨论。

心室肌细胞复极,心电图出现 T 波。第 6 章中讨论了心室复极是由数

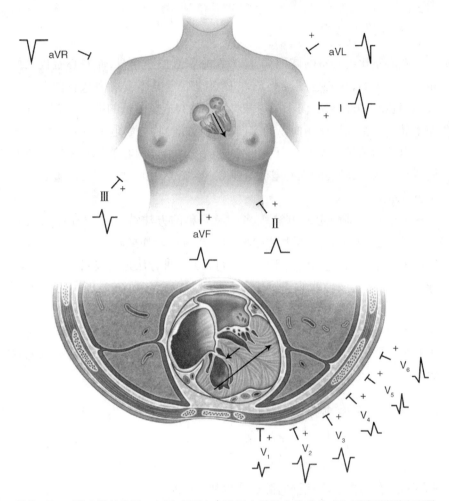

图3-5　正常心脏的除极。上图:额面心室除极向量的方位约为60°,因为Ⅱ导联出现最高大的 R 波。下图:在水平面系统上室间隔除极从左向右进行,然后心室除极总的方向为从右向左,这是因为左心室体积比右心室大。(Reprinted with permission from Kusumoto FM, *Cardiovascular Pathophysiology*, Hayes Barton Press, Raleigh ,NC. 1999)(见彩图)

种离子相互复合参与形成的。T 波由于振幅较小,其改变在体表心电图有时不够明显。T 波小于 QRS 波有数种原因。首先,心室复极比除极缓慢。心室除极可由 Na^+ 通道突然开放而完成,而复极的发生则是由细胞膜对 Na^+ 、Ca^{2+} 的通透性逐渐减少,对 K^+ 的通透性逐渐增加而完成。希 - 浦系统促使心室肌细胞同时完成除极,0 相整齐开始。相反,心室复极在不同的细胞群呈不均质性。例如,心外膜细胞的动作电位时间比心内膜细胞短促,这是由这些细胞群 K⁺ 通道的不同特点所致。

　　T 波比 QRS 波低平,这是因为细胞复极在不同时间,单一心肌细胞复极也比除极缓慢。

　　心室壁除极通常是由心内膜至心外膜,这是由浦肯野纤维终末部终止于心内膜所致。相反,心室壁复极则是由心外膜至心内膜,这是由心外膜细胞动作电位时间较短所致。除极和复极方向的差别使 T 波的方向通常与 QRS 波一致(图 3－6)。

　　胸前导联 T 波的方向通常与 QRS 波是一致的,但在前壁导联(V₂ ～

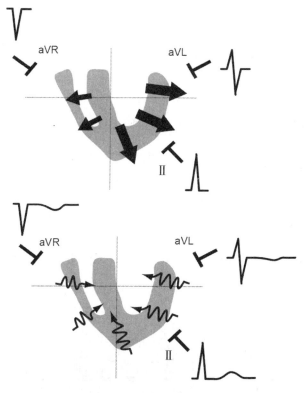

图 3－6　心室除极(上图)和复极(下图)(额面观察)。由于希－浦系统的作用,心室除极几乎同时发生。除极由心内膜向心外膜进行,由于左心室体积比右心室大,除极方向自右向左,自上向下。通常心电轴位于 60° 左右,Ⅱ 导联出现高大的 R 波,aVL 导联出现 RS 型波(QRS 向量先是朝向此导联,然后又背离此导联),aVR 导联出现 QS 型波。复极由心外膜向心内膜缓慢地进行。T 波在 Ⅱ 导联直立,在 aVL 导联低平(本例轻度倒置),在 aVR 导联倒置。由于心室除极与复极方向相反,故 QRS 波与 T 波的方向通常是一致的。

V_4），即使 QRS 波主要呈负向波，T 波也可能直立。

病例示教（续）：注意 Miera 小姐心电图 QRS 波与 T 波的相对关系，aVR 导联 QRS 波为 QS 型，T 波倒置，Ⅱ导联 QRS 波直立，T 波直立。

心电图的间期

迄今为止，我们只讨论了心电图各波的形态，另一个重要部分为心电图各波的间期（图 3-7）。

心电图的纸速通常为 25mm/s。心电图纸的 1 个"大格"由 5 个"小格"（1mm）组成，因而：

1s = 25mm。

1mm = 1/25s = 0.04s。

每个小格为 0.04s，每个大格为 0.20s。

心率

心室除极的速率可测量 QRS 波之间的距离而求得。大致的心率可由下列公式而求得：

300/QRS 波之间的大格数 = 心率。

在正常情况下，心房的速率与心室的速率是一致的。

PR 间期

PR 间期由 P 波起始量至 QRS 波起始，反映心房开始除极至心室开始除极

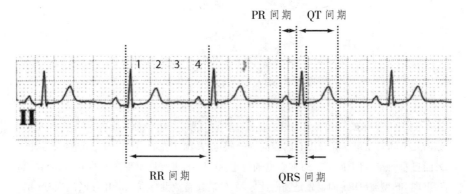

图 3-7 心电图的间期。QRS 波之间有 4 个大格，因而心率约为 75 次/分（300/4）。PR 间期由 P 波起始量至 QRS 波起始。QRS 波由 QRS 波起始量至 QRS 波终末部分。QT 间期由 QRS 起始量至 T 波终末。

的时间间期。正常成人的 PR 间期 <0.20s。正常新生儿和儿童的 PR 间期短
于成人,这是因为房室之间传导系统(房室结和希氏束)生理性较小之故。

QRS 时限

QRS 时限是 QRS 波起始量至 QRS 波结束的时间间期。从电生理学观
点观察,QRS 时限反映 0 相动作电位起始至终止。正常 QRS 时限 <0.12s,
这是由心室除极通过希 – 浦系统快速进行所致。QRS 时限在婴儿和儿童
中通常较短,这是因为心室体积较小之故。

QT 间期

QT 间期由 QRS 波起始量至 T 波结束。其反映心室动作电位 0 相至动
作电位 3 相整个心室除极至复极时间的总和。正常 QT 间期女性长于男性,
而且随着心率增快而缩短。有许多公式矫正心率对 QT 间期的影响。临床
常用的是 1920 年开始用于临床的 Bazett 公式,矫正的 QT 间期(QTc)应为:

$$QTc = QT/(RR)^{1/2}。$$

RR 间期为 QRS 波之间的间距,以秒计算。图 3 – 8 显示矫正的 QT 间
期。QT 间期约为 0.55s,患者的心率为 45 次/分,RR 间期为 1.30s。QTc =
$0.55/(1.3)^{1/2}$,约为 0.48s。Bazett 公式并不太准确,往往由于心率减慢而
有缩短的趋势,随着心率增速又不恰当地增长。下面还有几种矫正心率对
QT 间期影响的公式。

- Friderica:$QTc = QT/(RR)^{1/3}$。
- Framingham:$QTc = QT + 0.154(1 - RR)$。
- Hodges:$QTc = QT + 105(1/RR - 1)$。

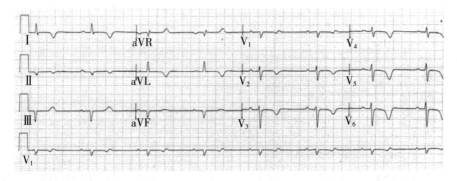

图 3 – 8　心电图复极异常,T 波倒置。QT 间期经心率矫正后,仅轻度延长。

其他公式并没有显示出比 Bazett 公式更大的优越性,尽管 Bazett 公式有缺点,但在自动分析和临床上已被广泛使用。QT 间期在临床上十分重要,特别是对一些患者,QT 间期延长易于发生致命性心律失常(见第6章)。

病例示教(续):Miera 小姐的 PR 间期为 0.18s,QRS 时限为 0.09s,QT 间期为 0.40s。她的心电图属正常范围,如果病史和体格检查均属正常,参加体育运动是可以的。

总结

心脏的电活动可以通过心电图从体表测知。正常心电图表现为心房除极产生 P 波,房室结和希–浦系统除极表现为等电位期,心室除极产生 QRS 波。心电轴反映心室除极在额面总的方向(综合方向),正常为 0°~90°。胸前导联心电图通常在 V_1 导联表现为 rS 型波,V_6 导联为 qR 型波。T 波反映心室复极。心脏电活动的时间关系表现为心率、PR 间期、QRS 时限和 QT 间期。

本章要点

1. 不同心腔的心肌细胞除极和复极均可由体表心电图记录到。

2. P 波反映心房除极,QRS 波反映心室除极,房室结和希–浦系统除极表现为 P 波与 QRS 波之间的等电位期。

3. 心室除极在额面总的方向称为心电轴。

4. 心房和心室除极的时间关系可通过 PR 间期估测。心室除极的起始和终末可通过 QRS 时限测知。心室总的除极和复极时间则可通过 QT 间期测知。

自我检测

1. 图 3-9 的心电轴是哪个?

A. 0°。

B. 60°。

C. 90°。

D. 120°。

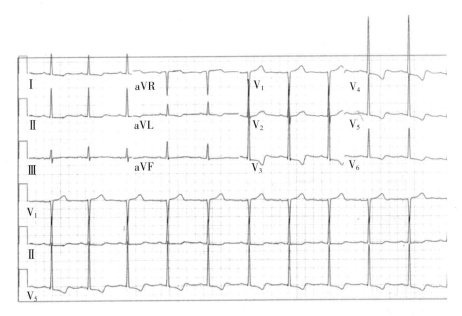

图 3-9 问题 1~4 的心电图。

2. 图 3-9 aVL 导联的 QRS 波如何描述？

A. qR 型。

B. rS 型。

C. QS 型。

D. R 型。

3. 图 3-9 的 PR 间期为：

A. 0.02s。

B. 0.16s。

C. 0.22s。

D. 0.26s。

4. 图 3-9 心室复极为：

A. 正常。

B. 异常。

自我检测答案

1.答案 B。

解释:心电轴约为 60°,因为最高大的 QRS 波位于 Ⅱ 导联。心电轴事实上接近 40°,因为 aVL 导联以正向波为主,而非双相波。事实上,计算心电轴的准确数值临床意义不大,因为临床关心的是患者心电轴左偏超过 −30° ~ −45°,或右偏超过 110°。心电轴异常将于第 4 章、第 5 章详细讨论。

2.答案 A。

解释:aVL 导联 QRS 波为 qR 型,起始小负向波,后继高 R 波。

3.答案 C。

解释:PR 间期约为 0.22s,相当于 4 个半小格,每个小格 = 0.04s,4 个半小格 = 0.22s,PR 间期轻度延长,反映房室结传导轻度延迟。

4. 答案 B。

解释:复极异常。注意 Ⅰ、aVL、$V_3 \sim V_6$ 导联 T 波倒置。另外,ST 段呈下垂型而非水平型(等电位型)。患者存在左心室肥大。建议读完第 4 章后,再来看这份心电图。

(张文博 石斗飞 译)

第 2 篇

除极异常

第 **4** 章

心腔扩大

12 导联心电图是诊断心腔肥大或扩大的传统工具。尽管心脏超声检查可以提供直接的影像,部分取代了心电图的诊断功能,但心电图仍然是诊断心脏结构异常的重要方法,并能提供重要的预后和临床信息。

病例示教:Vincent Gore 先生,男性,67 岁,多年没有做过体格检查。平时没有服药。血压为 176/88mmHg(1mmHg = 0.133kPa)。心电图如图 4 – 1所示。

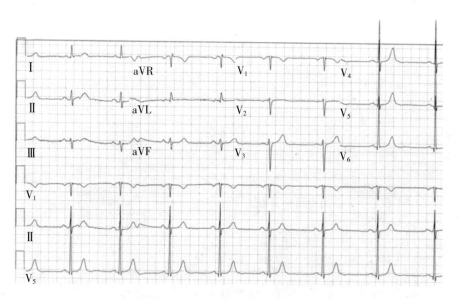

图 4 – 1　Gore 先生的心电图。

心房扩大

在心电图上,P 波代表心房除极。心房腔比较小,壁也比较薄,所以心房除极波电压低,P 波振幅通常为 1 ~ 2mm(0.1 ~ 0.2mV)。窦房结位于右心房的游离壁上方,所以 P 波的初始部代表右心房的除极,终末部代表左心房的除极(图 4 – 2)。P 波电压低,对诊断心房扩大的敏感性较差。

传统上认为,P 波振幅增高是右心房扩大的表现,通常合并存在肺部疾病,也被称为肺型 P 波。诊断右心房扩大的标准是 P_{V_1} 振幅 > 2mm(0.2mV)或 P_{II} 振幅 > 2.5mm(0.25mV)。P 波振幅增高诊断心房扩大的特异性不高,经超声证实左心房扩大或没有心房扩大的患者均可见到 P 波增高。

P 波的终末部代表左心房激动,V_1 导联 P 波终末部负向倒置增大(Ptf_{V_1} > 0.04mm·s),提示左心房异常。由于右心房是体内最靠后的结构(最接近脊柱),因此扩大的左心房除极表现为 V_1 导联的负向波(V_1 导联位于胸骨右侧)。诊断左心房异常好于左心房扩大,因为右心房和左心房间的传导缓慢也可以导致这些 P 波改变。P 波时限超过 0.12s,也提示左心房异常。

左心房异常的心电图指标:

P 波时限 > 0.12s。

Ptf_{V_1} > 0.04mm·s(1mm 深和 0.04s 宽)。

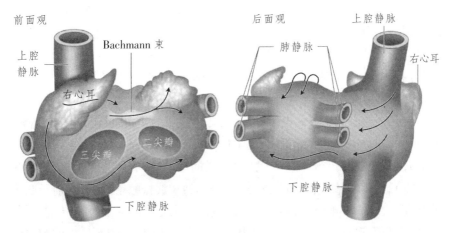

图 4 – 2　正常的心房间传导示意图。窦房结位于右心房和上腔静脉的连接处,心房的激动开始于窦房结,所以右心房最先激动,然后是左心房激动。P 波的起始部代表右心房激动,终末部代表左心房激动。(Reprinted with permission from Kusumoto FM, *Cardiovascular Pathophysiology*, Hayes Barton Press, Raleigh, NC, 1999)(见彩图)

病例示教(续):Gore 先生的心电图提示左心房异常。V_1 导联 P 波终末部为深的负向波。

心室扩大

左心室

左心室负荷过重可以导致左心室肥大。引起室内压增加的因素,如高血压或主动脉狭窄,可以引起左心室肥大或扩大;而引起容量负荷过重的因素,如二尖瓣关闭不全或主动脉瓣关闭不全,可以导致左心室扩大。

心电图诊断左心室肥大的标准有几个:左心室肥大或扩大均可以导致 QRS 波增高,心电图诊断左心室肥大以 QRS 波振幅为界值(图4-3)。另外,其他诊断标准还包括:左心室肥大是否伴有左心房异常或左心室复极异常。

左心室肥大的常见表现:

1. QRS 波振幅增高和时限轻微增宽:更多的是左心室心肌组织除极所致。

2. 左心房异常:左心室增厚和顺应性降低导致左心房增厚。

3. ST 段和 T 波改变:左心室增厚引起复极异常。

电压标准

左心室肥大和 QRS 波电压的关联性较低,正常的 QRS 波电压随年龄和性别不同而有所不同。总体而言,青少年的心室 QRS 波电压最高,随年龄增加而下降,在50岁左右相对稳定。女性左心室 QRS 波电压总体较同龄男性低10%。人种不同,QRS 波电压值也有不同,非洲人最高而中国人最低。正常 QRS 波电压与体重指数成反比。

有几个左心室肥大的电压标准:最普遍应用的是20世纪40年代晚期 Sokolow 和 Lyon 提出的标准。$S_{V_1} + R_{V_5}$ 或 $R_{V_6} > 35mm$(图4-4)、$R_{aVL} > 11mm$,心电轴左偏(图4-3)。胸前导联的激动更向后(左心室位于右心室后方),使得侧壁导联(aVL、V_5 或 V_6 导联)R 波振幅增高,右胸前导联 S 波加深。在图4-4中,当胸前导联的电压值满足诊断标准时,aVL 的电压值常不能达到诊断标准。满足其中一个标准即可诊断左心室肥大。Sokolow 标准在年轻人中的特异性低,敏感性也低,仅为20%～30%。

另一个普遍应用的诊断标准是 Cornell 大学提出来的:$R_{aVL} + S_{V_3}$,男性>28mm,女性>20mm。这是第一个大规模研究得出了女性左心室肥大的诊断标准。图4-4心电图没有满足 Cornell 标准,因为胸前导联的 R 波

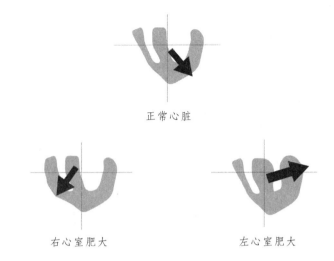

正常心脏

右心室肥大   左心室肥大

图 4-3 左心室肥大和右心室肥大的心电图除极向量图。正常心脏激动从右向左，从上向下。QRS 波额面心电轴大约为 60°，V_1 导联可见 S 波，V_6 导联可见 R 波。左心室肥大时，额面心电轴左偏，V_1 导联 S 波加深，V_6 导联 R 波增高。相反，右心室肥大时，额面心电轴右偏，V_1 导联出现高 R 波，V_6 导联出现深 S 波。

移行较早（V_3 导联 R 波为主）。

复极改变

在 20 世纪 60 年代晚期，Romhilt-Estes 认识到左心室肥大常伴 ST 段和 T 波的改变。如之前所述，心室除极方向通常从心内膜向心外膜，而复极方向正好相反，因为心外膜心肌细胞的动作电位时程较短（图 4-5）。但是，左心室肥大的患者复极方向可以相反，其原因可能是除极变慢和继发的复极顺序改变。复极从心内膜向心外膜导致 T 波倒置，而复极异向性增高导致 ST 段下斜型压低（图 4-5）。重要的是，数个研究表明复极的异常与预后不良有关。

Romhilt-Estes 应用积分的方法来诊断左心室肥大（表 4-1）。如果心电图积分为 4 分，可疑左心室肥大。积分≥5 分，左心室肥大诊断成立。在日常临床工作中，记住确切的诊断标准比较困难，但是只要记住，如果左心房异常和左心室复极的异常同时存在（共积 6 分），那么，左心室肥大的诊断就成立，而不必考虑电压值。

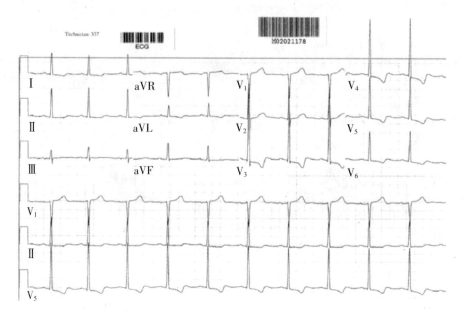

图 4-4　患者有长期高血压史, 超声证实有严重左心室肥大。心电图部分满足左心室肥大的诊断标准。$S_{V_1} + R_{V_5}$ 或 $R_{V_6} > 35mm$, V_5、V_6 导联复极异常, Romhilt-Estes 积分为 4 分 (ST 段改变和 QRS 波 $> 0.09s$, V_4 满足电压标准, 但 V_5、V_6 没有满足电压标准)。aVL 导联没有满足诊断标准, 也没有满足 Cornell 电压标准。

其他标准

Cornell 小组增加了 QRS 时限, 计算 Cornell 积分。左心室肥大使总的除极时间增加 (图 4-5), ($R_{aVL} + S_{V_3}$) × QRS 时限 $> 24.4mm/s$ 可以诊断左心室肥大。积分越高说明左心室肥大越严重。前面提及的几个诊断标准均是左心室肥大的定性标准, 即诊断是否存在左心室肥大。而已有一系列研究把测量 Cornell 积分作为左心室肥大进展的替代指标。

诊断左心室肥大的常用标准:

1. $R_{aVL} > 11mm$。

2. $S_{V_1} + R_{V_5}$ 或 $R_{V_6} > 35mm$。

3. $R_{aVL} + S_{V_3} > 20mm$ (女性), $R_{aVL} + S_{V_3} > 28mm$ (男性)。

4. Romhilt-Estes 积分系统: 左心房异常和复极异常。

心脏超声检查是评价左心室肥大的金标准。心电图诊断左心室肥大的各项标准均有不足之处, 特异性好而敏感性不足 (表 4-2)。也就是说,

如果心电图满足左心室肥大的标准,那么假阳性率 < 10%,但心电图诊断
左心室肥大的阳性率为 11% ~ 70%。

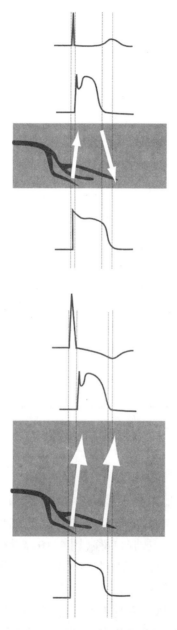

图 4-5 在正常情况下,总的复极方向和除极方向相反(上图)。左心室肥大时,增厚的
左心室壁导致 QRS 波电压增加和时限增宽,总的复极方向被逆转,ST 段改变,T 波倒置。

表4-1 Romhilt-Estes 积分评估左心室肥大

标准	积分
任何肢导联 R 波或 S 波 > 20mm, S_{V_1} 或 S_{V_2} > 30mm, R_{V_5} 或 R_{V_6} > 30mm	3
左心室肥大型 ST – T	
无	3
有	1
左心房改变($PtfV_1$ > 0.04mm · s)	3
心电轴左偏 > 30°	2
QRS 时限 > 90ms	1
V_5 或 V_6 的类本位曲折 ≥50ms	1

5分:诊断左心室肥大;4分:可疑左心室肥大。

表4-2 心电图诊断左心室肥大的敏感性和特异性

标准	敏感性(%)	特异性(%) 假阳性
R_{aVL} > 11mm	11 ~ 20	0 ~ 2
S_{V_1} + R_{V_5} 或 R_{V_6} > 35mm	40 ~ 50	5 ~ 8
R_{aVL} + S_{V_3} > 20mm(女性), R_{aVL} + S_{V_3} > 28mm(男性)	15 ~ 40	2 ~ 9
Cornell 积分	11 ~ 30	3 ~ 17
Romhilt-Estes 积分系统	10 ~ 70	6 ~ 11

右心室

心电图诊断右心室肥大有几个标准。解剖学上右心室位于心脏前方,右心室肥大引起心电向量向前和向右增加,在 V_1 导联出现大的 R 波(图4-3)。

在额面心电图上,心电轴向右移(图4-6)。胸前导联 R_{V_1} > 7mm,或 R 波振幅大于 2 倍的 S 波,可诊断右心室肥大。同样, S_{V_6} > R_{V_6} 也可以诊断右心室肥大。

如同左心室肥大可以伴有复极的异常,右心室肥大也可以引起 ST 段和 T 波改变。右心室肥大可以伴有下斜型 ST 段和 T 波倒置。

心电图诊断右心室肥大的特异性高(约为90%),而敏感性低(2%~20%)。

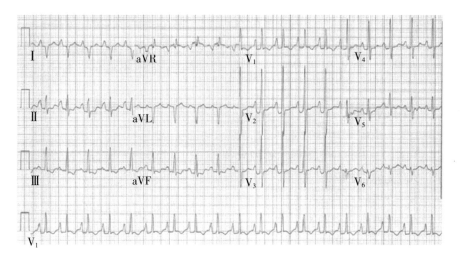

图 4-6 右心室肥大(RVH)的心电图。$R_{III} > R_{aVF}$,心电轴右偏(约 120°)。除极方向向右和向前(因右心室紧靠胸骨下方),胸前导联 V_1 有大的 R 波而 V_6 导联有深的 S 波。心电图满足右心室肥大诊断的标准,$R_{V_1} > 7mm$。S_{V_6} 尽管没有达到右心室肥大的标准,但 S > R,形态上符合诊断标准。R_{V_1} 伴随 ST 段压低(复极异常)。P 波高尖。

　　右心室肥大诊断标准:

　　心电轴右偏 >110°。

　　$R_{V_1} > 7mm$。

　　S_{V_5} 或 $S_{V_6} > 7mm$。

　　$R_{V_1} > 2$ 倍的 S_{V_1}。

　　$S_{V_6} > R_{V_6}$ 波。

　　病例示教(续):这是一个左心室肥大的病例,V_1 和 V_5 高电压。要注意 ST 段改变和 T 波倒置。左心室肥大伴 ST 段改变有评估预后的价值,心肌梗死或心血管死亡风险增加 50%。

本章要点

　　1. 心电图诊断心腔肥大依据除极时间延长或向量增加:P 波增宽和增高提示心房扩大,QRS 波增宽和增高提示左心室肥大。

　　2. 左心房异常和(或)扩大的心电图诊断标准:$PtfV_1 > 0.04mm \cdot s$;P 波有切迹,P 波时限 >0.10s(2.5 小格)。

3.左心室肥大时,QRS波增高,心电轴左偏,复极改变,左心房异常。

4.右心室肥大的心电图诊断比较困难,诊断标准包括:R_{V_1}高电压,心电轴右偏,V_1和V_2复极改变。

自我检测

1.图4-7的心电图提示哪种异常?

A. 无异常,正常心电图。

B. 临界的左心室肥大。

C. 严重左心室肥大。

D. 右心室肥大。

2.哪些心电图表现支持该诊断?

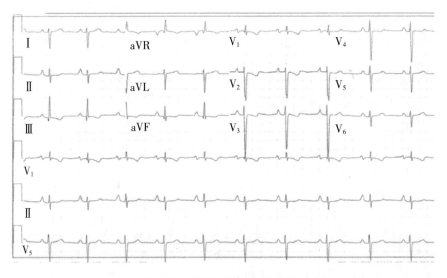

图4-7　问题1和2的心电图。

3.左心室肥大心电图 QRS 波一般有以下哪种变化?

A. 由于希-浦系统更加融合,QRS 波时限更短。

B. 心室肌组织质量增加,QRS 波时限更长。

C. 组织学变化不明显而没有明显变化。

4. 图4-8的心电图提示哪种异常?

A. 无异常,正常心电图。

B. 临界的左心室肥大。

C. 严重的左心室肥大。

D. 右心室肥大。

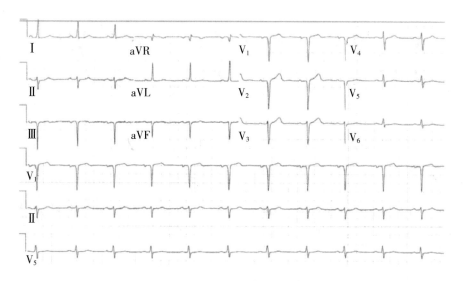

图4-8 问题4的心电图。

自我检测答案

1. 答案:D。

解释:心电图上 V₁ 导联有高的 R 波,V₆ 导联有深的 S 波。心电轴右偏伴随 ST-T 改变符合右心室肥大诊断(V₁ 导联 ST 段压低,T 波倒置)。

2. 见上面解释。

3. 答案:B。

解释:左心室肥大时,由于更多的肥厚心室肌除极,QRS 波增宽。

4. 答案:B。

解释:仅 aVL >11mm 满足左心室肥大的诊断标准,其他电压诊断标准未符合。

(吴兵 林荣 译)

第 **5** 章

希氏束 – 浦肯野系统的传导异常

　　心电冲动经左、右束支和浦肯野纤维激动心室。特殊心肌组织的快速传导保证了整个心室的同时激动,心电图表现为窄的 QRS 波(通常 <0.10s)。束支传导出现异常导致心室激动顺序改变,产生宽的 QRS 波。左束支包括两个部分:左前分支和左后分支。束支或分支的传导异常也可能 QRS 波不增宽,但有特殊的 QRS 波形态。这一章介绍各束支的传导异常。

　　病例示教:Scott 女士,85 岁,来诊室常规体检,她没有特殊病史。体检没有阳性发现。心电图见图 5 - 1。心电图的诊断是什么? 根据心电图结果需要进一步做什么检查?

解剖/ 电生理学

　　如第 1 章所述,电激动经过房室结后传至希氏束,而希氏束穿过房室纤维环,并分成两大分支:左束支和右束支。左束支呈扇形展开,传统上,左束支分为左后分支和左前分支,这是心电图的分型。左束支分布更分散,呈扇形,具有明显的个体差别性。右束支相对较纤细,直径大约为 1mm,是希氏束的自然延伸。这个解剖结构可以用左手来示意。如图 5 - 2 所示,伸出左手。手腕代表希氏束,穿过房室纤维环,手掌代表左束支,呈扇形散开,分成左后分支(4、5 指)和左前分支(2、3 指)。拇指代表右束支。从上往下看,左束支先分出(这可以解释为什么间隔除极方向是从左向右),之后延伸为右束支。利用这个左手模式也可强调,左束支明显较右束支发达。

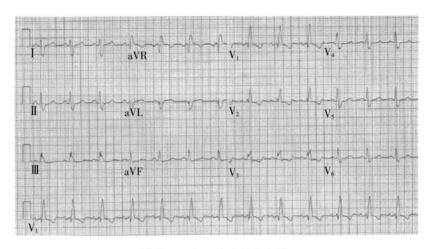

图 5 - 1 Scott 女士的心电图。

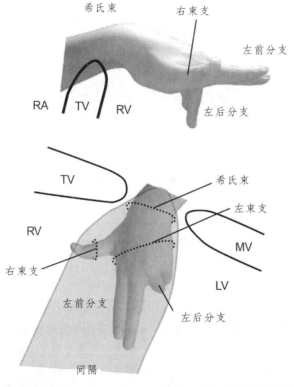

图 5 - 2 左手模式示意束支在右心房、右心室的走行(上)以及从上向下观(下)。希氏束是心房向心室传导的唯一通道。左束支比右束支粗大,希氏束和右束支的走行方向一致。左束支分为较长的左前分支和较短的左后分支。TV,三尖瓣;MV,二尖瓣;RA,右心房;RV,右心室;LV,左心室。

右束支传导阻滞

右束支传导阻滞时,右心室激动延迟。在正常情况下,先是间隔部从左向右激动,然后,左右心室同时激动(图5-3)。在间隔部激动后,由于左心室心肌较厚,左右心室激动的总向量指向左。右束支传导阻滞的心室激动模式见图5-3。右束支传导阻滞时,间隔部激动方向仍然是左向右,所以在 V₁ 导联仍有 r 波,左心室激动顺序仍然正常,V₆ 导联仍有 q 波,V₁ 导联有大的负向波,V₆ 导联有大的正向波。然而,由于右束支传导阻滞时,右心室激动显著延迟,在 V₁ 导联终末部会出现大的 R 波,以及 V₆ 导联终末部会出现 S 波。综合结果为右心室较晚激动掩盖了左心室的激动,在心电图上主要表现右心室除极的波形。V₁ 导联出现正向波是由于右心室的解剖位置位于心脏的最前方(通常紧邻胸骨后,图5-4)。

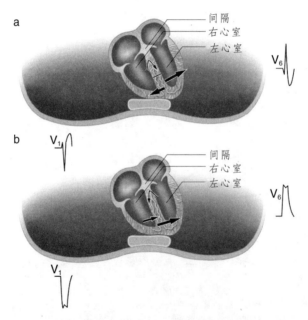

图5-3 左、右束支传导阻滞的心电图。(a)右束支传导阻滞时,因左束支除极正常,故间隔激动正常为从左向右。之后,左心室除极产生右向左的激动,最后,右心室激动,除极向量左向右。在 V₁ 导联为 rSR' 型,V₆ 导联为 qRS 型。(b)左束支传导阻滞时,间隔激动变为右向左,心室激动也为右向左,QRS 波在 V₁ 导联呈宽的负向波,在 V₆ 导联呈宽的正向波。(Reprinted with permission from Kusumoto FM. *Cardiovascular pathophysiology*. Raleigh:Hayes Barton Press; 1999)(见彩图)

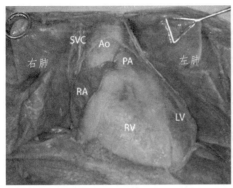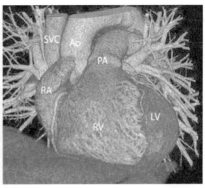

图 5-4　外科标本(左)和 CT 扫描(右)的心脏正面观比较,右心室(RV)是最靠前的心脏结构。在外科标本中,左右肺被牵拉以暴露心脏,CT 扫描上显示了肺结构(肺静脉和肺动脉)。RA,右心房;SVC,上腔静脉;PA,肺动脉;AO,主动脉。(Images courtesy Maxim Dider ko)(见彩图)

　　右束支传导阻滞(或下文中会讨论的传导延迟)产生的 QRS 波形态可存在明显差异(图 5-5)。QRS 波形态取决于右心室和左心室除极的相对时间。若右心室除极相对左心室除极更晚,那么受到左心室除极的掩盖更少,终末部的 R 波则更高大。从实用性上看,当 V_1 导联出现特征性的终末部正向波的宽大 QRS 波形时,诊断为右束支传导阻滞。

　　右束支传导阻滞的鉴别如下:

1. QRS 时限 >0.12s。

2. V_1:rSR' 型。

3. V_6:qRS 型。

要记住,右束支传导阻滞心电图并不一定意味着右束支传导完全阻滞。如果右束支传导速度显著延迟,则心电图可以出现右束支传导阻滞图形。

　　右束支传导阻滞心电图较常见,特别是在老年人中。在 30 岁以下的年轻人中,右束支传导阻滞的发生率为 0.1%,在 30～40 岁的人群中为 0.2%～0.3%。总之,右束支传导阻滞并不增加将来发生器质性心脏病的概率。这是因为右束支是纤细的结构,一个相对局限的病变(纤维化、器械外伤)就有引起右束支传导阻滞的风险。认识这点在临床上也很重要。左束支传导阻滞的患者仅依靠右束支激动心室,临床上,在放置经腔静脉到肺动脉的导管经过右心室时,有可能损伤右束支,引起完全性房室阻滞。

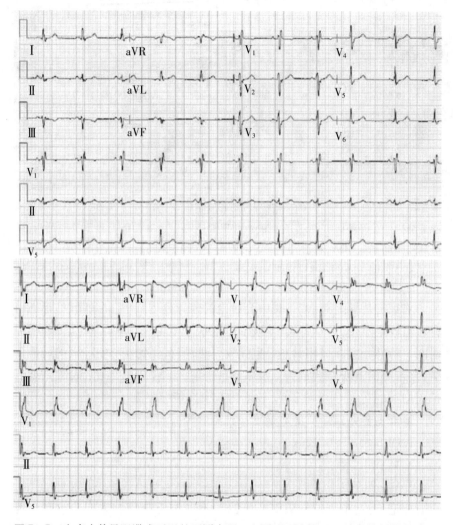

图5-5　右束支传导阻滞或延迟的不同表现。上图：V_1导联 QRS 波呈特征性的 rSR′型，仍应归为右束支传导阻滞形态。但 QRS 波群相对较窄，当存在右束支传导阻滞但 QRS 波<0.12s 时描述为不完全性右束支传导阻滞。此心电图为临界，可描述为"不完全性"。下图：右束支传导阻滞患者，右心室波动更延迟，导致 QRS 波更宽。注意，此病例未见到间隔除极的初始小 R 波。

　　病例示教(续)：Scott 女士心电图提示右束支传导阻滞。必须记住，我们不能分辨是传导阻滞还是传导延迟导致的。无论如何，在没有伴随症状和体检正常的情况下，没有必要进一步检查。3 年后随访，Scott 女士仍然体健，随访行心电图检查(图5-6)。新近的心电图有何改变？

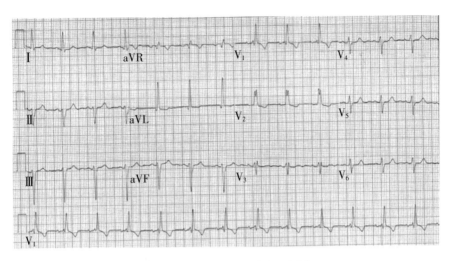

图 5 – 6　Scott 女士的随访心电图。

左束支传导阻滞

左束支传导阻滞时,间隔激动顺序异常。间隔激动从右向左,左心室激动较晚(图 5 –3)。V_1 导联可见宽的 QS 波,V_6 导联可见大的 R 波。额面导联 I 和 aVL 朝向和 V_6 导联类似,可以出现宽的正向 QRS 波。图 5 –7 显示左束支传导阻滞心电图。要记住,任何束支传导阻滞可以是间歇的。图 5 –8 显示,

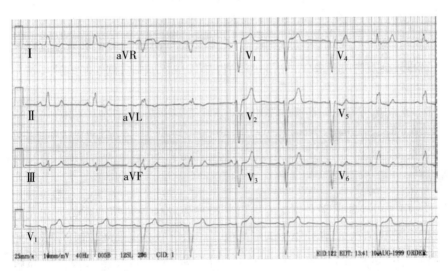

图 5 –7　左束支传导阻滞心电图。间隔和左心室侧壁的除极都是右向左,QRS 波在 V_1 导联呈 QS 波,在 V_6、I 、aVL 导联呈 R 波。

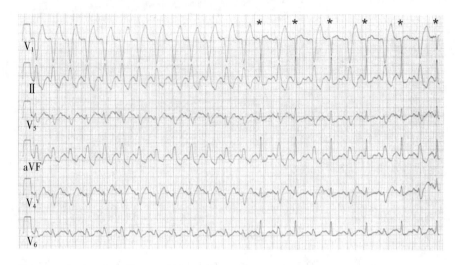

图5-8　间歇左束支传导阻滞。左边心电图显示左束支传导阻滞，V₁ 导联为 QS 波，右边心电图显示间歇左束支传导阻滞。＊为正常传导。

患者左束支有间歇传导，左束支传导阻滞的图形和窄 QRS 波交替出现。

左束支比较大，分布的范围广（图 5-2 左手模式中的手掌），左束支传导阻滞心电图的出现意味着心肌较广泛的受损。其不同于右束支传导阻滞，左束支传导阻滞在正常心脏较少见。常见的左束支传导阻滞的病因是冠状动脉粥样硬化性心脏病、高血压性心脏病或扩张型心肌病（心肌收缩力减弱，病因可能是遗传或感染）。左束支传导阻滞可见于束支进行性硬化和钙化，常出现在老年人中，Lev 病纤维化常在近端，Lenegre 病硬化常在远端。

左束支传导阻滞的鉴别如下：

1. QRS 波时限 >0.12s。

2. V₁：QRS 波主波向下。

3. V₆：QRS 波主波向上。

用于粗略地鉴别右束支传导阻滞和左束支传导阻滞的简易方法是观察 V₁ 导联，牢记心脏和躯干的解剖位置。由于右心室靠前，右心室激动延迟时 QRS 波增宽，且终末有正向 R 波；左心室靠后，左束支传导阻滞时 QRS 波增宽，V₁ 导联呈明显负向波。和所有心电图"规则"一样，思考心电图原理是一种有利的方法，而不是记忆绝对的心电图改变。

左前分支传导阻滞

左束支分布范围较广,可以出现部分左束支传导阻滞,从而表现出不同的心电图。心电图上分为左后分支和左前分支传导阻滞。

左前分支传导阻滞时,左前分支传导延缓或阻滞,左心室的前壁激动较晚。回顾前面的左手模式图,左前分支传导阻滞时,左心室的最初激动沿左后分支传导(4、5 指),激动从下向上传导(图 5－9)。心电图主要表现是心电轴左偏(－45°～－30°)。左前分支传导阻滞时,左心室激动从后下向前(通过心肌细胞而不是希－浦纤维传导),导致 QRS 波时限轻度延长,向量先向下后向上。由于左心室前壁激动较晚,整个左心室心电轴左偏。不同作者采用不同的电轴标准作为诊断左前分支传导阻滞的标准,－35°或是－45°。虽然大部分作者采用－45°,但两个数值都是臆断的。左前分支传导阻滞是心电轴左偏的原因之一。除了心电轴左偏,左心室下部和后部的初始激动导致在侧壁导联(Ⅰ、aVL)有小 q 波,在下壁导联

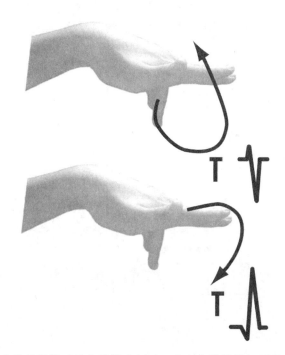

图 5－9　左前分支传导阻滞时的左手模式(上)。左心室激动最初开始于左后分支(4、5 指)、导致心电轴左偏,下壁导联 rS 波。相反,在左后分支传导阻滞时(下),激动开始于左前分支(2、3 指),导致心电轴右偏,下壁导联 qR 型。

(Ⅱ、Ⅲ 和 aVF)有小 r 波。图 5 - 10 是左前分支传导阻滞的心电图。激动经过左后分支向前壁传导,在侧胸前导联(V₅、V₆)有一个相对深的 S 波,原因在于 V₅、V₆ 的水平面较 V₁ ~ V₄ 低(图 5 - 10)。

左前分支传导阻滞多伴发于器质性心脏病。但是,也可以在老年人中发现孤立的左前分支传导阻滞。

左前分支阻滞的鉴别如下:

1. QRS 波时限为 0. 10 ~ 012s。

2. 心电轴左偏 > - 45°。

3. Ⅰ 和 aVL 导联呈 qR 型。

左后分支传导阻滞

左后分支传导阻滞,左心室前壁最先激动,其后激动方向是从上到下,心电轴右偏(90° ~ 110°)。左后分支传导阻滞是导致心电轴右偏的唯一原因(见附录)。除了心电轴右偏,左后分支传导阻滞在下壁导联有 q 波,在侧壁导联有 r 波。图 5 - 11 显示左后分支传导阻滞心电图。额面心电轴上,与左前分支的心电图正好相反。在胸前导联,无论左前分支还是左后

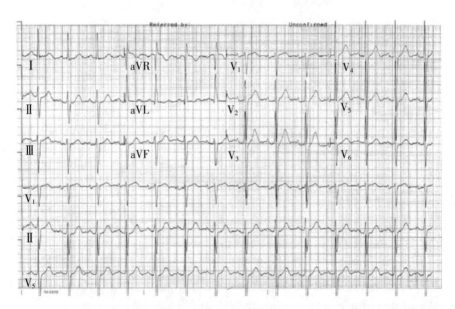

图 5 - 10 左前分支传导阻滞心电图。最先激动左心室下壁,大部分左心室的激动方向从下向上,从下间隔到侧壁和前侧壁。因此心电轴左偏,侧壁导联出现 qR 波,下壁导联出现 rS 波。由于激动从心尖向后,侧胸前导联出现相对深的 S 波。

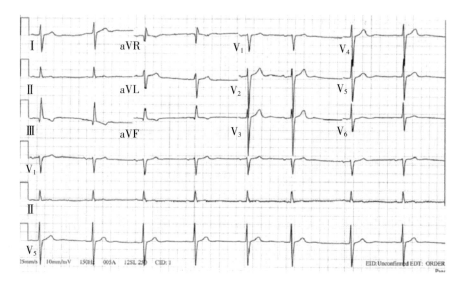

图 5-11　左后分支传导阻滞心电图。左心室先激动前间隔部,然后激动下壁。心电轴右偏,下壁导联出现 qR 波, I 、aVL 导联出现 rS 波。胸前导联出现深的 S 波。

分支传导阻滞,均在 V_3 、V_4 导联有特征性的深的 S 波,因为两者都有延迟的从前向后的左心室激动。

　　孤立的左后分支传导阻滞并不常见。左后分支传导阻滞发生率低可能与解剖和生理的原因有关。第一,左后分支比较短和宽;第二,左后分支接受左前降支和右冠后降支双重的血供。

　　左后分支传导阻滞的鉴别如下:

　　1. QRS 时限为 0.10～0.12s。

　　2. 心电轴右偏 >100°。

　　3. I 和 aVL 导联呈 rS 型。

　　病例示教(续):Scott 女士出现左前分支传导阻滞加上右束支传导阻滞。这是最常见的双束支传导阻滞模式,由于左前分支和右束支比较接近。双束支传导阻滞意味着器质性心脏病的概率增加,根据症状或其他检查结果,需要做全面的检查和进一步随访。对无症状患者,左前分支伴右束支传导阻滞并不是植入永久性心脏起搏器的指征。但是,要注意其进展为完全性房室传导阻滞(见第 10 章)。

本章要点

1. 解剖上,左束支比右束支粗,左束支分为左前分支和左后分支,各有特殊的分支阻滞心电图表现。

2. 右束支传导阻滞,V_1 导联呈 rSR' 型,相反,左束支传导阻滞时呈显著负向波。

3. 左束支的分支可以分别出现阻滞。左前分支传导阻滞,心电轴左偏 > −30°,I 和 aVL 导联呈 qR 型。相反,左后分支传导阻滞,心电轴右偏,下壁导联呈 qR 型。两者都有胸前导联的 S 波。

自我检测

1. 图 5−12 的心电图有什么异常,诊断是什么?

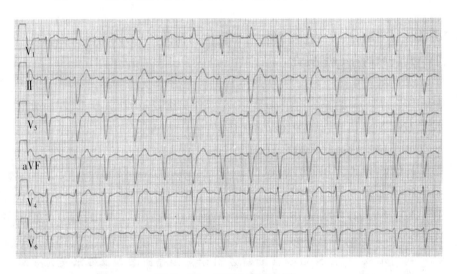

图 5−12 问题 1 的心电图。

2. 图 5−13 的心电图有什么异常,诊断是什么?

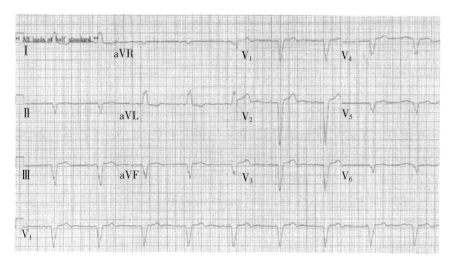

图 5 - 13　问题 2 的心电图。

3. 图 5 - 14 的心电图有什么异常,诊断是什么?

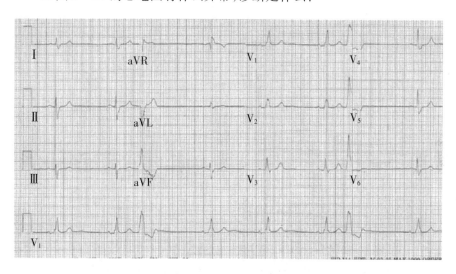

图 5 - 14　问题 3 的心电图。

自我检测答案

1. 答案:左前分支传导阻滞和间歇右束支传导阻滞。

解释:患者有左前分支传导阻滞和间歇右束支传导阻滞。QRS > 0.12s

和 V$_1$ 导联每个增宽的 QRS 波呈特征性 rSR' 型,提示右束支传导阻滞。右束支的相对不应期最长,间歇右束支传导阻滞较常见。连续激动,不应期缩短,心电图的后半部不再出现右束支传导阻滞。

2. 答案:左束支传导阻滞心电图。

解释:V$_1$ 导联宽 QS 波,由于心脏更向后,左束支传导阻滞特征性的单向 R 波不出现在 V$_6$ 导联而是出现在 Ⅰ、aVL 导联(比 V$_6$ 导联更向后、侧壁)。心电图电压减半,1mV 为 5mm。

3. 答案:右束支传导阻滞心电图。

解释:尽管 V$_1$ 导联没有出现特征性的右束支传导阻滞单向 R 波,V$_6$ 导联终末出现 S 波符合右束支传导阻滞特点。第 3 个和第 7 个的 QRS 波是室性期前收缩,前面没有 P 波,室性期前收缩的讨论见第 9 章。

(吴兵　林荣　译)

第 **3** 篇

复极异常

第6章

心室复极:T 波和 U 波

Jennifer Yost 是一位 13 岁女孩,由她的父母陪护看诊。他们述说女孩在体育锻炼时有晕倒发作(这种短暂意识丧失在医学上称为晕厥)。女孩的心电图如图 6-1 所示。

T 波

心室复极在体表心电图上可记录到 T 波。当心室复极异常时,T 波也可以出现异常。T 波的形态及与 QRS 波群(心室除极)相关的位置可以为临床医生提供重要信息。

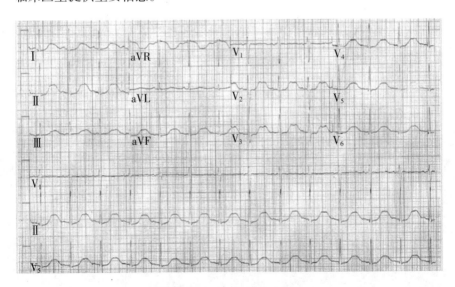

图6-1 Jennifer 的心电图。

T 波形态

T 波与 QRS 波群相比,通常较为低平且基底较宽。由于心室除极发生在特殊分化的希氏束 - 浦肯野组织,并且由快 Na$^+$ 通道介导,因而心室除极时间为 100 ~ 120ms。而心室复极发生在细胞间,并且由递增的 K$^+$ 通道介导。通常情况下,在特定导联上,T 波的方向与 QRS 波群的主波方向一致。由于心室正常除极顺序是从心内膜向心外膜,而正常复极顺序是从心外膜向心内膜,使得这一现象看起来是矛盾的(图 6 –6,第 3 章)。

一般来讲,T 波方向与 QRS 波群的主波方向是相同的。

目前已明确心室肌细胞存在不同的离子通道细胞群,这也可能导致体表心电图上不同形态的 T 波(图 6 – 2 和图 6 – 3)。心外膜心肌细胞的动作电位时限比心内膜心肌细胞的要短,而且 1 相切迹较明显。1 相切迹是由几种不同离子通道开放形成的,其中之一是 K$^+$ 通道(使膜电位恢复至接近静息电位)。此外,心室有一群特殊细胞群称为 M 细胞,位于"中层 – 心室肌"。M 细胞的动作电位也有 1 相切迹,但略不如心外膜心肌细胞明显,但与心外膜和心内膜心肌细胞明显不同的是其动作电位时限较长,特别是在心率慢的情况下。这种效应是由持续 Na$^+$ 内流和较少 K$^+$ 通道介导心室复极导致的(图 6 – 3)。最初试验研究显示,T 波起始与心外膜心肌细胞的动作电位和心内膜心肌细胞及 M 细胞差异相符合。这种差异是渐进的,因而很难精确识别 T 波起始。T 波的波峰与心外膜完成复极一致,而 T 波终点与 M 细胞的复极一致(图 6 – 2)。

若在主波向上的 QRS 波群导联上出现 T 波倒置,称为倒置 T 波(图 6 –4),这提示心室复极异常。T 波倒置可见于不同的情况,且是非特异性表现。不过,更重要的是识别异常 T 波可能是心肌缺血和其他心脏疾病的最初不典型表现。如果基础心电图存在 T 波异常,则可能与长期死亡率的高风险有关。

正常 T 波和倒置 T 波间存在着很多不明显的差异,如 T 波低平和 T 波不明显倒置。这些改变统称为"非特异性 ST-T 波改变"。这些不明显改变可见于不同情况,而且并不一定提示有明显的心脏问题。因此,非特异性 ST-T 波改变只是参考指标而并不是诊断结果。例如,不明显的 T 波倒置对于胸痛患者来说可能更有意义。

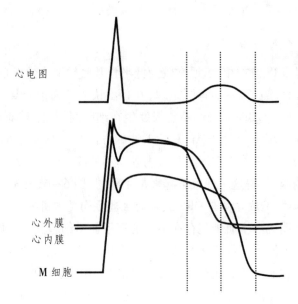

心电图

心外膜
心内膜

M 细胞

图6-2 心室复极图示。心室肌由具有不同动作电位形态的多种类型细胞组成。试验研究显示,T波起始与心外膜心肌细胞和心内膜心肌细胞的动作电位间差异相一致,因为心外膜下心肌细胞的复极较早。T 波的尖峰与心外膜心肌细胞完成复极一致。而 T 波的终点与位于心室壁中层的 M 细胞复极一致。

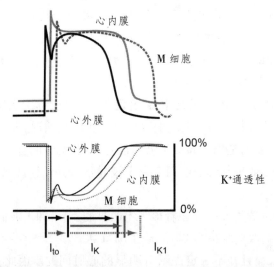

图6-3 不同心室肌细胞的复极特性不同,这可能与不同的 K^+ 通道群介导有关,可引起0相尖峰后对 K^+ 通透性的差异。心内膜心肌细胞没有 I_{to} 电流,而心外膜心肌细胞有 I_{to} 电流和 I_k 电流(延迟整流),且 I_k 电流具有更快速的门控特性,可引起 K^+ 通透性增加及最短动作电位时限。M 细胞有较小的 I_{to} 电流(与心外膜心肌比较)和较慢激活的 I_k 电流。

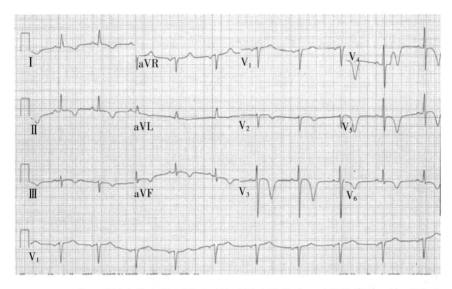

图 6-4　一位 T 波异常的患者。图示可见下侧壁导联明显对称的倒置 T 波,其与除极主向量方向相反(Ⅰ 、Ⅱ 、aVL、aVF、V₅ 和 V₆ 导联)。V₃ 和 V₄ 导联出现深而倒置的 T 波也是异常的。

　　除此,地高辛可引起侧壁导联的 ST 段下斜型改变(图 6-5)。这是以前常见的 ST-T 波改变的原因,但现在已不多见,因为地高辛现在应用少了。不过,地高辛现在仍然用于心房颤动和心力衰竭的治疗。还应当注意,地高辛引起的 ST-T 波改变和左心室肥大引起复极异常时的改变相似(参见第 4 章)。这就是为何对于应用地高辛的患者很少将心室复极异常作为判断左心室肥大的标准(Romhilt-Estes 标准)。

T 波位置

　　由于 T 波代表心室复极,因而从 QRS 波群至 T 波终点的时间可粗略提供心室肌复极平台期的时限。从 QRS 波群起点至 T 波终点的间期称为 QT 间期。遗憾的是,由于以下几个原因很难准确测量 QT 间期。首先,T 波的基底宽而振幅较低,这就很难准确识别 T 波的终点。其次,对于某些患者,可见到 T 波后的反折波,称为 U 波。关于正常 U 波的识别将在本章后面进行讨论,但要记住讨论的目的是 U 波不应包括在 QT 间期的测量值内。由于正常 U 波在胸前导联(V₃ 和 V₄ 导联)最明显,所以许多专家认为 Ⅱ导联和 V₅ 导联是测量 QT 间期的最佳导联(图 6-6)。由于额面双极导联

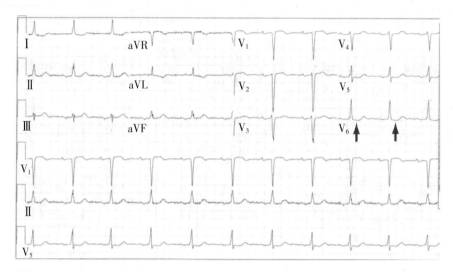

图6-5 服用地高辛患者的心电图上 ST-T 波改变。侧壁导联（Ⅰ、aVL、V₅ 和 V₆，箭头所示）呈"下斜压低"型 ST 段和Ⅰ、aVL 导联倒置 T 波是服用地高辛患者的典型改变。

是 Einthoven 最早发明的导联，且心室除极电轴约为 60°，因此过去常使用Ⅱ导联进行研究，Ⅱ导联上的 T 波通常最明显且为正向，便于测量 QT 间期。还有专家建议评估所有的 12 导联，选用其中最长的 QT 间期进行测量。尽管有上述这些不同建议，但最新研究发现 50% 以上的内科医生（包括心内科医生）测量的 QT 间期值并不正确，这点并不奇怪。

目前常用两种方法来判定 T 波终点。第一种是临界点法，T 波的终点为 T 波与等电位线（通常为 T-P 段）的相交点，或 T 波与 U 波之间的最低点；第二种是切线法，沿 T 波降支的最大斜率做一切线，切线与等电位线的相交点为 T 波的终点（图 6-7）。两种方法各有利弊：临界点法更易把 U 波不恰当地测量进去，但考虑到 T 波下降支的不同斜率；而切线法较少将 U 波包括进来，但在实践过程中，判定从何处开始画切线有时相当困难，也可能导致不恰当地排除了 T 波振幅较低的部分。因此切线法通常测得的 QT 间期偏短大概 10~12ms。只要明确两种方法各自的缺陷，当考虑某位患者的临床情况时两种方法都是可行的，更重要的一点，所有专家都强调手动判定和测量 QT 间期的重要性，因为需要仔细地判断心室复极的时限。

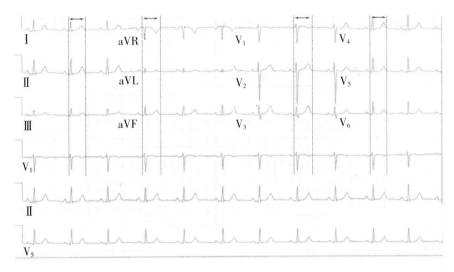

图 6-6　通过画出系列"铅垂线",可以比较容易测量 QT 间期,因为在所有导联可同时记录心电图。需要注意,从"单极导联"和 $V_1 \sim V_3$ 导联测出的 QT 间期值略长于从"双极导联"和 $V_4 \sim V_6$ 导联测出的 QT 间期值。在该心电图上,未校正的 QT 间期值约为 430ms。当粗略估计 QT 间期是否正常时,应当注意 QT 间期应小于两个连续 QRS 波群间期(RR 间期)的 1/2。

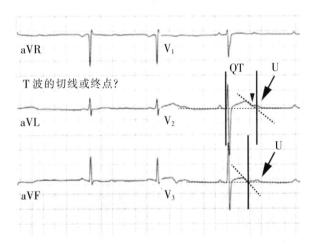

图 6-7　aVR、aVL、aVF、V_1、V_2、V_3、V_6 导联。本例中在 V_2 和 V_3 导联可见明显的 U 波。从 T 波降支沿最大斜率画一条切线(虚线斜线),切线与 TP 段(虚线水平线)的交点为 T 波终点。如果应用临界点法,将 T 波和 U 波之间的最低点(箭头所示)作为 T 波的终点,可能会导致测量的 QT 间期偏短。其他导联上 T 波低振幅,使不管用何方法测量 QT 间期都很困难。

即使 QT 间期可以采用标准方法进行测量,但识别"异常"QT 间期也十分困难。当心率较快时,QT 间期缩短,因而快速心率时的"正常"QT 间期实际上可能是心脏疾病的征象。此外,在"正常"QT 间期和"异常"QT 间期之间存在明显重叠。按照通常指南,QT 间期正常上限值,男性约为 450ms(0.45s),女性约为 470ms(0.47s),15 岁以下的男孩和女孩均为 450ms(0.45s)。虽然存在上述诸多问题,但 QT 间期的测量值还是十分重要的。总之,医学生应当记住 QT 间期和室性心律失常危险性间存在一定的相关性,例如,QT 间期越长,其发生室性心律失常的危险性也越高。

病例示教(续):Jennifer 的心电图检查显示,QT 间期明显延长。自动测量的 QT 间期为 470ms。你同意吗? 在正常心率下,通常指南建议 QT 间期应该小于两个连续 QRS 波群间期的1/2。

长 QT 间期(长 QT 综合征)的遗传因素

最富有成果的研究领域之一是长 QT 综合征,其基础研究和临床医学之间的相关性已得到证实。长 QT 综合征患者的基础 QT 间期延长,而且有发生致命性室性心律失常的危险性。

凡能引起心室肌复极延迟的情况都能使 QT 间期延长(图 6-8)。需要记住的是,动作电位的平台期是少量的持续内向 Ca^{2+} 电流和 Na^+ 电流与外向 K^+ 电流呈平衡状态时的情况。随着 K^+ 电流的逐渐增加,复极开

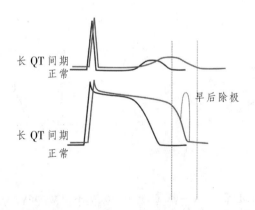

图 6-8 长 QT 综合征的心电图基础的示意图。凡能延长心室复极的病因都能够延长 QT 间期。心室复极的延长可以引起 Ca^{2+} 通道和 Na^+ 通道的再次激活,从而在平台期后引起细胞膜的除极(早后除极)。这些内容将在宽 QRS 波心动过速的章节中讨论,因反复后除极的触发活动可引起持续性致命性心律失常。

始,并且心肌恢复到静息膜电位。在此期间,心肌细胞膜对 K^+ 离子可自由通透。还应当记住,复极延长的可能原因包括异常持续的内向 Ca^{2+} 电流或 Na^+ 电流,或外向 K^+ 电流的减小或延迟。

已明确有几个遗传因素与 QT 间期异常有关。事实上,目前已有 12 个遗传变异因素与先天性长 QT 综合征有关,约占先天性长 QT 综合征的 70%。其中,最常见的遗传突变是引起外向 K^+ 电流的减小和(或)延迟。

同样,凡能引起复极延长的情况均能增加室性心律失常的可能性,这种心动过速的机制称为触发性心律失常。为了理解触发性心律失常的发生机制,有必要了解离子通道的开放和关闭特征。已有研究表明,离子通道以几种不同状态存在。例如,在基础状态下,Na^+ 通道呈关闭状态。当 Na^+ 通道暴露于小量电流时,它就会短暂开放,并快速进入“失活”状态,此时,该通道不能再次开放。Na^+ 通道从“开放”状态快速进入“失活”状态,是由蛋白的“尾巴”堵住了该通道而使 Na^+ 不能进入细胞所致。随着时间的推移,Na^+ 通道要从“失活”状态进入静息状态,此时,该通道可以再次开放。这些“门控特性”可以阻止心肌细胞在暴露大电流时发生再次除极。这种特性与心肌不应期有关(图 6-9)。这很容易想到当心肌细胞接受两次刺激时的不应期。若刺激间期足够长时,就可以观察到两次正常动作电位。如果再次刺激心肌细胞的间期越来越短,首先可观察到相对不应期,因为静息状态下 Na^+ 通道开放较少,需要较大刺激才使心肌细胞在该不应期除极。此外,在相对不应期,很少能见到正常反应,因为有些离子通道处在失活状态,而且不可能恢复到静息状态。随着发放的刺激越来越早,当达到某一点没有 Na^+ 通道可激活时,除极就不可能发生。该期称为绝对不应期,心肌细胞不可能发生除极,因为静息状态下没有 Na^+ 通道可开放。

此外,凡能引起平台期延长的情况,Na^+ 通道和 Ca^{2+} 通道均可再次被激活。此时,这些通道恢复到静息状态,可引起细胞膜除极。0 相开始后,细胞膜除极称为“后除极”,而且反复后除极常称为“触发活动”。心室肌的反复后除极可引起持续性或非持续性室性心动过速,通常称为尖端扭转型室性心动过速,心电图上表现为尖端扭转的特征(图 6-10)。

获得性长 QT

已有几个临床病因可引起 QT 间期延长(表 6-1)。许多电解质异常可引起 QT 间期延长,包括低钾血症、低钙血症及低镁血症(要记住所有的

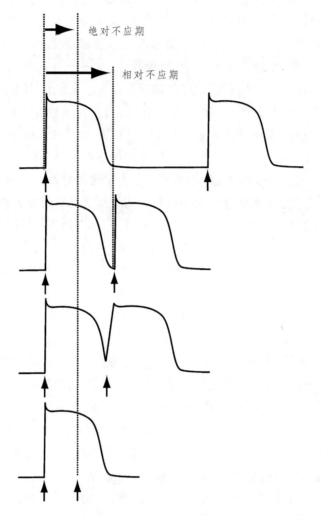

图6-9　不应期特征的示意图。当越来越早地对心脏进行再次刺激时(从顶部到底部图示),最初,第二个动作电位与第一个动作电位相同。当第二次刺激侵占第一个动作电位时,0 相上升速度变得减缓和幅度降低,因为参与激动的 Na⁺ 通道减少。最后,动作电位达到某一点时,不论给予多大刺激,也不会有除极发生,因为没有更多的 Na⁺ 通道参与激动。该点被称为绝对不应期。

均为"低")。电解质异常时的心电图异常表现将在第 9 章分别讨论,这里主要介绍低钾血症相关的长 QT 综合征。一般 T 波后有明显的 U 波是低钾血症最主要的心电图特征(图6-11)。最新试验研究资料表明,"U"波实际上是 T 波上升支上的切迹形成的双叉 T 波。这实际上是人们对是否将 U 波测量并入 QT 间期值感到困惑的部分原因。总之,正像下面所讨论

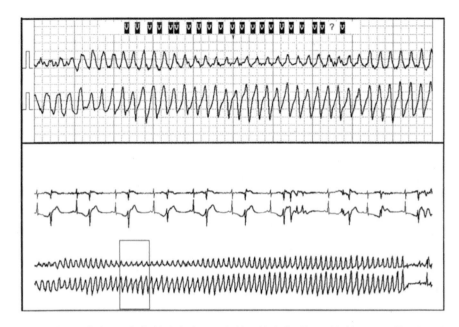

图 6-10 一位长 QT 间期的患者发生了室性心律失常,其原因是使用了阻滞 K⁺ 通道的抗心律失常药。最初,该患者 T 波出现单发室性期前收缩,随后发生持续时间较长的室性心律失常。需要注意,QRS 波群的大小出现振荡变化。幸运的是,该心律失常呈非持续性,患者恢复窦性心律。

的那样,真正生理性 U 波不应包括在 QT 间期的测量值内。低钾血症可引起 3 相复极异质性增加和 M 细胞与心内膜细胞间 3 相复极的离散,但是第 2 个峰值仍然与心外膜细胞的完全复极相一致。

表 6-1　QT 间期延长的病因

病因	详细描述
先天性	已明确有多种遗传类型,其中最常见的是 K⁺ 通道突变,可引起延迟复极
获得性	
• 代谢	低钾血症、低钙血症、低镁血症及低血糖症
• 药物	参见表 6-2
• 神经系统	颅内出血性脑卒中
• 内分泌	甲状腺功能减退症、垂体功能不全
• 心脏	心肌缺血、心肌梗死
• 其他	液体蛋白质饮食、肥胖

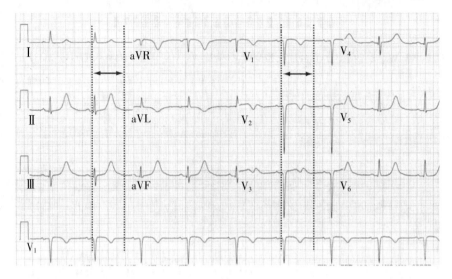

图 6-11　低钾血症时的长 QT 间期。Ⅱ导联可看到 QT 间期延长。当测量胸前导联的 QT 间期时,很明显发现"U"波实际上是双峰 T 波。QT 间期可在Ⅲ导联通过临界点法测量,如果在 V_2 导联应用切线法,会错误地将 T 波的第二个峰认为"U"波,导致 QT 间期测量偏短。此心电图显示了人工测量的重要性及多种方法的必要性,以针对某一心电图选择最恰当的方法。

　　许多药物可引起 QT 间期延长。药物相关的 QT 间期延长的最常见机制是阻滞了 K^+ 通道的功能。此外,已有研究表明某些药物可能影响细胞内离子通道蛋白从肌浆网和高尔基体向细胞膜的转运量。延长 QT 间期的相关药物最常见类型是抗心律失常药,包括索他洛尔、多非利特和伊布利特。图 6-12 显示,从一位接受多非利特治疗的男性患者记录到的心电图。多非利特是一种 K^+ 通道阻滞剂,有时用于治疗心房颤动。在该病例中,由于在心电图上可见到 QT 间期延长,存在发生尖端扭转型室性心动过速的风险,因而停用了该药。此外,非心脏药物类也可引起 QT 间期延长和增加发生尖端扭转型室性心动过速的风险,包括三环类抗抑郁药、吩噻嗪类、部分抗生素及抗组胺药,以及其他多种药物(表 6-2)。这些药物包括西沙比利、特纳丁和阿司咪唑,由于其致心律失常作用可引起心源性猝死而从市场上下架。

　　QT 间期延长,常伴随深而倒置的宽基底 T 波,可见于中枢神经系统损伤,特别是蛛网膜下隙出血(图 6-13)。但其 QT 间期延长和复极异常的机制还不清楚。不过,有些作者认为可能与自主神经系统功能变化和儿茶酚胺释放增加有关。

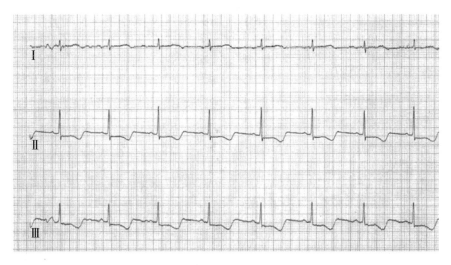

图 6-12 多非利特引起的 QT 间期延长。多非利特是一种用于治疗心房颤动的 K$^+$ 通道阻滞剂。

表 6-2 可引起 QT 间期延长的药物

心脏药物	抗心律失常药	丙吡胺、奎尼丁、多非利特、索他洛尔、胺碘酮
	钙通道阻滞剂	苄普地尔、雷诺嗪
	利尿剂	吲达帕胺
非心脏药物	抗癫痫药	苯妥英钠
	抗生素	金刚烷胺、克拉霉素、红霉素、喷他脒、酮康唑、抗疟疾药(氯喹、卤泛群)
	抗抑郁药	阿米替林、地昔帕明、氟西汀、丙咪嗪
	抗精神病药	氯丙嗪、氟哌啶醇、利哌酮
	抗躁狂药	锂剂
	降脂药物	普罗布考
	激素	氟氢可的松、加压素
	化疗药物	他莫昔芬
	其他	砷、美沙酮、甘草精

U 波

自从 Einthoven 最初描述心电图后,他又发现 T 波后另一个波的存在,称为 U 波。生理性 U 波常常为低振幅波(小于 T 波的 1/4),在 V$_1$、V$_2$ 和 V$_3$ 导联最明显(图 6-14)。U 波可通过仔细测量额面上某一导联的 QT

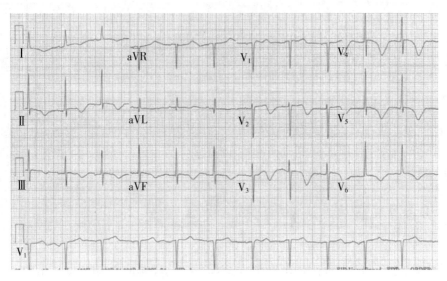

图 6 – 13 一位蛛网膜下隙出血患者的心电图:QT 间期延长和 T 波倒置。

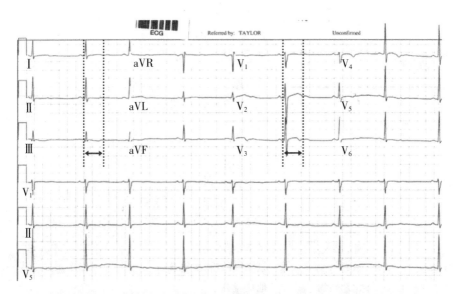

图 6 – 14 正常生理性 U 波。准确的 QT 间期可以通过 Ⅱ 导联来测量。当从 Ⅱ 导联移到 V₂ 和 V₃ 导联测量 QT 间期时,可以观察到 U 波是在 QT 间期之后。与图 6 – 11 的双峰 T 波有区别。

间期,并用这一间期测量胸前导联来识别。QT 间期后出现的任何波形应该定义为 U 波。要记住,一度房室传导阻滞患者的 P 波有时可能与 U 波相混淆(图 6 – 15)。

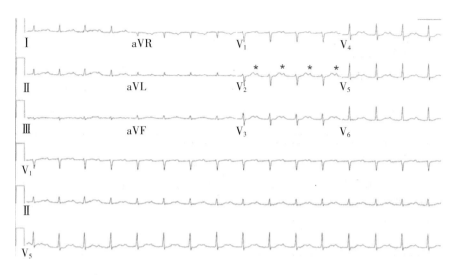

图 6-15　一位 PR 间期延长的患者,P 波(*)有时可能被误判为 U 波或 QT 间期延长。

以前,最被广泛坚持的假说是,希氏束-浦肯野组织(其比 M 细胞有更长的动作电位时限)的复极形成 U 波。解释该假说的主要困难是,希氏束-浦肯野组织的心肌组织质量非常小。最新研究显示,U 波实际上是牵拉介导的心肌除极。短 QT 间期相关的离子通道病患者虽然有早期复极,但心肌收缩时间正常。有趣的是,这些离子通道病的患者存在明显的 U 波,但不是在 T 波结束后的即刻(如果 U 波是希氏束-浦肯野组织的复极表现将符合这一特点),而是与左心室舒张早期和快速充盈相一致。心肌细胞膜的机械牵张可引起细胞膜的局部除极,即体表心电图上的 U 波。目前,该领域的许多学者认为,机械牵张引起细胞膜的局部除极是 U 波产生的机制。

虽然传统上认为明显 U 波与低钾血症有关,但最近研究的结果正像上面所述,低钾血症时的 U 波实际上是 T 波切迹或"双峰"T 波。若低钾血症的"U"波被排除后,则在心电图上出现 U 波没有确定的临床意义。很明显,自从 100 年前 U 波被识别以来,直到现在 U 波的形成机制才逐渐被阐明。

Jennifer 患有长 QT 综合征。要强调的是,她应禁用某些药物。长 QT 综合征常用 β-肾上腺素能受体阻滞剂来治疗。对于某些严重的病例,需要植入能自动识别室性心律失常和释放电击的设备(植入型心律转复除颤器,ICD)。

本章要点

1. T 波产生的机制是心室肌复极。由于不同区域的心肌动作电位形态不同,因而 T 波的基底较宽而振幅较低。

2. 更重要的是要同时分析 T 波的形态和位置。一般来讲,正常 T 波与 QRS 波群的主波方向一致。

3. 心室复极延长可引起 QT 间期延长。虽然很难测量,但异常的长 QT 间期的识别十分重要。

自我检测

1. 下列哪句陈述是错误的?

A. T 波代表心室复极。

B. T 波通常与 QRS 波群的主波方向一致,因为除极和复极的方向一致。

C. T 波的改变常常不明显而且是非特异性的。

D. T 波异常可降低长期生存率。

2. 下列哪一项情况不能引起 QT 间期延长?

A. 低钾血症。

B. 低钙血症。

C. 高热。

D. 遗传缺陷引起钾电流减小。

3. 为治疗胃肠不适研制出一种药物,但发现它会延长 QT 间期。其可能的作用机制是什么?

A. 阻滞 Na^+ 通道。

B. 增强 Na^+ 通道开放。

C. 增强 K^+ 通道开放。

D. 阻滞 Ca^{2+} 通道。

自我检测答案

1. 答案:B。

解释:T 波和 QRS 波群的主波方向一般相同,但其机制是除极方向从心内膜心肌细胞向心外膜心肌细胞,而复极方向是从心外膜心肌细胞向心内膜心肌细胞。

2. 答案:C。

解释:高热不会引起 QT 间期延长,而在低温时,可出现 QT 间期延长。

3. 答案:B。

解释:增强持续内向 Na⁺ 电流可以引起动作电位的时限延长。这种效应非常少见,延长 QT 间期的绝大多数药物是 K⁺ 通道阻滞剂。

（刘元生　封旭　译）

第 7 章

心肌梗死 ST 段抬高及
其他心电图改变

在正常情况下,由于心室除极后心室肌细胞处于 2 相平台期,所以 ST 段处于等电位线水平。在此期间,心室肌细胞电压相近,因此不存在电压梯度差。但在特定的病理生理条件下,ST 段可能发生变化,其最重要的原因是心肌缺血和心肌梗死。评估心肌缺血或心肌梗死是心电图最重要的作用之一。

病例示教:John Arbuckle 是一位 48 岁男性患者,既往有高血压、糖尿病病史。今晨大约 2 小时前,他胸部正中出现了剧烈的疼痛,并且向下颌部放射。该患者的心电图如图 7-1 所示。

冠心病的病理生理学

急性心肌梗死相关的细胞改变

心脏的血液供应来自冠状动脉。在冠状动脉壁内能够形成富含脂质的动脉粥样硬化斑块,这些斑块一旦破裂,其内部的脂质成分就会暴露于血管腔(图 7-2),从而促使血小板聚集和血栓形成。如果形成的血栓巨大,冠脉完全闭塞,则该动脉支配的心肌血供中断,这种状况称为心肌梗死。心肌缺血通常被定义为心肌细胞早期阶段出现的可逆性改变。尽管血液供应已不能满足心肌代谢的需要,但如果及时进行血运重建(再灌注),则不会出现显著的永久性损伤。

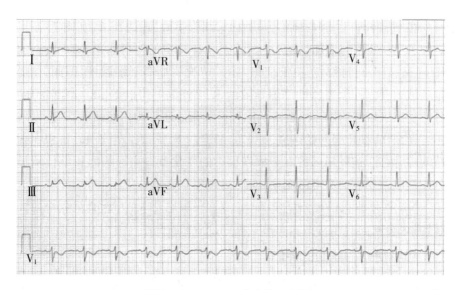

图 7 - 1　Arbuckle 先生的心电图。

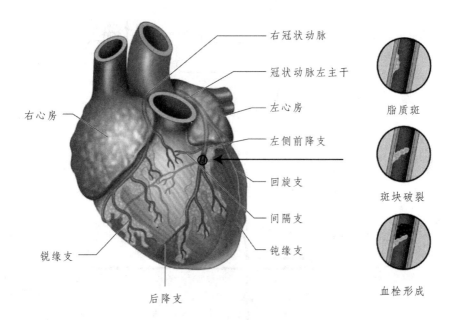

图 7 - 2　心肌梗死或缺血演变的示意图。脂质斑块破裂,在暴露的脂质/组织表面形成血栓。如果血栓完全堵塞血流,患者将发生所供应区域的心肌梗死(绿色阴影区域)。有时,血栓未完全堵塞血管,但受损的区域血流严重受阻(缺血)。(Adapted with permission from Kusumoto FM, *Cardiovascular Pathophysiology*, Hayes Barton Press, Raleigh, NC, 1999)(见彩图)

在细胞水平上,当心肌细胞缺血时,细胞膜 K$^+$ 通透性增加(图 7-3)。这种 K$^+$ 渗透性的增加,最初应归因于一种特定的对低水平 ATP 敏感的 K$^+$ 通道(I$_{KATP}$)被激活。由于细胞内 K$^+$ 浓度明显高于细胞外,因此,在受损区域内会出现因渗透性增加导致的 K$^+$"外漏"。细胞外 K$^+$ 浓度增加,导致受损区域细胞膜发生相应的除极。如果心肌细胞持续缺血,则会发生不可逆损伤,细胞膜开始破裂,更多的细胞内 K$^+$ 外流。由于 K$^+$ 蓄积在细胞间隙,因此,这种局部的离子浓度很小的变化就会引起细胞膜电位明显的改变以及相应的心电图变化。

Nernst 方程式($Vm = RT/F \ In \ K_0^+/K_i^+$):细胞外 K$_0^+$ 增加出现较小的负值(较大分数的自然对数),细胞膜被部分除极。

心肌梗死和缺血的评估

缺血/梗死相关的心电图表现与心肌梗死(简称"心梗")的演变过程密切相关。心肌梗死初期称为缺血期,持续数分钟。在此期内处于危险中的

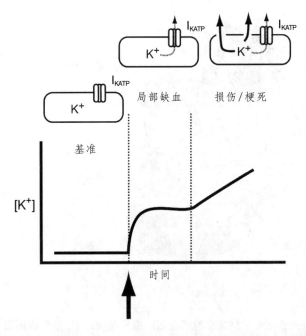

图 7-3 结扎冠状动脉(箭头所示)对其供血区域的心肌细胞外 K$^+$ 蓄积的影响。起初在低水平 ATP 时,由于 K$^+$ 通道(I$_{KATP}$)激活,K$^+$ 的通透性增加,使得 K$^+$ 浓度快速上升至中等水平。如果冠脉持续闭塞,心肌细胞则失去细胞膜的完整性,K$^+$ 通过破损的细胞膜,使更多的 K$^+$ 在细胞外蓄积。

心肌活力依靠无氧代谢来维持。当无氧代谢不能满足心肌代谢的需要时，心肌梗死就发生了，随即出现心肌的不可逆损伤和心肌细胞坏死。这种不可逆损伤的程度可能因来自其他动脉的侧支循环开通而减轻。无论是通过血栓部分自溶，还是溶栓药物干预，或是通过血管成形术等冠脉血运重建使血流恢复，从开始数分钟起进入再灌注期。

心肌坏死和炎症区域发生瘢痕和纤维化改变的最初数周为恢复期。通过前期的改善血流或再灌注可能使梗死区域的心肌收缩力逐渐恢复。恢复期后，患者进入慢性期，此期瘢痕组织和正常的心肌组织共存。

急性心肌梗死的心电图改变

与急性心肌梗死相关的一些特征性心电图改变包括以下几种：T 波高尖、ST 段改变和异常的心室除极波（Q 波）。虽然心电图是一种有用的诊断工具，但认识到它的局限性也是非常重要的。这是因为，我们注意到大约 20% 心肌梗死和心肌缺血的患者心电图表现正常，大多数心肌梗死患者不出现 ST 段抬高。

心肌梗死/缺血的心电图改变如下：

- 异常的心室除极：Q 波。
- 异常的心室复极：ST 段抬高，ST 段压低，T 波高尖，T 波倒置。

T 波高尖

在整个心肌梗死进程中，T 波高尖是最早的心电图表现，其特点是高大且基底部相对窄的 T 波。切记 T 波代表心室复极，高血钾时也可能因 3 相复极斜率增大而出现 T 波高尖。与此类似，在整个心肌缺血期，缺血相关的区域内对低水平 ATP 敏感的 K^+ 通道被激活，使 K^+ 外流，K^+ 在细胞外蓄积。这种离子浓度的变化在心电图上即表现为高尖或"超急期"T 波，有时，在急性心肌梗死/缺血过程中可观察到。与高钾血症的广泛 T 波高尖不同，心肌梗死/缺血时的 T 波改变仅出现在梗死/缺血的受累区域相应的导联上（图 7 - 4）。通常 T 波高尖仅出现在起病的最初几分钟，而在来医院就诊的患者中很少观察到这一改变。

ST 段改变

ST 段异常包括 ST 段抬高或压低，是心肌缺血/梗死时最常见的心电图表现。心肌缺血时，出现 ST 段改变的重要机制是细胞外 K^+ 蓄积。在一

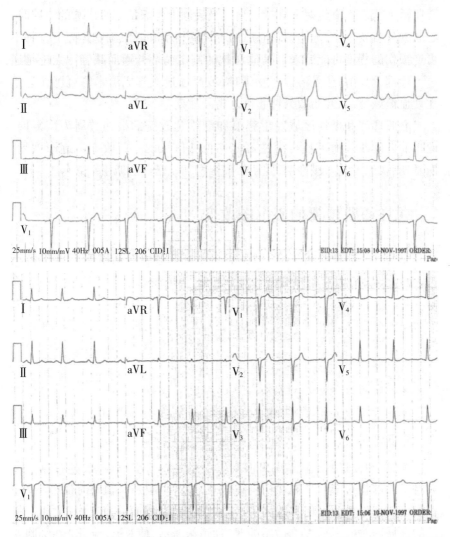

图 7-4　一位患有间歇性胸痛的警察的心电图。上图为胸痛发作时的心电图,下图为数分钟后胸痛缓解的心电图。注意,胸痛时,V₂ 和 V₃ 导联出现的一过性的高大 T 波。该患者确诊为前降支 >90% 堵塞。

项有趣的研究中,敲除了编码 I_{KATP} 的孔型亚单位基因的小鼠,在结扎冠状动脉使之血流中断时,不出现 ST 段抬高。在整个舒张期(在两次心室收缩之间,相当于 4 相静息期)和收缩期(从 0 相至下一次 4 相的起始),K^+ 渗透性增加均可引起 ST 段抬高。

在整个 4 相,I_{KATP} 增加使细胞外 K^+ 蓄积,将产生心肌梗死时损伤区和非损伤区之间静息电位差。切记细胞膜静息的动作电位的值是由细胞外 K^+ 和细胞内 K^+ 浓度的比值所决定的（Nernst 方程）。细胞外 K^+ 越高,则得出"较大分数值",其自然对数的负值绝对值越小,细胞膜将除极化。

在心肌损伤区域内放置一个阳极电极,则表面的相对负电荷将产生静息期 T-P 段压低(图 7－5)。由于所有的心电图机均把 T-P 段视为零点,因此 T-P 段压低将引起 ST 段抬高。相反,当一个阳极电极透过正常的组织探查损伤区域,则会观察到 T-P 段抬高,而在远离损伤区域的导联上将出现 ST 段压低。在 ST 段抬高的心肌梗死中,ST 段压低通常称为"镜像改变",目的是强调 ST 段抬高和压低可在同一过程中出现。

除了影响整个舒张期,I_{KATP} 激活也将影响整个收缩期的动作电位。由于心外膜细胞对低 ATP 反应更明显,所以 I_{KATP} 激活后,心外膜复极较 M 细胞和心内膜更早(因为有较多的 I_{KATP} 通道,或通道具有不同的门控特性)。

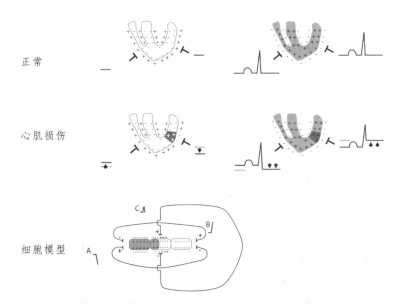

图 7-5 心肌梗死时,ST 段改变的机制。正常情况下(上图),在静息期和整个 2 相平台期除极后均无电位差,T-P 段和 ST 段均位于等电位线水平。如果缺血引起心肌部分损伤(中图),则在直接对损伤心肌的阳极电极的导联上,细胞膜的除极将导致 T-P 段压低,T-P 段压低是由于相对的表面阴性电荷产生的。在第 2 章里介绍了 3 个除极的细胞系统(下图),若导联放置在损伤区域则与 A 系统类似,若电极放置在正常组织则与 B 系统类似。由于心电图以 T-P 段为"零点",所以,当心室处于平台期时,T-P 段压低可表现为 ST 段抬高。

心外膜的较早复极将引起 ST 段抬高(图 7-6),可将这些变化理解为"早而高大直立的 T 波"。

综上所述,不难看出,心肌梗死时,ST 段抬高是一个复杂的过程。然而,不管是舒张期,还是收缩期的离子浓度和梯度变化引起的 ST 段抬高,仔细观察心电图,尤其是 ST 段抬高和压低的位置和幅度将会提供重要的临床信息,比如受累区域和可能的闭塞部位。

在心肌梗死的发展中,完全的和持续的冠脉闭塞将在受累区域的导联上显示 ST 段抬高,而在远离损伤区域,透过正常组织"看向"损伤区域的导联上,则显示为 ST 段压低(镜像改变)。

在这一点上,复习心脏血液供应(冠状动脉解剖)的分布是必要的。切记冠状动脉分为左冠状动脉和右冠状动脉(图 7-2),左冠状动脉起始于单一主干(左主干),它发出后很快分成两支动脉,即走行于心脏前壁的左前降支和走行于左房室沟的回旋支。左前降支发出间隔支供应室间隔,发出对角支供应左心室前外侧面。回旋支发出一个大的分支称为钝缘支(心脏的这一侧以往称为钝缘面,因为它与膈肌的夹角为钝角)。

右冠状动脉走行于右房室沟内,发出分支(锐缘支)供应右心室,随后又分成后降支和后侧支动脉。

不同类型心肌梗死的 ST 段抬高和压低的具体表现,将在后面的部分讨论。有必要再次强调,识别心肌损伤时 ST 段的镜像改变是很重要的。镜像改变是 ST 段抬高型心肌梗死时非常特异的表现(>90%)。在下一章里将谈到,心包炎时仅在 aVR 导联出现相应的 ST 段压低,而早期复极时,通常不会出现。

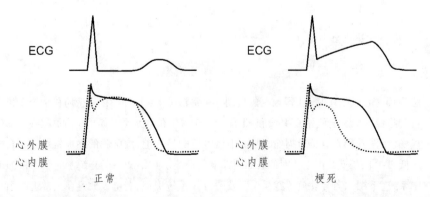

图 7-6 收缩期损伤电流。I_{KATP} 激活使心外膜细胞动作电位较心内膜细胞缩短,这是由于心外膜细胞对低水平 ATP 有更高的敏感性:存在更多的通道或更敏感。

当 12 导联 ECG 上出现 ST 段抬高和压低(镜像改变)共存时,应怀疑心肌损伤。

Q 波

QRS 波群起始的负向波称为 Q 波。因为除极顺序从右向左,故 aVR 导联上的 Q 波是预期之中的。异常 Q 波是指在"非预期"导联上出现的负向波。很多原因可以引起异常 Q 波,这将在后面的章节里复习。然而,心肌梗死仍是异常 Q 波最重要的原因。心肌梗死的患者在其受累区域内仅有很少的心室肌细胞除极。因此,当把一个电极放在梗死区时,将记录到一个负向波,代表其"未被抵消"的对侧的心室壁除极的数值(图 7 – 7)。因此,心肌梗死后,将在梗死相关的冠状动脉分布区域内观察到异常 Q 波(下壁、前壁或侧壁),并且至少应在 2 个相邻的导联上出现才能被确认。异常 Q 波深度至少为 1mm,宽度 > 0.03s(大约 1 × 1 个"小格")。Q 波可以在心肌损伤最初的几分钟、几小时出现,但常常在冠状动脉闭塞后 12 小时左右更明显。在 Q 波形成的导联上,有时可伴有 R 波振幅减低。

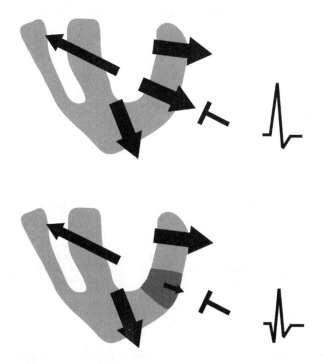

图 7 – 7　Q 波的形成。心肌梗死时,损伤部位除极的强度减少,损伤区域放置的导联将产生初始的负向波(Q 波)。

传统意义上,Q 波形成源于心脏不可逆的损伤。但在心肌梗死的急性期也可看到明显的 Q 波,如果进行及时的血运重建有时可使其消失。实际上,通过现代的早期再灌注治疗已经使 Q 波型的心肌梗死发病率从 65%～70% 减少到 35%～40%。另外,在 25%～65% 的病例中,Q 波将减小,有时可完全消失。

T 波倒置和 ST 段压低

临床上,心肌梗死通常按照 ST 段是否抬高分为 ST 段抬高型心肌梗死(STEMI)和非 ST 段抬高型心肌梗死(non-STEMI),两者的区分有点儿武断,但有助于临床。ST 段抬高通常表示冠状动脉的主支之一完全性闭塞(前降支、回旋支或右冠状动脉),非 ST 段抬高通常表示冠状动脉的主支之一暂时性闭塞或它们的分支出现暂时或持续的闭塞。non-STEMI 的心电图改变可能是轻微的,包括 ST 段压低和 T 波倒置(图 7 - 8)。

ST 段压低可能是心内膜缺血的表现。冠状动脉的主支走行于心外膜表面,其发出小分支穿透心室壁供应心内膜。由于心内膜处于"下游区",因此,常常比心外膜更容易引起供血不足。在上面病例中,损伤区域上的阳极电极是透过缺血较少的心外膜组织来"看"缺血更明显的心内膜组织

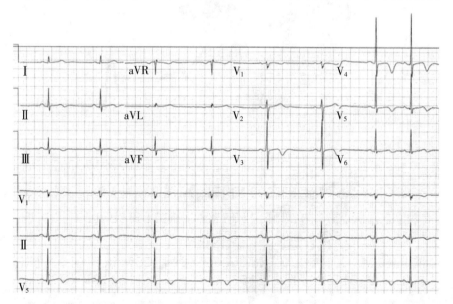

图 7 - 8 右冠状动脉严重狭窄所致心肌缺血的患者的心电图,可见前壁、侧壁和下壁导联 T 波倒置。即使是下壁存在缺血风险,也可看到 T 波弥漫性改变。与 ST 段抬高不同,T 波变化对"罪犯"病变的定位仅能提供很少的信息。

的,因此可能会观察到 ST 段压低。遗憾的是,由于很多情况下都可观察到 ST 段压低,所以不伴 ST 段抬高的孤立性 ST 段压低,在诊断急性心肌梗死时并不特异,尤其是很难鉴别心室肥大引起的 ST 段压低与心肌缺血。

不过,有一些线索有助于解释心电图上单独出现的 ST 段压低。首先,伴有胸痛的 ST 段压低应高度怀疑心肌缺血。其次,左心室肥大引起的 ST 段压低常常出现于侧壁导联(I 、aVL、V_5、V_6)。如果 ST 段压低出现在其他导联更应怀疑心肌缺血。例如,前壁导联 V_2 和 V_3 单独出现 ST 段压低可能提示回旋支闭塞,因为这些导联是透过正常心肌组织观察损伤的侧壁。第三,左心室肥大引起的 ST 段压低表现为从 QRS 波终末至 T 波的下斜型下移。水平型 ST 段压低对于诊断缺血/梗死更具有特异性,但相对来说,这也是非典型的表现。最后,ST 段压低的动态改变强烈提示冠状动脉暂时性闭塞所致的缺血和冠状动脉的再灌注。重新审视图 7-4 的心电图,注意这份心电图是在整个胸痛期间描记,可以看到 V_3 ~ V_6 导联和下壁导联有轻微的 ST 段压低(V_3 和 V_4 导联的 ST 段压低不能以左心室肥大来解释),当患者胸痛缓解时,心电图也恢复正常(冠状动脉血流恢复)。重要的是,切记与症状相关的 ST 段或 T 波的动态改变需要高度怀疑存在潜在的心脏病变。

切记对心电图的评估要结合患者的症状,如果可能的话,应评估心电图的动态变化。

尽管 T 波倒置与 ST 段压低同样都是异常的,但均为心肌缺血的非特异性表现。T 波倒置可能还与其他复极异常的情况有关,包括左心室肥大。另外,前壁导联上 T 波倒置可能是正常变异。一般来说,评估 ST 段压低的原则同样适用于 T 波倒置,如果存在伴随症状,T 波倒置出现在下侧壁导联以外的其他导联上,且 T 波存在动态改变,临床医生均应考虑心肌缺血。但是,即使存在这些表现,患者也并不总是存在心肌梗死/缺血。在一组胸痛伴独立的 T 波倒置的患者中,只有 60% 的患者存在心肌缺血,5% 的患者有左心室肥大,另有 35% 的患者无明显心脏疾病。

深倒置的 T 波可能与心肌梗死相关。实际上,胸前导联(V_2 和 V_3)上深而对称的倒置 T 波可能预示着前降支明显狭窄,因 Heins Wellens 首先描述,故有时也称为“Wellens 综合征”。除此之外,很多其他的原因也可引起深倒置的 T 波,包括肺栓塞,抗心律失常药物的应用,中枢神经系统损伤,甚至可能是正常变异。专家共识中指出:一般来说,在心肌损伤/缺血时,出现的 T 波深倒置常常预示着存在存活心肌,且预后较好。

在 ST 段抬高的心肌梗死患者中,通常会出现 T 波形态和 ST 段偏离基线的动态演变(图7-9至图7-11)。最初 T 波是直立的,随后出现 T 波倒置,而此时 ST 段仍然抬高。有研究显示,T 波倒置与心肌再灌注相关,提示预后改善。之后 ST 段逐渐回落,但 T 波仍然倒置。与心肌梗死的变化规律不同,心包炎时,ST 段在 T 波倒置之前经常已恢复正常,同时出现 T 波倒置伴有 ST 段抬高非常少见,应怀疑心肌梗死的可能。随着时间推移,心肌梗死相关的 T 波倒置有时可恢复,心肌梗死后,T 波恢复正常是左心室功能改善和预后较好的标志。

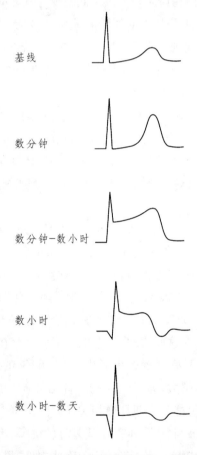

基线

数分钟

数分钟-数小时

数小时

数小时-数天

图7-9　ST 段抬高型心肌梗死心电图变化的进展过程。最初数分钟可见 T 波高尖,随后的数分钟至数小时,ST 段抬高伴 T 波直立。在之后的数小时,随着 ST 段部分回落和 Q 波形成,可以看到 T 波倒置。在以后的数天里,Q 波逐渐加深,ST 段恢复正常,T 波仍倒置,重要的是谨记并非所有患者都能观察到所有的变化阶段。

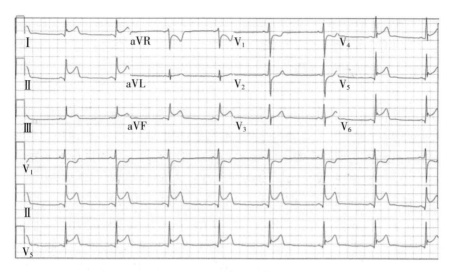

图 7 - 10　一位大面积下壁和侧壁心肌梗死患者的心电图。注意在下壁和侧壁导联出现明显的 ST 段抬高,由于该图是心肌梗死早期获得的心电图,故 T 波仍是直立的,下壁和侧壁导联可见很小的不明显的 Q 波。

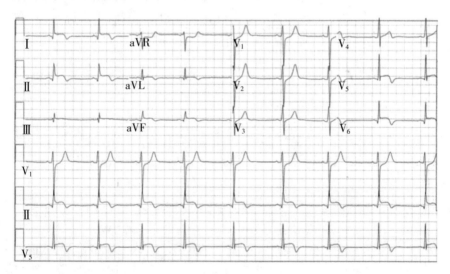

图 7 - 11　图 7 - 10 的同一位患者心肌梗死后第二天的心电图。注意 ST 段抬高已逐渐回落,T 波变为倒置。

前壁心肌梗死

左前降支闭塞将引起前壁导联的 ST 段抬高(图 7 - 12)。通常,前壁导联指 V_1、V_2、V_3 和 V_4 导联,两个相邻导联上 ST 段抬高有助于诊断前壁心肌梗死,受累导联的数量为判断冠状动脉闭塞的部位和心肌损伤的程度提供了线索。左前降支的主要分支是供应间隔的间隔支和供应前侧壁的对角支。一般来说,发出第一间隔支和第一对角支的起点非常靠近,如果第一对角支发出后堵塞,则表现为 $V_3 \sim V_5$ 导联的 ST 段抬高(图 7 - 13)。如果左前降支在近端发出间隔支和对角支之前的部位堵塞,将出现前壁和前侧壁损伤(图 7 - 12),表现为侧壁导联(aVL、I 和 V_6)和前壁导联的 ST 段抬高。ST 段抬高的程度常常能够评估冠状动脉闭塞的部位和心肌病变的风险。显而易见的是心肌梗死面积越大的患者,短期死亡率和并发症风险越高,以及远期的预后越差。

一些病例的左前降支"包绕"至心尖部,供应下壁远端的心肌。在这些病例中,左前降支闭塞可出现前壁和下壁的 ST 段抬高,再次说明,ST 段抬高的导联数量为评估心肌损害的范围提供了依据。

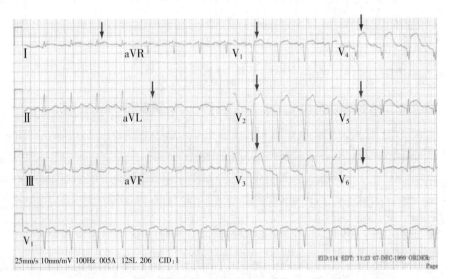

图 7 - 12　左前降支近端病变引起的前壁心肌梗死。虽然 ST 段抬高在 $V_1 \sim V_6$ 导联最明显(箭头所示),但在所有前壁导联和 I 和 aVL 导联均可看到 ST 段抬高(箭头所示)。注意对应的下壁导联 ST 段压低。并且前壁导联和 aVL 导联可见异常 Q 波。

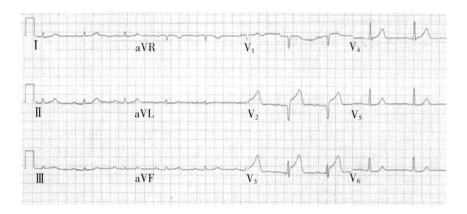

图 7 - 13　左前降支远端闭塞所致的前壁心肌梗死。由于闭塞部位在第一对角支以远,故 ST 段抬高仅表现在 V₁ ~ V₃ 导联,伴 V₁ 和 V₂ 导联 Q 波形成。

除非左前降支供应下壁心尖部,否则常常会观察到对应的下壁导联 ST 段镜像压低。没有下壁导联 ST 段压低并不一定表示预后更好。不伴有下壁导联 ST 段抬高可能也存在下壁损伤(因为下壁导联是透过相对缺血的下壁来看前壁)。图 7 - 12 ~ 图 7 - 14 比较了前壁心肌梗死时的下壁导联改变。有趣的是,那些下壁导联没有 ST 段压低的患者,其左前降支的远端可完全到达心尖部(图 7 - 12 和图 7 - 13),而如图 7 - 14 所示的患者,其左前降支的走行未达心尖部。

心肌梗死不仅会发生复极的变化,而且可能影响心肌除极。在心肌坏死的区域会产生 Q 波,与未受冠状动脉闭塞影响的正常心肌比较,心肌坏死区域的除极电压降低。Q 波通常被认为是心肌梗死后期,心肌发生不可逆损伤的表现。然而,目前认识到 Q 波也可出现在心肌梗死的早期(也称为"超急期"Q 波),并且能够通过介入治疗重建冠状动脉血运而完全消失。

右束支和左前分支常常由第一间隔支供血,5% ~ 10% 的前壁心肌梗死患者会出现右束支传导阻滞,这些病例应怀疑左前降支近端病变(图7 - 14)。7% ~ 15% 的前壁心肌梗死患者会出现左前分支阻滞,常与右束支传导阻滞并存,因为两者有类似的血液供应。

随着心肌梗死的进展,ST 段逐渐恢复,而 T 波常变为倒置。如果 Q 波在心肌梗死 24 ~ 48 小时甚至 48 小时后依然存在,那么常常会持续一段时间(数周或数月),一般不会完全消失。

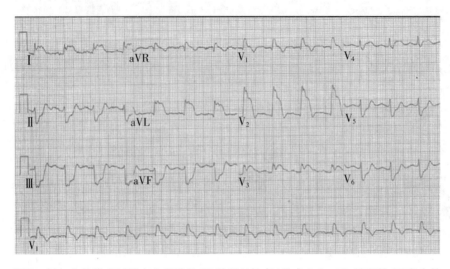

图7-14 左前降支近端病变所致的 ST 段明显抬高(注意 I 和 aVL 导联的 ST 段亦抬高)。ST 段抬高的幅度超过了 QRS 波群。这种心电图前壁导联出现的显著变化俗称"墓碑"样改变,提示存在致命的危险。注意该患者还伴随右束支传导阻滞和左前分支阻滞,它们通常由左前降支发出的第一间隔支供血。

下壁心肌梗死

右冠状动脉闭塞将引起心脏下壁损伤,心电图表现为下壁导联(II、III 和 aVF)的 ST 段抬高(图 7-15)。大多数人的后降支由右冠状动脉发出(右优势型),大约 10% 的人是"左优势型",即由回旋支发出后降支供应下壁。在右冠状动脉闭塞所致下壁心肌梗死的患者中,通常 III 导联较 II 导联的 ST 段抬高更明显,因为 III 导联的向量从更靠右的方向"看向"左心室。另外,I 和 aVL 导联常常出现 ST 段明显压低,因为侧壁导联是透过正常组织"看"梗死区域(图 7-15)。相反的,在回旋支闭塞所致的下壁心肌梗死患者中,常常看到 II 导联比其他下壁导联的 ST 段抬高更明显,而 I 和 aVL 导联镜像改变相对少见。

一般来说,下壁指的是左心室位于膈肌上部的部分,1960 年又进一步将最靠近脊柱(邻近二尖瓣环)的部分划为后壁。虽然最近有人试图去除这些术语,但临床应用时,仍保有"后壁心肌梗死"的诊断分型。后壁多由右冠状动脉最远端的分支后侧支供血。在心电图上,后壁心肌梗死的表现是 V₁ 导联上出现明显的 R 波(图 7-16)。另外,V₁ 导联还常常记录到明显的 ST 段压低和 T 波直立。由于 V₁ 导联几乎正对后壁,故将"看到"与

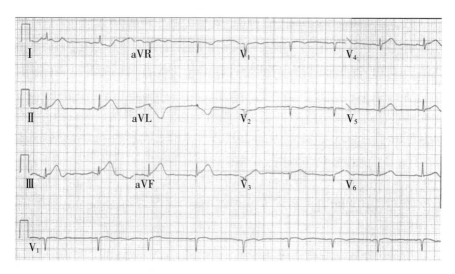

图 7-15 右冠状动脉闭塞所致的下壁心肌梗死。下壁导联 ST 段抬高,注意 aVL 导联出现 ST 段的镜像改变。

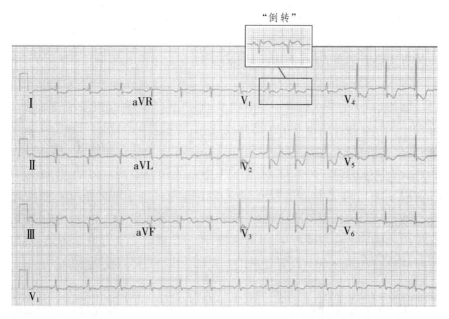

图 7-16 下壁心肌梗死合并后壁心肌梗死。V_1导联高大的 R 波伴随 ST 段压低需要怀疑后壁心肌梗死。插图:如果心电图倒转(即 V_1 导联以镜像来看),那么,V_1导联的心电图改变实际代表了 Q 波、ST 段抬高和 T 波倒置。

后壁导联相反的镜像改变。也就是说,R 波实际上代表了 Q 波,ST 段压低实际上代表了 ST 段抬高,T 波直立实际上代表 T 波倒置。重要的是,要认识到右束支传导阻滞时,V_1 导联也可出现大 R 波,但右束支传导阻滞时,还伴有 V_6 导联的 S 波和 QRS 波群增宽。

病例示教(续):Arbuckle 先生的心电图可见下壁导联 ST 段抬高,伴随 aVL 导联对应的 ST 段压低,提示右冠状动脉闭塞。该患者经心导管检查术发现,右冠状动脉近端闭塞。

侧壁心肌梗死

侧壁心肌梗死是由回旋支闭塞所致。侧壁导联通常是指 Ⅰ 、aVL、V_5 和 V_6 导联。遗憾的是,心电图对回旋支引起的心肌梗死是最不敏感的。由于传统的 12 导联心电图是从腋中线记录外侧壁,所以很多回旋支或其分支闭塞的病例均没有相应的 ST 段抬高。因此,一些临床医生主张使用更多的导联记录。

侧壁心肌梗死常常与下壁心肌梗死并存(图 7 - 17)。在有巨大后侧支的右优势型的患者中,右冠状动脉闭塞将引起下壁和侧壁(主要是 V_5 和 V_6 导联)的 ST 段抬高。在左优势型的患者中,回旋支闭塞也将引起下侧壁导联的 ST 段抬高。更进一步的观察 aVL 导联是否存在镜像 ST 段压低,有助于区分这两种情况(存在镜像改变:右冠状动脉闭塞;不存在镜像改变:回旋支闭塞)。比较图 7 - 15 和图 7 - 17,都是下壁和侧壁心肌梗死,但回旋支闭塞时(图 7 - 17),Ⅰ 和 aVL 导联无镜像改变。另外,比较每一个下壁导联上 ST 段抬高的程度,在右冠状动脉闭塞引起的下壁心肌梗死中,可以看到 Ⅱ 、aVF 和Ⅲ 导联的 ST 段抬高的幅度均等。相反,在回旋支闭塞引起的下壁心肌梗死中,Ⅱ 导联的 ST 段抬高较 aVF 导联更明显,因为 Ⅱ 导联的心电轴为 60°,而Ⅲ 导联的心电轴为 120°,距侧壁更远。

右心室心肌梗死

右冠状动脉发出锐缘支供应右心室,右冠状动脉近端闭塞可引起右心室心肌梗死(图 7 - 18)。胸前导联 V_1 和 V_2 代表右心室,在大多数下壁心肌梗死的病例中,可以看到 V_1 和 V_2 导联出现镜像 ST 段压低,因为这 2 个

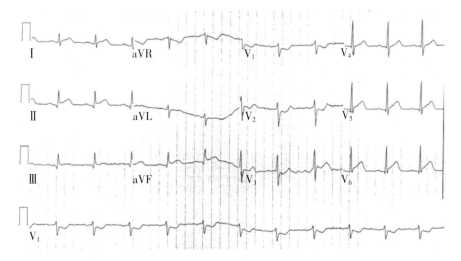

图 7 - 17 回旋支闭塞所致的下壁心肌梗死。注意 I 和 aVL 导联 ST 段镜像压低不明显。III 导联 ST 段抬高的幅度没有 II 导联明显。

导联是透过正常心肌组织来探查下壁。但是,如果右冠状动脉近端闭塞同时引起下壁和右心室梗死,则 V_1 和 V_2 导联将会由于右心室的损伤而不出现 ST 段压低,甚至可以观察到 ST 段抬高(图 7 - 15)。

另一种判断右心室心肌梗死的方法是利用右胸前导联。右胸前导联的位置,R_{V_1} 位于正常的 V_2 处(胸骨左缘第四肋间),R_{V_2} 位于常规的 V_1 导联处。其余的右胸前导联的位置为标准的胸前导联右侧对应位置。累及右心室的心肌梗死中,R_{V_4} 的 ST 段抬高是一个不太敏感但非常特异的表现。图 7 - 19 显示的是图 7 - 15 所示的下壁心肌梗死的患者所做的右胸前导联心电图。当导联从侧壁向右胸移动时,心电图的 QRS 波群均以负向波为主。但是,R_{V_4} 的 ST 段抬高仍是右心室梗死的典型表现。

重要的是,任何时候发现存在下壁心肌梗死,都要考虑伴随右心室心肌梗死和后壁心肌梗死的可能。评估 V_1 和 V_2 导联的镜像改变,可以为临床提供重要的线索。一般来说,大多数 V_1 和 V_2 导联的 ST 段压低的幅度与下壁导联的 ST 段抬高的幅度相当,如果镜像 ST 段压低的幅度小于预期,则应考虑存在右心室梗死。相反,如果 V_1 和 V_2 导联镜像 ST 段压低幅度明显大于下壁导联的 ST 段抬高幅度,则应考虑伴随后壁心肌梗死。切记对心电图的解释应结合实际,避免机械套用概念,这比心电图的计算数值更加有意义。如果具有大的后侧支的右冠状动脉近端闭塞,则对应的前壁导联 ST 段

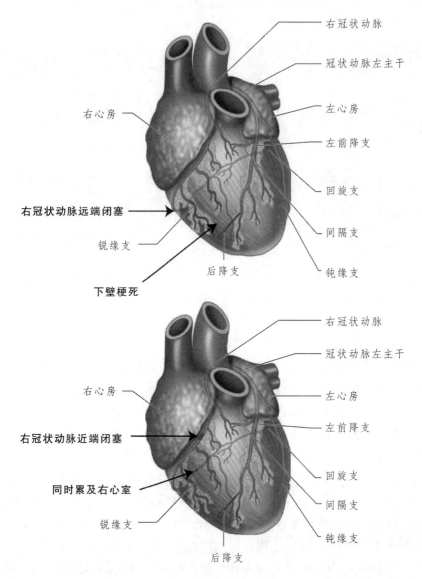

右冠状动脉

冠状动脉左主干

左心房

左前降支

回旋支

间隔支

钝缘支

右心房

右冠状动脉远端闭塞

锐缘支

后降支

下壁梗死

右冠状动脉

冠状动脉左主干

左心房

左前降支

回旋支

间隔支

钝缘支

右心房

右冠状动脉近端闭塞

同时累及右心室

锐缘支

后降支

图7-18 右冠状动脉闭塞可分为近端或远端。在远端闭塞时(上图),左心室下壁损伤(紫色阴影区域),下壁导联 ST 段抬高。如果近端闭塞(下图),右心室的区域血供也会中断(其他区域呈绿色阴影)。近端病变是指锐缘支发出之前的病变(供应右心室),远端闭塞是指锐缘支发出之后闭塞。(见彩图)

改变将减少,因为右心室梗死减少了镜像 ST 段压低,而累及后壁时,在同样的导联上将增加 ST 段压低的幅度。最终的记录结果将有赖于心肌损害的数量和位置、是否存在侧支循环、心脏在体内的方位,以及很多其他的因素。

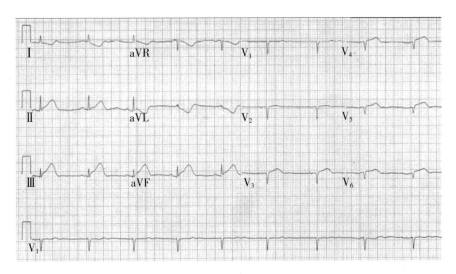

图 7 - 19　与图 7 - 15 同一位患者的右侧导联。肢体导联是相同的,但胸前导联的定位与正常的左侧导联相反:V_1R 与常规的 V_2 相同,而 V_2R 与常规的 V_1 相同,其他的导联都是右侧对应位置。正常的右胸 QRS 波群均为 QS 型,但 ST 段抬高则是异常的。R_{V_4} 是最常用来进行评估的导联,R_{V_4} 导联 ST 段抬高可确定存在右冠状动脉近端闭塞所致的右心室心肌梗死。

左主干

左冠状动脉系统起始于左主干,通常在 1 ~ 2cm 内即分出前降支和回旋支。左主干闭塞的结果是左心室弥漫性缺血,虽然相对少见,但认识到这种具有潜在的灾难性的危险是很重要的。由于在更远端的区域,即心内膜缺血较心外膜更明显,因此大多数心电图导联(Ⅰ、Ⅱ、Ⅲ、aVL、aVF、V_1 ~ V_6)都是透过"缺血较少"的心外膜组织探查"缺血较多"的心内膜组织,经常看到弥漫性 ST 段压低(图 7 - 20)。aVR 导联是个例外,由于左心室像一个"壳",它的开口直接朝向右侧和后壁,故 aVR 导联是唯一一个直接探查到心内膜的导联(图 7 - 21),这也是左主干闭塞/缺血会出现 aVR 导联 ST 段抬高的原因(图 7 - 20)。单独的 aVR 导联 ST 段抬高,应考虑左主干闭塞或狭窄。在一些病例中,除了 aVR 导联,依赖于左心室的方位,V_1 导联也能"看到"心内膜表面,左主干闭塞时,将会观察到 V_1 导联 ST 段抬高。

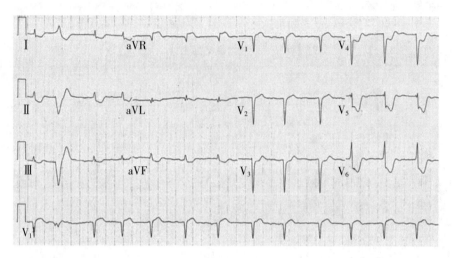

图 7 - 20　一位左主干狭窄 95% 的患者的心电图。可以看到 aVR 和 V_1 导联 ST 段抬高,其他的导联 ST 段压低。前侧壁导联($V_4 \sim V_6$)可以看到显著 ST 段压低。

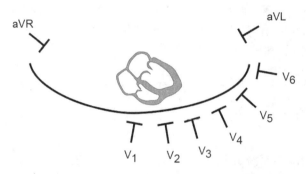

图 7 - 21　aVR 导联与胸前导联相应的定位关系。aVR 导联直接探查心内膜。

合并束支阻滞的心肌梗死

　　当患者存在左束支传导阻滞(LBBB)时,判断是否发生急性心肌梗死是非常困难的。最具诊断价值的特性是 QRS 波群正向的导联上出现 ST 段抬高≥1mm,切记左束支传导阻滞基础状态下就有复极的变化,通常 ST 段和 T 波与 QRS 波群的方向相反。也就是说,QRS 波群主波向下时,ST 段抬高,而 QRS 波群主波向上时,ST 段压低,因此,在 QRS 波群主波向上的导联上预期不会观察到 ST 段抬高。类似的,当主诉胸痛的患者出现右胸前导联($V_1 \sim V_3$)ST 段压低≥1mm 时,应怀疑心肌缺血/梗死。图 7 - 22

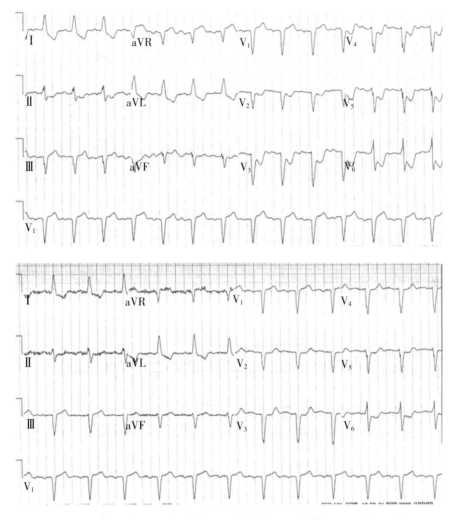

图 7 - 22 一位左束支传导阻滞患者的心电图。上图：患者胸痛发作时的心电图。注意 QRS 波群负向波为主的胸前导联上 ST 段压低，由于典型的 LBBB 在 QRS 波群负向波为主的导联上应出现 ST 段抬高，所以 ST 段压低提示心肌缺血。下图：胸痛缓解后的心电图。注意前壁导联的 ST 段压低几乎完全恢复。

的上图是一位合并左束支传导阻滞的胸痛患者的心电图，可以看到在 QRS 波群以负向波为主的胸前导联上 ST 段明显压低。下图为患者胸痛自行缓解（可能是血栓自溶）后的心电图，胸前导联的 ST 段压低已经恢复。由此可见，观察 ECG 的动态改变对临床评估更加重要。图 7 - 23 显示一位下壁心肌梗死合并左束支传导阻滞的患者，在 QRS 以正向波为主的下壁导

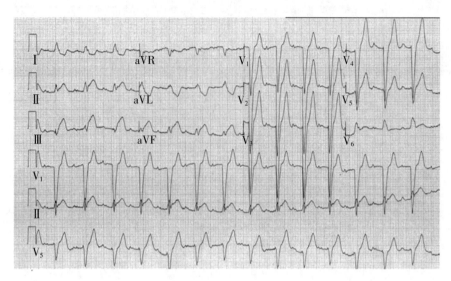

图 7 −23　下壁心肌梗死合并左束支传导阻滞的心电图。下侧壁导联 ST 段抬高。正常左束支传导阻滞情况下,下壁导联 QRS 波群主波向上,其 ST 段应表现为下斜型压低。

联出现了与正常不符的 ST 段抬高。

　　左束支传导阻滞时,ST 段明显抬高(≥5mm),应怀疑心肌梗死的可能。但这种情况是最不可靠的诊断标准,因为临床上仅有 6% 左束支传导阻滞合并心肌梗死患者出现。

　　由于左束支传导阻滞与除极异常有关,因此识别 Q 波通常无助于对陈旧性心肌梗死的诊断。尽管如此,2 个或更多侧壁导联(I、aVL、V$_5$ 或 V$_6$)出现 Q 波(>30ms)依然是广泛前壁心肌梗死相当特异的表现,因为在典型的 LBBB 中侧壁导联通常不会看到 Q 波。

　　存在右束支传导阻滞时,心肌梗死是较容易识别的,因为右束支传导阻滞时,心室最初的除极是正常的,Q 波的评判方法与 QRS 波群正常时相同(图 7 −24)。右心室质量通常小于左心室,所以右束支传导阻滞时 ST 段改变常常不明显,因此胸痛的患者一旦出现明显的 ST 段抬高均应怀疑存在心肌梗死。右束支传导阻滞常伴随 T 波异常,所以依靠 T 波形态来进行心肌梗死的评估可能是有问题的。

　　伴有左束支传导阻滞的心肌梗死的诊断标准如下:

　　急性心肌梗死:ST 段改变与 QRS 波群主波方向一致,ST 段明显抬高(>5mm)。

　　陈旧性心肌梗死:在 2 个侧壁导联(I、aVL、V$_5$、V$_6$)可见 Q 波形成。

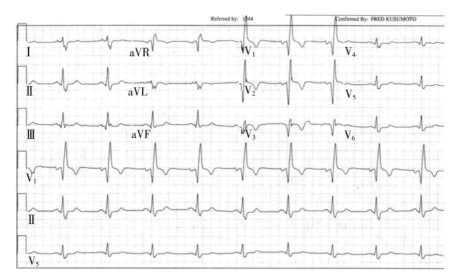

图 7-24　右束支传导阻滞时,在 V_2 和 V_3 导联存在异常 Q 波。由于右束支传导阻滞时,起始的间隔激动是正常的,因此,陈旧性心肌梗死的异常 Q 波可用心电图来判断。V_1 导联的小 Q 波有时是正常的,但其他前壁导联出现 Q 波则是异常的。在该心电图中,V_2 和 V_3 导联存在异常 Q 波。

　　病例示教(续):Arbuckle 先生成功接受了血管成形术(在冠状动脉闭塞的部位进行球囊扩张,使血流恢复),他第二天的心电图如图 7-25 所示,显示 T 波倒置,下壁导联 Q 波形成。

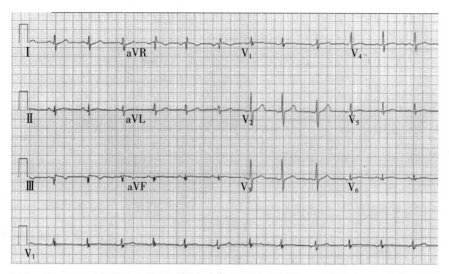

图 7-25　Arbuckle 先生心肌梗死后入院第二天的心电图。ST 段改变已经恢复,目前可见下壁导联 T 波倒置和Ⅲ、aVF 导联的 Q 波形成。

本章要点

1.ST 段抬高是冠状动脉完全性闭塞导致心肌梗死的一个心电图表现。

2.心肌梗死的 ST 段抬高一般局限于冠状动脉支配的心脏特定区域：前壁(前降支)、下壁(右冠状动脉)、侧壁(回旋支)(表7-1)。

3.心肌梗死也可引起 QRS 波群的改变,起始部常常出现负向波,称为 Q 波。

4.多数心肌梗死不出现 ST 段抬高,而是表现为 ST 段压低,T 波倒置,有时无心电图改变。

表7-1　梗死类型和心电图改变

梗死类型	ST 段抬高的导联	心电图思考与解释
下壁	Ⅱ、Ⅲ、aVF	是否累及右心室
		V_1、V_2 导联对应的镜像 ST 段压低幅度减少
		RV_4 的 ST 段抬高
		是否累及后壁
		V_1 导联镜像 ST 段压低明显
		V_1 导联高大的 R 波
		是否累及侧壁
		V_5、V_6 导联的 ST 段抬高
		右冠状动脉还是回旋支
		RCA：Ⅰ、aVL 导联出现镜像 ST 段压低
		Cx：Ⅰ、aVL 导联不出现镜像 ST 段压低
侧壁	Ⅰ、aVL、V_5 和 V_6	可能没有任何导联 ST 段抬高
前壁	V_1、V_2、V_3 和 V_4	是否为近端病变
		Ⅰ、aVL 导联 ST 段抬高
		是否累及下壁
		Ⅱ、Ⅲ、aVF 导联 ST 段抬高
左主干	aVR、V_1	下侧壁导联弥漫性 ST 段压低

注:RCA,右冠状动脉;Cx,回旋支。

自我检测

1. 心肌梗死的心电图表现包括哪种情况？

A. ST 段抬高。

B. ST 段压低。

C. T 波高尖。

D. 以上都是。

2. 在图 7 – 26 中，心电图显示哪种情况？

A. 下壁心肌梗死。

B. 前壁心肌梗死。

C. 侧壁心肌梗死。

D. 无心肌梗死的证据。

3. 房室传导阻滞最常见于哪种情况？

A. 下壁心肌梗死。

B. 前壁心肌梗死。

C. 侧壁心肌梗死。

4. 图 7 – 26 的心电图与哪种情况一致？

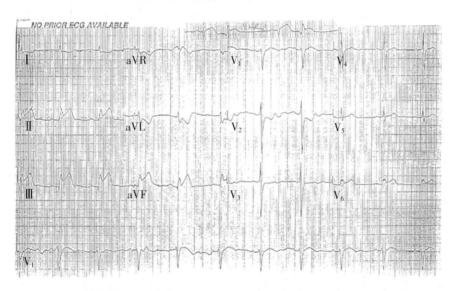

图 7 – 26　第 2 题和第 4 题的心电图（Courtest Irwin Hoffman）。

A. 右冠状动脉近端闭塞。

B. 右冠状动脉远端闭塞。

C. 前降支闭塞。

D. 回旋支闭塞。

自我检测答案

1. 答案:D。

解释:心肌梗死可能有很多相关的心电图表现。然而,识别 ST 段抬高心肌梗死是尤为重要的(ST 段抬高型心肌梗死),因为多中心研究已经显示尽快施行血运重建是必要的。

2 答案:A。

解释:心电图显示下壁心肌梗死伴有下壁导联 ST 段抬高。

3. 答案:A。

解释:下壁心肌梗死的患者有 1/3 合并不同类型的房室传导阻滞。通常房室结动脉与后降支在同一水平发出。在临床病例中还会更深入地讨论关于心肌梗死时房室阻滞的内容。

4 答案:A。

解释:下壁合并右心室心肌梗死时(心电图显示 R_{V_4} 导联 ST 段抬高,V_1 和 V_2 导联无对应的 ST 段压低),这仅在右冠状动脉近端闭塞之时才表现一致。

(董蕾 译)

第 8 章

非心肌梗死相关的 ST 段抬高

病例示教:Michael Moore,72 岁,老年男性,有多年高血压及糖尿病病史。就诊时,仅诉感觉不适,但明确否认胸痛。他的心电图见图 8-1。

尽管诊断 ST 段抬高型心肌梗死可能是心电图最重要的临床用途,但还有许多其他临床状况可导致 ST 段抬高。事实上,在普通心电图中,常见到小幅度 ST 段抬高。例如,美国空军中超过 6000 例健康人的大样本研究,超过 90% 存在胸前导联 ST 段抬高 1~3mm。此章节将讨论心源性、非心源性 ST 段抬高原因,以及各病因引起 ST 段抬高的诊断线索(表 8-1)。

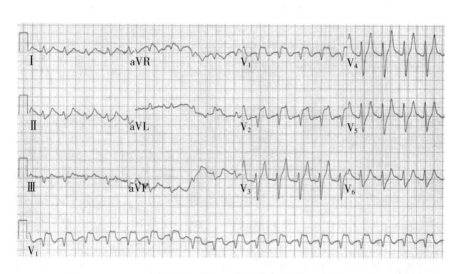

图 8-1 Moore 先生的心电图。

表 8-1 心电图 ST 段变化的可能原因

原因	特点	示意图
心肌梗死	冠状动脉供血区域特定导联 镜像改变 可见 Q 波	Q's?
心包炎	广泛的前壁、下壁、侧壁导联 ST 段抬高 aVR 导联 ST 段压低 aVR 导联 PR 段抬高 下、侧壁导联 PR 段压低 无病理性 Q 波	ST 段"弓背向下"抬高 PR↑ 无 Q 波
早期复极	前壁导联及侧壁导联明显 QRS 波群终末部有切迹 ST 段抬高的导联 T 波显著 无病理性 Q 波	T 波显著 无 Q 波 切迹
左心室室壁	前壁导联 ST 段抬高 ST 段弓背向上抬高 伴随 T 波倒置 可见病理性 Q 波	ST 段"弓背向上"抬高(J 点接近基线) R 波丢失 T 波倒置 巨大 Q 波

　　心电图不仅是快速判断心肌缺血及心肌梗死的重要辅助检查,也在临床诊断时为病史提供一个补充依据。

正常 ST 段抬高和早期复极

　　QRS 波群与 ST 段之间的转折点称为 J 点(图 8-2)。如上文提到的,90% 的年轻男性至少 1 个右胸前导联($V_1 \sim V_4$)的 J 点高出基线 1mm 以上。尽管老年人群中 ST 段抬高的发生率较低(30%),但是特定个体 ST 段随时间连续性变化的自然数据缺乏。女性 ST 段抬高较为少见(5% ~ 10%)。通常,右胸前导联 ST 段抬高可能与深的 S 波有关,而 J 点与 T 波之间的 ST 段会轻度下斜型压低。

　　显著的 J 点抬高有时被认为是正常变异,它最初于 20 世纪四五十年代被描述,并被定义为早期复极。部分流行病学研究认为,早期复极在年

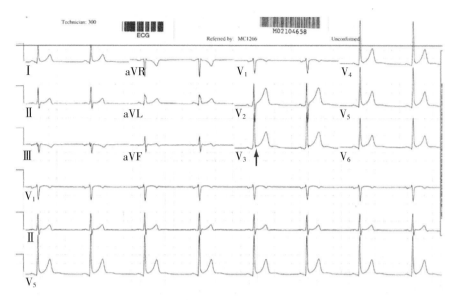

图 8-2 青年男性,早期复极心电图。可观察到前壁导联 ST 段抬高,QRS 波群末端与 ST 段起始部之间呈钩状(箭头所示)。

轻的美国黑人中特别常见。心电图可见显著的 J 点伴切迹(图 8-2)。切迹样心电图表现的确切细胞学机制可能是某区域心肌的延迟除极和早期复极。最新的试验数据表明:第 6 章提到的相对显著的瞬时外向电流(I_{to})可能与一些心电图改变有关,这种瞬时外向电流在右心室心外膜细胞中最强,导致显著的动作电位 1 相,并形成"尖顶穹隆"(spike and dome)形态。这导致除极晚期电压的变化,并可在体表心电图中观察到。早期复极的心电图特征变异性很大,但大致可概括为胸前导联 ST 段抬高,显著的 T 波及 QRS 波终末部有切迹改变。

曾普遍认为早期复极是良性的。然而,最近一项涉及 206 位不明原因心脏骤停患者的多中心研究发现:既往有过心脏骤停病史的患者 31% 中有早期复极,而对照组这一数据仅为 5%。后续基于更大人群的研究结果相似。近期研究热点旨在探讨早期复极与 Brugada 综合征之间的可能关联。Brugada 综合征并不常见,与心源性猝死有关,与早期复极类似的是心电图特异性地表现为 QRS 波群终末段的偏移,它们的关系将在后述章节讨论。既然早期复极很常见(人群中约 5%),而青年人不明原因的心源性猝死罕见,因此,早期复极心电图对心源性猝死的预测价值不大。

左心室肥大与左束支传导阻滞

无论左心室肥大还是左束支传导阻滞,异常心室除极导致心外膜到心内膜的正常复极顺序逆转。因此,两者心电图(右胸前导联)可观察到显著的负向 QRS 波群及 ST 段抬高(第5章和图8-3、图8-8和图8-9),尤其是左束支传导阻滞患者 ST 段抬高更为明显(>5mm)。显然,在评估 ST 段的同时,要考虑到 QRS 波群的宽度(左束支传导阻滞)和电压(左心室肥大)。

心包炎

心包是心脏周围的一层薄膜。发生心包炎的原因很多,包括感染、胶原血管疾病、外伤及肾衰竭等。由于感染弥漫于心室肌心外膜,因此前壁导联和肢体导联可以观察到广泛的 ST 段抬高,特别是下壁导联(图8-4)。aVR导联除外,原因是 aVR 导联电极与受损的心外膜之间间隔正常心内膜,ST段表现为压低(图8-5)。心包炎导致的 ST 段抬高很少超过5mm,且通常呈弓背向下抬高。当患者以胸痛主诉就诊于急诊室时,心包炎和心肌梗死

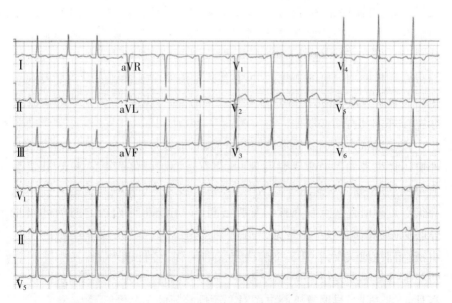

图8-3　左心室肥大患者的心电图。ST 段抬高局限于 V_1、V_2 导联。

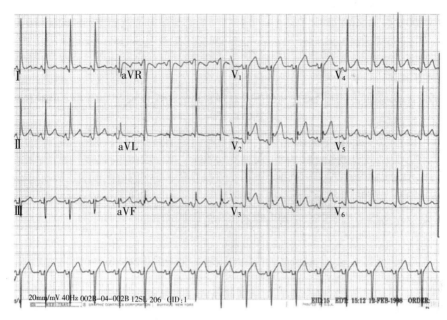

图 8-4　心包炎患者的心电图。下壁、侧壁及前壁导联 ST 段抬高,aVR 导联 ST 段显著压低。下壁、侧壁导联 PR 段压低,aVR 导联 PR 段抬高。

的鉴别诊断有时有一定困难,但部分心电图特征可提供诊断依据(表 8 - 2)。首先,心肌梗死不同于心包炎,ST 段抬高通常表现为弓背向上抬高或穹隆样改变。心包炎则表现为广泛性而非定位性 ST 段抬高,当然也有例外,"定位性"心包炎曾有报道。其次,ST 镜像改变通常见于心肌梗死,而心包炎则仅见于 aVR 导联 ST 段压低,并且无 Q 波。最后,ST 段和 T 波变化的演变时间也不同,心肌梗死 T 波倒置通常出现较早,而 ST 段仍持续抬高;而心包炎患者心电图 ST 段通常在 T 波倒置出现之前就恢复正常。因此,心电图同时表现出 T 波倒置及 ST 段抬高,提示演变期的心肌梗死可能性大。

右心房、左心房上部和下部有心包覆盖,所以心包炎也可以影响到心房组织。位于心房组织上的心包炎症会引起下侧壁导联 PR 段压低和 aVR 导联 PR 段抬高。这与心室复极的情况相反:aVR 导联直接朝向心房炎症组织,而下侧壁导联与心房炎症组织之间隔着正常的心房内膜组织。一般情况下,PR 段比 ST 段变化要小,但以作者的经验来看,aVR 导联 PR 段升高是心包炎最具特异性的指标。

心包炎:aVR 导联上 PR 段升高、ST 段降低。

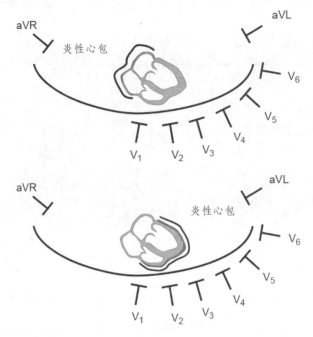

图 8-5　心包炎心电图变化原理图。上图:感染的心包覆盖心房组织导致心房肌表面细胞损伤及基线除极化(深灰色)。由于 aVR 导联朝向受损心肌,故 PR 段抬高,其余导联间隔正常心肌朝向受损心肌,故 PR 段压低。下图:对于心室肌而言,aVR 导联间隔正常心肌朝向受损心肌,故 ST 段显著压低,其余导联直接朝向受损心肌,故 ST 段显著抬高。

表 8-2　心包炎及心肌梗死心电图变化

心肌梗死	心包炎
ST 段弓背向上抬高	ST 段弓背向下抬高
冠状动脉对应导联 ST 段抬高	广泛的 ST 段抬高(前壁、下壁、侧壁)
镜像导联 ST 段压低	仅 aVR 导联 ST 段压低
可见 Q 波	无 Q 波
ST 段抬高时,T 波倒置	ST 段回落至基线后,T 波倒置
PR 段改变不明显	aVR 导联 PR 段抬高,下、侧壁导联 PR 段压低

冠状动脉痉挛

　　冠状动脉痉挛毫无疑问也会引起一过性的 ST 段抬高。一些患者会突然出现心外膜大血管痉挛,从而导致其下游供血区域心肌缺血。ST 段会抬高(其发生机制与心肌梗死相同),但只是暂时的,持续几秒到几分钟。

经胸电复律

作为治疗性选择,一些患者会进行经胸电复律来治疗某些类型的快速性心律失常(临床上最常用于室性心动过速或心房颤动)。在经胸电复律过程中,相对较大的电流(50～300 焦耳)会通过置于皮肤的电极释放,电流使心脏电重整并有望使患者恢复正常心率。15%～20% 的患者在经胸电复律后,立即出现短暂性 ST 段抬高(图 12 –20),ST 段抬高一般只持续几秒钟。但少数病例数分钟后还能观察到 ST 段抬高。ST 段抬高的机制还不明确,也未发现和心肌损伤有关,这种现象更常见于左心室功能不全的患者。

左心室室壁瘤/Takotsubo 综合征

大面积心肌梗死后,一些患者心脏会形成致密瘢痕或者纤维化区域,这被称为左心室室壁瘤。由于强调心肌梗死早期再灌注治疗,左心室室壁瘤现在很少见到。最容易形成左心室室壁瘤的区域是前壁或者左心室心尖部,因此,左心室室壁瘤在胸前导联有明显的 ST 段抬高(图 8 –6)。ST 段抬高通常有明显的"弓背形",而且通常伴随 T 波倒置。另外,在室壁瘤区域的导联上常见病理性 Q 波。

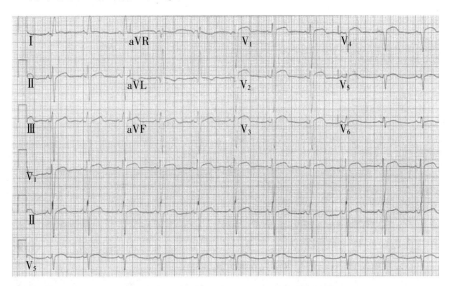

图 8 –6　广泛前壁心肌梗死后形成左心室室壁瘤,前壁导联 ST 段抬高伴随 V₄ 导联异常 Q 波。

一些研究者描述了有趣的与冠状动脉堵塞无关的心尖部短暂球形膨胀综合征,因为像日本人用来捉章鱼的瓶子,特点是有一个细脖子和肚子大的瓶体,也被称为 Takotsubo 综合征。Takotsubo 综合征更容易在经历突发肾上腺素高峰的女性中出现,胸前导联观察到的 ST 段抬高类似于左前降支动脉阻塞的心电图表现(图 8 - 7)。临床上,可观察到心肌坏死标志物的释放和心尖部大片区域的不正常收缩,有趣的是一段时间后,左心室的功能可以恢复到正常或者接近正常,心电图也正常化。

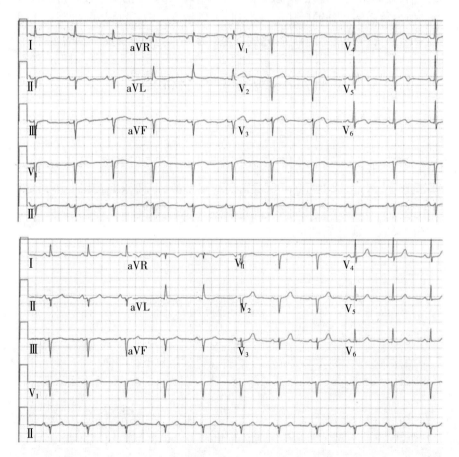

图 8 - 7 上图:Takotsubo 综合征患者心电图。心尖部球形变造成前壁导联 ST 段抬高、T 波倒置及 V_2 导联异常 Q 波。下图:1 个月后,患者心电图中抬高的 ST 段及倒置的 T 波完全恢复,患者基础心电图为左前分支传导阻滞。

Brugada 综合征

1992 年,Brugada 两兄弟于 8 例猝死患者心电图中首先发现了如下特征性表现:右束支传导阻滞、右胸前导联 ST 段抬高(图 8 -8)。尽管世界范围内 Brugada 综合征较为少见,但亚洲男性较为多见,发病率为 0. 12% ~ 0. 14% 。Brugada 综合征遗传方面原因尚不明确,相当比例的患者可能与 Na^+ 通道变异有关。Na^+ 内流减少可能造成除极和复极异常,使心内膜至心外膜传导减慢。Na^+ 电流减弱引发 I_{to} 相对增强导致复极异常,心电图上表现为右胸前导联 QRS 波群增宽,右束支传导阻滞(图 8 -9)。在试验中,增强 I_{to} 可以形成明显 J 波(右束支传导阻滞的 R')和相关导联 ST 段抬高等类似 Brugada 综合征的心电图表现。有趣的是,I_{to} 似乎在男性及右心室中更强,这也就解释了为什么男性发病率更高及心电图表现特异性定位于右胸前导联。在某些病例中,I_{to} 明显增强造成 Ca^{2+} 通道未被激活,导致严重的动作电位时程缩短和复极不同步性。临床观察发现,复极不同步形成折返,可诱发室性心律失常并增加猝死的风险。

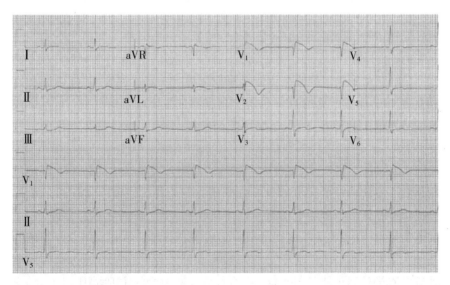

图 8 -8 Brugada 综合征患者心电图。右胸前导联(V_1 、V_2)QRS 波群增宽合并右束支传导阻滞及 ST 段抬高。

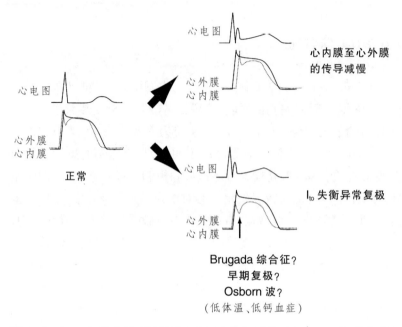

心电图

心内膜至心外膜
的传导减慢

心外膜
心内膜

心电图

心外膜
心内膜

正常

心电图

I_{to} 失衡异常复极

心外膜
心内膜

Brugada 综合征？
早期复极？
Osborn 波？
(低体温、低钙血症)

图 8-9　Brugada 综合征、早期复极、高钙血症与低体温（Osborn 波）等多种原因可以引起 QRS 波群终末段偏移，其可能的电生理机制如图所示。这种额外偏移可能是心内膜至心外膜除极速度减慢造成的。此外，减弱的 Na^+ 电流使得与 I_{to} 相对增强，导致复极变化，心电图表现为右胸前导联终末 R 波。这也可能是早期复极 QRS 波群终末切迹形成及低体温、高钙血症 Osborn 波形成的原因。

I_{to} 电流相对强度的改变可能是早期复极、Brugada 综合征、低体温和高钙血症 Osborn 波所见的 QRS 波终末段偏移的主要电生理机制。I_{to} 电流或其他复极电流的增强，Na^+、Ca^{2+} 内流的减少，会引起动作电位 1 相的迅速下降。

Brugada 综合征心电图改变和室性心律失常风险增加的另一个可能机制是右心室流出道的除极异常。临床研究在心外膜表面直接记录的电信号提示存在低电压碎裂电信号。直接从心脏表面（心内膜或心外膜）记录的电信号称为电图，关于电图的研究形成了心脏病学中电生理专业领域的基础。低电压碎裂电位通常是心肌瘢痕和纤维化的特征。通过这些瘢痕区域的除极延迟可能是 Brugada 综合征心电图改变的主要原因。

关于心电图改变机制的争议提示，即使在 20 世纪心电图已成为重要的临床工具，但我们对心电图改变的电生理基础的理解仍在不断发展。虽然希望对同一心电图改变找到统一的原因（比如早期复极和 Brugada 综合征 QRS 波终末段偏移的原因都是复极异常），但极有可能在不同疾病和情况下心电图改变存在不同的潜在机制。正如医学中的奥卡姆剃刀（Occam's razor）原理："最简单的往往是最有效的"，是值得记住的临床箴言。

肺栓塞

偶尔，肺栓塞会引起 ST 段抬高并常见于下壁导联。但肺栓塞常见的心电图表现无特异性，包括：窦性心动过速、电轴右偏及轻微 ST-T 波改变。

高钾血症

高钾血症可引起 ST 段抬高。上一章节提到的心肌梗死 ST 段抬高的原因之一是局限性细胞外 K^+ 蓄积引起的 T-P 段压低。所以，不难理解严重的高钾血症可引起 ST 段抬高。除 ST 段抬高外，高钾血症还可引起 T 波高尖、P 波消失等其他心电图改变。此内容将于第 16 章进行阐述。

病例示教（续）：Moore 先生由于糖尿病及高血压引起了急性肾衰竭，进而造成高钾血症。纠正高钾血症数分钟后，ST 段抬高的幅度下降，心电图如图 8-10 所示。事实上高钾血症与心肌梗死很难通过心

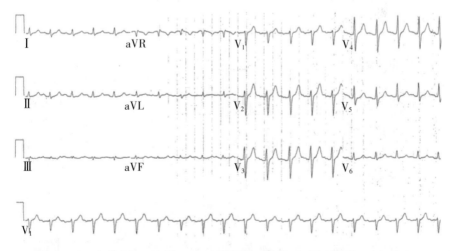

图 8-10　患者高钾血症纠正后，ST 段回落至基线，但前壁导联 T 波仍高尖。

电图相鉴别,相对高尖的 T 波及轻微增宽的 QRS 波群提示可能是高钾血症。此外,患者无胸痛症状也表明是其他病因,而非心肌梗死引起的 ST 段抬高。

总结

　　由于心肌细胞整体电压相似,故 ST 段通常接近等电位线。然而,在进一步检查中,一些导联(尤其是右胸前导联)中,ST 段改变是常见的,这些 ST 段轻微变化可能由相应心动周期中细微的电压变化引起。ST 段变化通常提示心肌坏死或心肌缺血,但还有一些其他原因可引起 ST 段抬高,如心包炎、左束支传导阻滞、高钾血症、Brugada 综合征。不同原因引起的 ST 段抬高的心电图特征性表现见表 8 - 1。

本章要点

　　1. ST 段大致代表了心室动作电位的平台期。

　　2. 正常青年男性心电图右胸前导联常见 ST 段抬高。更明显及广泛的 ST 段抬高也可见于健康男性中,并通常被定义为早期复极。

　　3. 心包炎引起 aVR 导联 ST 段压低,PR 段抬高,其余导联广泛 ST 段抬高,PR 段压低。

　　4. 尽管心电图是判断患者心肌梗死的重要手段,但还有许多其他临床原因可引起 ST 段抬高。

自我检测

　　1. 图 8 - 11 最可能的诊断是什么?

　　A. 早期复极。

　　B. 心包炎。

　　C. 左心室室壁瘤。

　　D. Brugada 综合征。

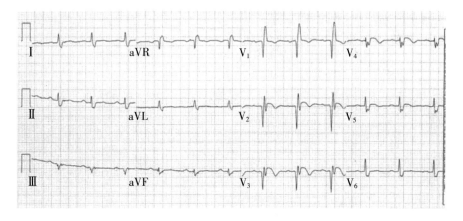

图 8-11　问题 1 的心电图。

2. 下列哪一项与 ST 段抬高无关?

A. 低钾血症。

B. 心包炎。

C. 左束支传导阻滞。

D. Brugada 综合征。

3. 下列哪项与心包炎的心电图表现无关?

A. 下侧壁导联 ST 段抬高。

B. aVR 中 ST 段抬高。

C. aVR 中 PR 段抬高。

D. 广泛性的 ST 段抬高。

4. 下列哪句话是正确的?

A. ST 段抬高在年轻男性中少见。

B. ST 段抬高在肺栓塞中常见。

C. ST 段抬高只能在心肌梗死中出现。

D. 作为正常的改变,ST 段抬高在女性中比男性少见。

5. 图 8-12 最可能的诊断是什么?

A. 早期复极。

B. 心包炎。

C. 左心室室壁瘤。

D. Brugada 综合征。

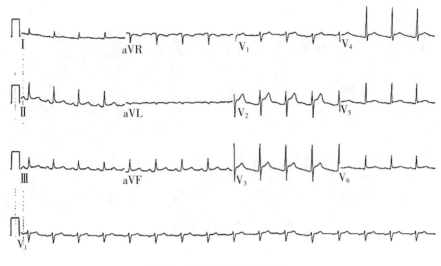

图 8 - 12　问题 5 的心电图。

自我检测答案

1. 答案：C。

解释：心电图来自一位左心室室壁瘤的患者。心电图显示：前壁导联弓背形抬高的 ST 段，伴随着病理性 Q 波。心包炎、Brugada 综合征和早期复极不会出现病理性 Q 波。患者也有右束支传导阻滞和 I 度房室传导阻滞。

2. 答案：A。

解释：低钾血症不会出现 ST 段抬高。

3. 答案：B。

解释：在心包炎患者中，通常观察到 aVR 导联 ST 段压低。

4. 答案：D。

解释：作为正常变异，年轻男性比年轻女性更容易出现 ST 段抬高。

5. 答案：B。

解释：患者有广泛的 ST 段抬高并且下壁导联 PR 段压低。更重要的是，aVR 导联有 PR 段的抬高和 ST 段的下降。患者没有病理性 Q 波。早期复极在前壁导联有典型的更突出的 T 波，并且在 aVR 中没有 ST 段压低和 PR 段抬高。

（褚现明　译）

第 **4** 篇

心律失常

第 **9** 章

期前收缩

心脏的正常电活动起源于窦房结,这是因为窦房结自律性细胞的固有心律最高。但在一定情况下,异位的期前收缩可以起源于心房、交界区、心室等不同部位的心肌组织。期前收缩最常见的细胞学机制是异位的心肌细胞自律性增强。

病例示教:Jones,女性,85 岁,因常规体检就医,体检无特殊,她的心电图见图 9-1。

房性期前收缩

在一定情况下,心房组织的心肌细胞比窦房结自律细胞可以更早地达到除极阈值,进而产生一次房性期前收缩(也称房性早搏)。房性期前收缩是一种常见、良性的心电图表现,在记录 12 导联心电图的人群中,约 0.5% 的人存在房性期前收缩。实际上,房性期前收缩的发生率可能更高。在进行 24 小时心电监测时,80% 的人至少有一次房性期前收缩。

就定义而言,从异位心房灶起源的 P 波比窦性 P 波出现得更早,其 P 波的形态则取决于房性期前收缩的起源部位。例如,图 9-2 中房性期前收缩的 P 波形态与正常窦性心律的 P 波形态相似,因为,该房性期前收缩的起源部位十分靠近窦房结。而图 9-3 中,房性期前收缩的起源部位靠近下腔静脉,心房的激动顺序自下向上,而这使该 P 波在心电图下壁导联呈倒置。而在图 9-4,房性期前收缩起源于左上肺静脉,因此,该 P 波在 aVL 导联呈负向。

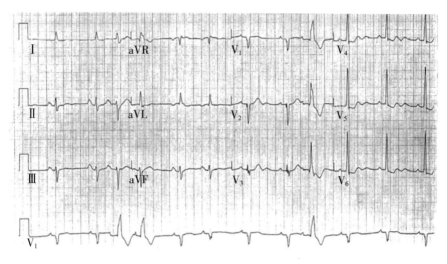

图9-1　一位85岁女性患者的心电图。

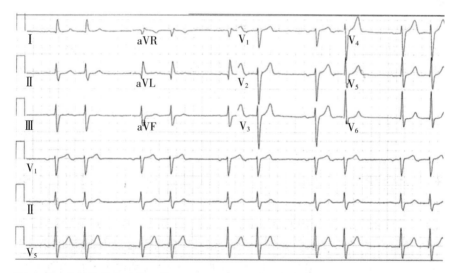

图9-2　房性期前收缩使心律变得不规整。在每次窦性心律后,1次房性期前收缩伴有较早的 QRS 波,但精确地评价房性期前收缩的 P 波形态尚有困难。房性期前收缩的 P波形态与窦性 P 波略有不同,使该心电能够诊断为窦性心律伴有频发的房性期前收缩形成二联律(即在每个窦性心律后有1次房性期前收缩)。当 P 波形态与窦性 P 波完全相同时,该心电图将诊断为窦性心律失常,这说明所有的 P 波起源于1个节律点(可能为窦房结)。

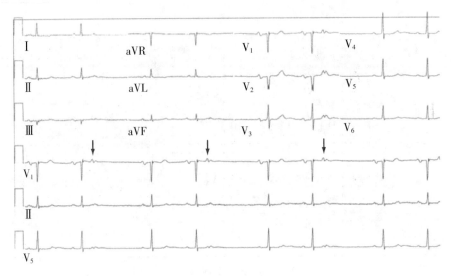

图 9-3 房性期前收缩未下传。本例心电图每 2 次窦性心律后都有 1 次停搏,仔细观察 ST 段和 T 波后,可以发现其中存在 1 次提前出现的心房波(箭头所示),其为 1 次房性期前收缩。房性期前收缩下传时,因房室结还处于不应期内,使房性期前收缩后无相应的 QRS 波跟随,这是 1 种正常的房室结反应。应当记住,房室结由慢反应细胞组成。因此,房室结可以起到 1 个过滤器的作用,能预防快速而异常的心房激动连续下传给心室所造成有害的心室率过快。阅读本图时,前后比较连续而不规则的心动周期中 ST 段和 T 波十分重要。只有仔细比较后,才能识别出未下传的房性期前收缩。

　　房室结和心室对房性期前收缩的反应取决于异位心房波的提前程度。如果房性期前收缩出现的时间太早,该房性期前收缩经过房室结下传时,将被阻滞,结果是心电图仅能看到 1 次单独的 P 波。这种心电图表现称为 1 次未能下传的房性期前收缩,属于正常的房室结反应。但不能和第 10 章将讨论的房室传导阻滞相混淆。重要的是,其与第 6 章中我们讨论的不应期概念有关,每当心脏组织处于不应期时,1 次刺激或 1 次电激动不能在该组织引起一次动作电位。此外,处于不应期的心肌组织尚有程度的不同,处于有效不应期的心肌组织,不论任何强度的电刺激都不能引起 1 次新的动作电位,而处于相对不应期的心肌组织,1 次较强的刺激可以引起心肌组织的部分或完全性兴奋反应。一般来说,在各种心脏组织中,房室结的不应期最长,房室结的这一电生理特性十分重要,这将在第 11 章讨论。就是因为房室结的不应期长,才能使频率很快的心房 P 波不能全部下传到心室,进而起到保护心室率不要太快的作用。

当提前出现 1 个 QRS 波时,仔细检查提前出现波群前的 T 波并与其他 T 波进行比较是很有用的,通常可见到由心房除极产生的 T 波偏斜(图9 - 3)。

房性期前收缩的心电图特点如下:

1. P 波提前出现。

2. 房性期前收缩的 P 波形态取决于起源部位。

房性期前收缩是否下传引起心室激动,产生心室除极的 QRS 波,这取决于心房下传到房室结时,房室结是否处于不应期。

室性期前收缩

在一定情况下,心室肌细胞也能比窦房结细胞更早达到除极阈电位而提前发放电冲动激动心室而形成室性期前收缩(也称室性早搏)。因室性期前收缩发生时,心室的除极并不通过正常的希 - 浦系统(图 9 - 4),这使室性期前收缩的 QRS 波时限明显增宽。与房性期前收缩一样,室性期前收缩的 QRS 波形态也取决于室性期前收缩的起源部位。图 9 - 4 中,室性期前收缩的 QRS 波呈左束支传导阻滞型,说明该室性期前收缩起源于右心室,使右心室先除极、左心室后除极(图 9 - 5)。此外,室性期前收缩电

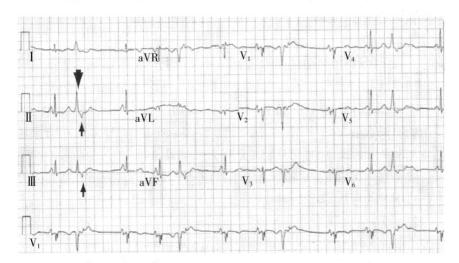

图 9 - 4　室性期前收缩。本图可见室性期前收缩(大箭头所示),起源于心室肌局灶的早期除极,QRS 波时限增宽。有些室性期前收缩能通过房室结发生逆向传导,结果在下壁导联形成倒置的 P 波(小箭头所示)。

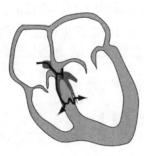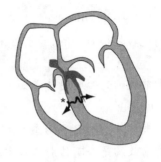

左束支阻滞　　　　　　起源于右心室的期前收缩

图 9-5　起源于右心室的室性期前收缩。本图为起源于右心室的 1 次室性期前收缩，QRS 波伴左束支传导阻滞，因右心室先除极，左心室后除极，这使 V₁ 导联的 QRS 波主波向下，V₆、aVL 和 I 导联的 QRS 波主波向上。

轴向下（下壁导联 QRS 波呈明显正向波），提示期前收缩起源于右心室流出道附近。这个信息是非常重要的。在大部分情况下，室性期前收缩并不引起严重的临床后果，但在一些病例中，异位节律点反复激动，导致连续出现一系列的快速心室激动（室性心动过速）。QRS 波形态和室性期前收缩出现的时间也对临床是有用的。一般来说，起源于流出道区域（左或右）的室性期前收缩，即下壁导联 QRS 波正向，并不增加心源性猝死的风险；在 T 波之后才出现的期前收缩（并非那么提前的收缩）不太可能导致室性心律失常。

　　一些病例的室性期前收缩能逆向激动希氏束和房室结，进而引起逆向的心房激动（图 9-6）。因房室结位于右心房下部，这使逆向心房激动自下而上，结果在下壁导联形成倒置的 P 波。因房室结有慢传导特性，因此，逆传的 P 波常融在 ST 段中。房室结这个"双向车道"的概念在评估快速心室率时是非常重要的，尤其是宽 QRS 波心动过速。

　　室性期前收缩的心电图特征如下：

1. QRS 波时限 >0.12s。

2. 与其前 P 波无传导关系。

3. QRS 波的形态取决于室性期前收缩的起源部位。

　　室性期前收缩的临床意义取决于患者是否伴有器质性心脏病，在一般人群中，20% ~30% 的人有室性期前收缩。心脏正常者伴有的室性期前收缩，其预后并不比没有室性期前收缩的正常者更差。但心肌梗死患者，或

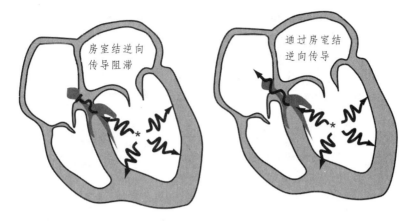

图9-6 伴有逆传阻滞的室性期前收缩。图中室性期前收缩伴有房室结逆传阻滞（无逆性P波出现）（左图），或伴有房室结逆向传导（在室性期前收缩后ST段可见倒置的P波）（右图），仅当房室结和希氏束未处于不应期时，可出现逆向的心房除极波。

有其他心脏病的患者存在室性期前收缩时，这些室性期前收缩将明显增加患者的心源性猝死风险和全因死亡率。有时频发室性期前收缩（＞患者总心搏的10%～20%）可以导致左心室功能的进行性恶化。影响左心室功能的机制与室性期前收缩引起的心室除极不同步相关。在这种情况下，消除室性期前收缩（通过药物或消融异位节律点）可以改善左心室功能，有时可使左心室功能完全恢复正常。

　　病例（续）：Jones女士的基础心律为窦性心律，第4个心搏出现较早，其QRS波宽大畸形，注意该QRS波前有1个P波，该P波形态与窦性P波形态相似，QRS波形态呈右束支传导阻滞型。该心电图诊断为起源部位靠近窦房结的房性期前收缩，房性期前收缩很快传到房室结（图9-7），因为房室结此时的传导功能下降，使PR间期轻度延长。随后，激动波又较早到达右束支，右束支此时尚处于不应期，进而发生了右束支传导阻滞，使激动沿左束支下传激动心室，结果QRS波呈右束支传导阻滞型（图9-1）。

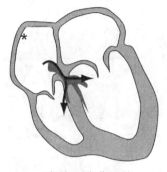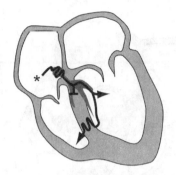

窦性心律伴心室　　　　　房性期前收缩伴房室结传
正常激动　　　　　　　　导延迟和右束支传导阻滞

图9-7　QRS波增宽原因的图解。

交界区期前收缩

有时,房室交界区的自律性高于窦房结,使房室交界区能提前发放电冲动激动心脏。其心电图特征有:QRS波的时限与形态正常(因心室经正常的希-浦系统除极),心房可被逆向激动。因P波的振幅比QRS波振幅更低,使逆向P波常受到QRS波的干扰而显露不完全,有时逆向P波可以改变QRS波的起始部分(图9-8)。

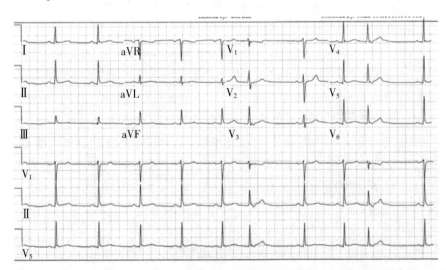

图9-8　交界区期前收缩。本图中较早出现的QRS波特点:QRS波的形态与正常窦性心律的QRS波极为相似。此外,心房的逆向除极波紧跟在提前出现的QRS波之后。

交界区期前收缩(也称交界区早搏)的心电图特征如下：

1. QRS 波时限正常,QRS 波形态也多为正常。

2. P 波常看不到。

本章要点

1. 期前收缩可起源于心脏的各种部位:包括心房组织、交界区组织、心室组织。

2. 房性期前收缩时,可见心房除极 P 波提前出现,但是否后面跟随着 QRS 波,以及 QRS 波的形态等都取决于该时房室结和希－浦系统是否处于不应期。

3. 室性期前收缩时,提前出现的 QRS 波前无相应的 P 波,该室性期前收缩的 QRS 波时限宽,因该心室的除极未经过正常的希－浦系统传导。

4. 交界区期前收缩时,可见提前出现的形态正常的 QRS 波,此时 P 波常因 QRS 波的干扰而模糊不清。

自我检测

1. 下列关于房性期前收缩的陈述哪一项是错的?

A. 提前出现的 QRS 波前有一个 P 波。

B. QRS 波可以宽大。

C. 可以存在室房逆向传导。

D. QRS 波提前出现。

2. 关于 V_1 导联伴有宽大负向 QRS 波的期前收缩的陈述,下列哪一项是错的?

A. 房性期前收缩伴左束支传导阻滞。

B. 交界区期前收缩伴基础右束支传导阻滞。

C. 起源于右心室的室性期前收缩。

D. 起源于左心室的室性期前收缩。

3. 对于图 9－9 的心电图,属于哪项异常?

A. 房性期前收缩。

B. 交界区期前收缩。

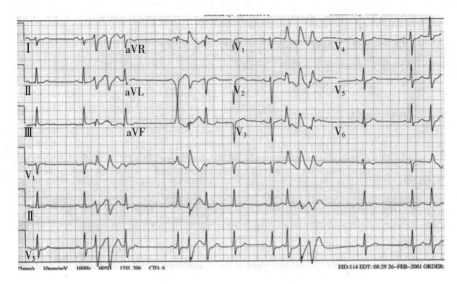

图9-9　问题3的心电图。

C.室性期前收缩。

D.房性期前收缩和室性期前收缩。

自我检测答案

1.答案:C。

解释:房性期前收缩时,P波和QRS波均提前出现。存在孤立性心房波时,这是因为房性期前收缩在房室结发生传导阻滞,或者从心房向心室传导时发生了阻滞。但其不会伴有室房逆向传导。

2.答案:B。

解释:V_1导联出现宽大的负向QRS波是左束支传导阻滞的表现,其说明右心室早于左心室先激动。这种心电图在患者有房性期前收缩或交界区期前收缩伴左束支传导阻滞时能出现。起源于右心室的室性期前收缩将伴有左束支传导阻滞的图形;起源于左心室的室性期前收缩,如不伴器质性心脏病,将有右束支传导阻滞的图形(V_1导联QRS波的主波向上)。然而,当患者伴有器质性心脏病时,起源于左心室间隔的室性期前收缩因左侧壁最晚激动,将呈现左束支传导阻滞的图形。

3. 答案：C。

解释：患者存在多个室性期前收缩接连出现。当心电图连续发生 >3 次的室性期前收缩，但持续时间短于 30s，则称为非持续性室性心动过速。需要注意，每个非持续性室性心动过速的第一个室性 QRS 波前无心房除极的 P 波。比较本例与图 9 - 4 中室性期前收缩的时间。在本例中一些室性期前收缩出现很早，在 T 波起始部出现，这位患者存在心室颤动发作，治疗上需要植入特殊器械，称为植入型心律转复除颤器。

（高英　郭继鸿　马建群　王凯　译）

第 **10** 章

心动过缓

病例示教:Johnson 女士,76 岁,主诉"乏力进行性加重",此前无相关病史。患者无晕厥发作,但间断感到头晕。既往高血压病史 5 年,口服阿替洛尔(β 受体阻滞剂)50mg/d。体格检查可见明显的间歇性颈动脉搏动。心电图如图 10-1 所示。

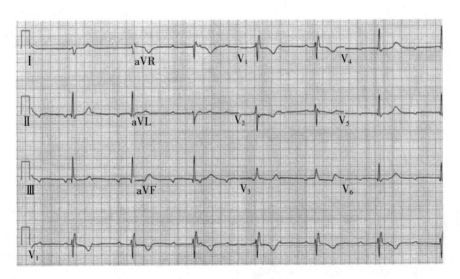

图 10-1 该病例的心电图。

解剖和病理生理学

通常,窦房结作为心脏激动的"司令部"具有最高的自律性和最快的起搏频率。由窦房结产生的冲动激动心房(P 波),再经房室结和希氏束向下传导激动心室(QRS 波)。心动过缓通常指心率小于 60 次/分。在大规模人群调查中静息心率 50~60 次/分并不少见,因此将心率小于 50 次/分定义为心动过缓更合适。但即使心率 <50 次/分也并不代表生理学异常,因其可见于运动员和睡眠中。心动过缓的机制只有 2 种:一是自律性异常;二是房室传导阻滞。

心动过缓:心率 <50 次/分。

自律性异常/窦房结功能障碍

窦房结位于右心房外侧壁上部(图 10-2 和图 1-6)。窦房结细胞可通过 Na^+ 和 Ca^{2+} 逐渐内流,而 K^+ 外流逐渐减少而自发除极(起搏活性),这种离子流变化使细胞内的阳离子逐渐增加从而造成细胞膜除极化。一旦心肌细胞除极化达到阈电位,则通过 Ca^{2+} 通道激活细胞,导致细胞除极(见第 2 章,图 2-4)。窦房结内各个细胞之间的舒张期除极化频率略有不同,但在电耦联后,它们会彼此"相互拖带"形成共同的除极脉冲,由窦房结区向外扩布激动心房。

舒张期除极速率受交感和副交感神经系统调节。肾上腺素系统激活可引起 Na^+ 和 Ca^{2+} 通道活化,进而提高舒张期除极速率和心搏频率。相反,副交感神经系统活化则增加细胞膜 K^+ 的通透性,从而降低舒张期除极速率。上述机制使得窦性频率在正常范围内变异:运动时,交感神经兴奋,心率提升;睡眠时,副交感神经张力增高,心率减慢。

窦房结不能除极或除极速率低于预期速率,将导致自律性异常。原因可能是舒张期除极机制中的任一环节受损,或脉冲由窦房结向心房组织传导时受阻。随年龄增长,胶原会在窦房结区域内逐渐沉积,从而阻碍周边心房组织的激动。这也是正常人随年龄增长心率减慢,甚至部分老年人需要心脏起搏治疗的原因之一。

由上述可知,某些情况下窦性心律下降是由于窦房结本身传导阻滞或向心房周围组织的传导阻滞。一些心电图特征可以提示窦房结"传出阻滞"(通常表现为 2 个 P 波之间的间歇加倍,见图 10-19),但因为心电图

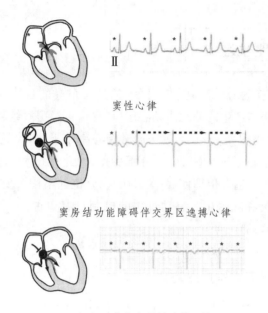

窦性心律

窦房结功能障碍伴交界区逸搏心律

房室阻滞伴交界性逸搏心律

图10-2　心动过缓病因的机制图和心电图表现。上图显示为正常的窦性心律。窦房结"驱动"心脏,而后激动经房室结和希氏束1:1下传至心室。居中的图例显示为窦房结功能障碍。在最初的2次心搏之后,窦房结(*)"熄火"而低位的房室结次级起搏点"接管"(·)心律控制权。注意图中第一个交界区逸搏前有1个来自心房的小P波。这一心房激动不可能下传激动心室,因为图中3个交界区心搏的逸搏频率(虚线所示)一致。下图则显示为完全性房室阻滞。窦房结规律"发放冲动"(*),但心室跟随房室结次级起搏点的频率除极。

上不能观测到窦房结的除极,因此,临床实际上仍将窦性心律过缓归于"P波频率慢",易与自律性异常混淆,但应该更精确地分类为窦房结功能障碍。

房室传导阻滞

　　心房激动之后,心电冲动会沿房室结、希氏束、左右束支和浦肯野纤维下传激动心室。由于房室结和希氏束是房室间传导的必经之路,因此,该关键部位的任何病理生理改变均可阻碍心电传导,导致心室率减慢。

　　房室阻滞的发生率随年龄增加而增加。持续性房室延迟(非阻滞)在20~30岁人群中的发生率为1%~2%,而在50岁以上人群中的发生率则超过5%。一项针对非心源性死亡人群的病理研究发现,研究对象在30岁时即出现房室结的脂肪浸润,并在 40 岁以后出现希氏束的脂肪变和纤维化。

心动过缓的原因:窦房结功能障碍和房室阻滞(图 10 – 2)。

窦房结功能障碍

异常的窦房结功能可通过心电图检查发现。若窦房结停止发放冲动,位于心房的异位起搏点可夺获心脏(图 10 – 3)。在异位房性节律的心电图中,P 波位于 QRS 波群之前,但其形态并不表现为典型的"由高到低"和"由右到左"的激动方向。在本例中,P 波更加"低平",提示异位起搏点位于心房的下部。如果心房异位起搏点未驱动,则房室结可发生舒张期除极并以较慢的频率发放起搏冲动。在窦房结功能障碍伴交界区逸搏心律的心电图中,QRS 波之前没有 P 波。在一些病例中还可观察到逆行 P 波(图 10 – 4,下图)。还有一些病例,房室结未能提供"备份"起搏支持,而心室里的位点成了主要起搏点(图 10 – 5)。

窦房结功能障碍的另一种心电图表现是窦性停搏。在这样的病例中,窦房结短时间内不再发放冲动,同时次级起搏点又未能及时起搏心脏。在正常老年人和运动员中可见窦性停搏 2 ~ 3s,异常的窦性停搏常定义为 >3s。窦性停搏常紧随异常快速心律后出现。最常见的情况即心房颤动终止后的窦性停搏,心房颤动将在下一章详述,但可理解为心房快速且不规则的除极暂时抑制了窦房结,因此在心房颤动终止后窦房结需要时间来"恢复"(图 10 – 19)。值得强调的是,有时心电图电极接触不良可能会显

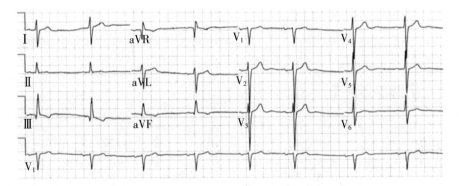

图 10 – 3 异位房性节律,下壁导联"低平"的 P 波提示低位心房起搏点在"驱动"心脏。

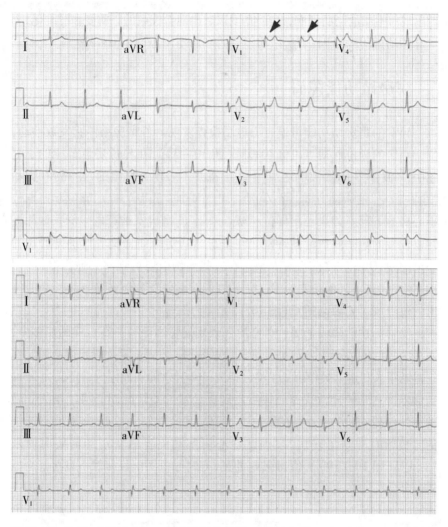

图 10-4　上图:交界区心律。窦房结频率减慢,房室结起搏心脏。因此,QRS 波群前无 P 波。下图:此后,同一患者的心电图显示,窦性频率增加,可见 P 波位于每个 QRS 波群之前。将 2 份 12 导联心电图对比可以发现隐藏于 QRS 波群之中的 P 波,该 P 波最容易在下壁导联或 V_1 导联观察到(箭头所示)。

示假性"窦性停搏"和"心动过缓"(图 10-6)。在这种情况下,通常可以观察到心电图基线的明显改变。

　　窦房结功能障碍的心电图表现如下:

　　1. 窦性心动过缓。

　　2. 异位房性节律。

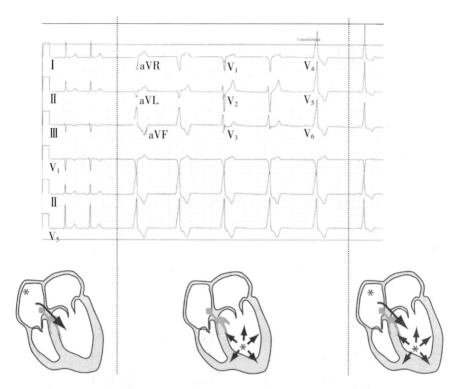

图 10 - 5　前 2 次心搏显示为正常窦性心律。随后窦性心律突然停止,但是位于心房组织和房室交界区的次级起搏点未"夺获"心脏。于是,心室内的起搏点起搏心脏。在心室起搏点起搏心脏时,心电图显示宽大的 QRS 波群。仔细观察还能发现图中 QRS 波群后 ST 段轻微偏移,这是由窦房结激动心房所产生的 P 波。由于房室结处于不应期,这些窦性 P 波不能下传激动心室,直到图中最后 1 个 QRS 波群。最后 1 个 QRS 波群较前明显缩窄,提示 QRS 波前方的 P 波经房室结下传并激动了部分心室肌。

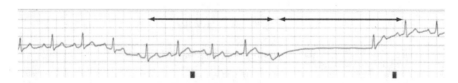

图 10 - 6　假性窦性停搏。在这份条图中,患者移动导致出现表面上的窦性停搏。但应注意,图中"停搏"后的 QRS 波群出现在预期位置。前后一致的 QRS 波间期提示存在稳定的心率,不支持窦性停搏的诊断。

3. 窦性停搏。

4. 交界区心律。

房室传导阻滞

在心电图上,房室传导阻滞可通过心房和心室传导间的关系进行分类(图10-7)。测量P波起始至QRS波群起始,可获得激动从心房至心室的传导间期,称为PR间期。成人正常的PR间期为0.12~0.20s(3~5个小格)。在一度房室传导阻滞中,心房和心室激动尚可维持1:1的传导关系,但传导延迟且PR间期大于0.20s(图10-8)。简单通过"肉眼估计"正常房室传导的方法是PR间期应小于1个"大格"。

在二度房室传导阻滞中,正常的心房激动可部分(但非全部)引起心室激动,因此,可以看到P波数量多于QRS波群。二度房室传导阻滞又可进一步分为二度Ⅰ型房室传导阻滞、二度Ⅱ型房室传导阻滞和二度2:1型房室传导阻滞。Woldemar Mobitz首次基于心电图特点将二度房室传导阻滞分为两型(Ⅰ型和Ⅱ型)。在二度Ⅰ型房室传导阻滞中,PR间期逐渐延长,直到一个QRS波脱落(P波后没有跟随QRS波群)。图10-9显示了一位二度Ⅰ型房室传导阻滞患者的心电图。图10-10显示了另一位可诱发的二度房室传导阻滞患者的心电图。这位患者主诉劳累性气短。基础心电图显示正常

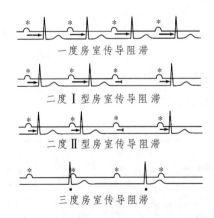

图10-7　房室传导阻滞基本类型示意图。一度房室传导阻滞中,P波(＊)和QRS波群存在1:1的关系,但PR间期异常延长。二度房室传导阻滞中,P波激动部分但非全部下传心室。二度Ⅰ型房室传导阻滞中,PR间期逐渐延长,直至一个P波被阻滞。而在二度Ⅱ型房室传导阻滞中,受阻P波前后的PR间期一致。在三度房室传导阻滞中,心房激动(＊)和心室激动(·)之间相互独立、互不相关。

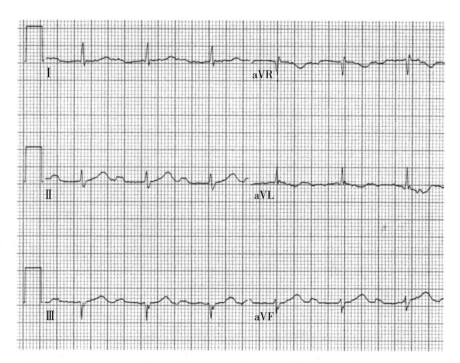

图 10-8　一度房室传导阻滞肢体导联心电图。P 波和 QRS 波群之间存在 1:1 的关系，但 PR 间期异常延长（0.27s）。

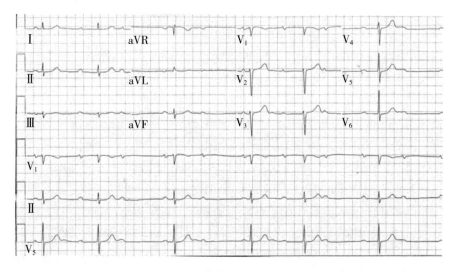

图 10-9　二度 I 型房室传导阻滞。窦房结正常激动心房，产生的窦性 P 波在 II、III、aVF 导联直立，在 aVR 导联倒置。然而，不是每个 P 波都能下传心室。PR 间期逐渐延长直至 1 个 P 波无法下传而造成 QRS 波群脱落。

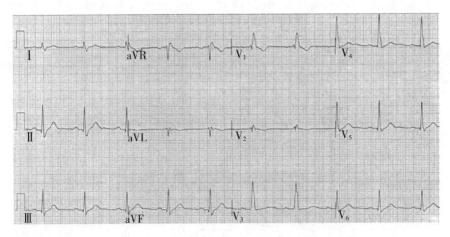

图10-10 主诉活动时气短的患者的心电图。基础心电图显示为临界一度房室传导阻滞伴右束支传导阻滞。

窦性心律伴临界一度房室传导阻滞和右束支传导阻滞。当患者在跑步机上运动时,显示图10-11所示的心电图。在这个病例中,不是每个P波都跟随一个QRS波群,原因是其发展成为二度Ⅰ型房室传导阻滞。二度房室传导阻滞的出现是因为窦性心律增快使部分激动进入了房室结的不应期。在二度Ⅱ型房室传导阻滞中,PR间期保持恒定,却突然出现QRS波群脱落(图10-12)。传统上,二度Ⅰ型房室传导阻滞可通过观察PR间期逐渐延长直至脱落一个QRS波群来识别(图10-8和图10-10)。然而,在一些病例中,这种图形的识别很困难,偶尔可见PR间期缩短(图10-12)。鉴别二度Ⅰ型和Ⅱ型房室传导阻滞最简单的方法是观察脱落QRS波群前后的PR间期。如果漏搏之后的PR间期较短(由于有较长时间用于房室结恢复),则表现为二度Ⅰ型房室传导阻滞(图10-9、图10-11和图10-13)。二度Ⅰ型房室传导阻滞通常又称为文氏阻滞,这是因为德国生理学家Karl Wenckebach在检测动脉搏动和颈静脉波之间的关系时,首次考虑到房室渐进性延迟的可能。在二度2:1型房室传导阻滞中,每隔1个P波可传导至心室(图10-14)。在这种情况下,因为没有连续传导的心搏,故不可能知晓PR间期是否延长。因此,需要长程持续心电图监测来确定其究竟是二度Ⅰ型还是Ⅱ型房室传导阻滞。如下所述,区分二度Ⅰ型和Ⅱ型房室传导阻滞是很重要的,因为其可提供有关房室传导阻滞特异性位点的信息。再看图10-11,最初几个心搏显示为二度2:1型房室传导阻滞,难以鉴别二度Ⅰ型或二度Ⅱ型。在持续监测下,患者持续几个P波下传伴PR间期延长,最终被归为二度Ⅰ型房室传导阻滞。

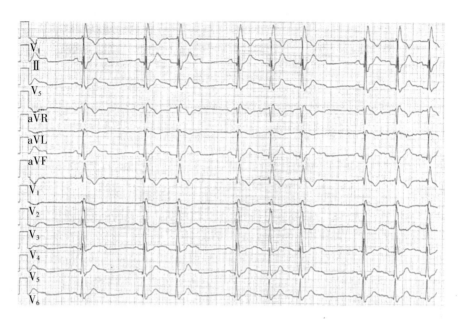

图 10－11　系图 10－10 中同一位患者运动时的心电图。伴随窦性心律提高,进入房室结不应期,患者出现二度 I 型房室传导阻滞。

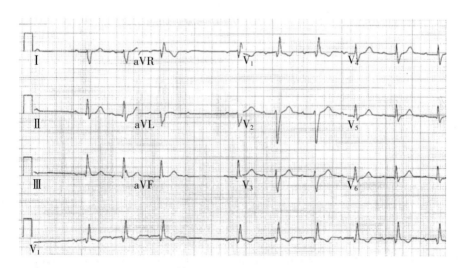

图 10－12　二度 II 型房室传导阻滞。患者基础心电图为右束支传导阻滞。在未下传的 P 波之前,PR 间期恒定。鉴别二度 II 型房室传导阻滞最简便的方法是,在未下传的 P 波前后存在恒定的 PR 间期。

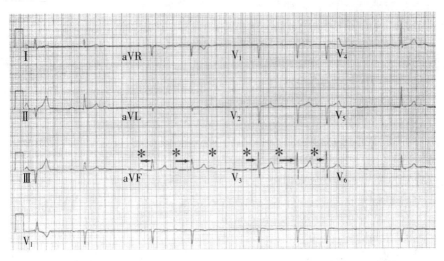

图 10 – 13　特殊类型的二度 I 型房室传导阻滞。图中无典型 PR 间期逐渐延长的特点。这位患者的 PR 间期实际上在 1 个心电序列中出现了缩短。由于 QRS 波群脱落之后 PR 间期短于脱落前的 PR 间期，因此，这类二度房室传导阻滞还应归于 I 型。

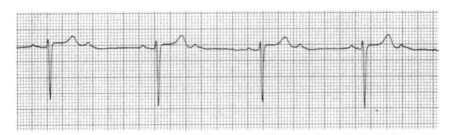

图 10 – 14　2:1 型房室传导阻滞。每隔 1 个 P 波下传 1 次心室。在这种情况下，无法区分二度 I 型和 II 型房室传导阻滞。之后会讨论到，窄 QRS 波群提示为二度 I 型房室传导阻滞。

　　在三度房室传导阻滞中，心房和心室之间为完全的传导阻滞。P 波和 QRS 波群将表现各自固有频率，同时心房和心室激动之间没有任何关系。在 ST 段和 T 波中常可见到变形的 P 波。

　　最后还有一类高度房室传导阻滞。在这种情况下，如同二度房室传导阻滞，可以观察到心房和心室除极之间存在某些联系。然而，在高度房室传导阻滞中，与心室除极无关的 P 波应超过 1 个——即可观察到 > 2 个连续的 P 波没有下传 QRS 波群（图 10 – 15）。

　　临床医生应牢记，有一种房室传导阻滞可见于正常人群，尤其是年轻患者。这便是所谓的"迷走神经性"房室传导阻滞，表现为一过性无症状的

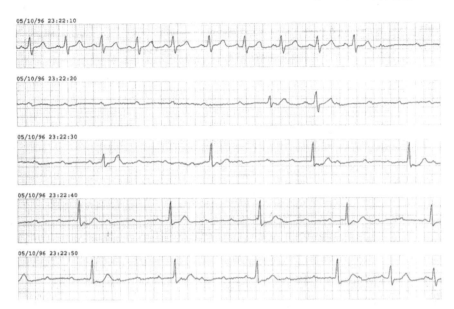

图 10 – 15 高度房室传导阻滞。在这份连续的心电图中，可见许多连续的 P 波未下传心室。由于部分 P 波仍可下传激动心室并产生 QRS 波，因此，不存在完全性心脏传导阻滞。

二度 I 型房室传导阻滞，尤见于睡眠时，这是因为睡眠时副交感神经和迷走神经的张力增高。图 10 – 16 显示了 1 例因迷走神经张力增高所引发的"正常"二度 I 型房室传导阻滞。由于迷走神经张力增高可同时影响窦房结和房室结，因此当发现二度 I 型房室传导阻滞同时合并窦性心律减慢（双头箭头所示）时，可考虑诊断迷走神经性房室传导阻滞。单独在睡眠时因迷走神经张力增高而引发的二度 I 型房室传导阻滞属于生理性改变，尤其那些无相关症状（如头晕、意识丧失）的患者，无须特殊处理。

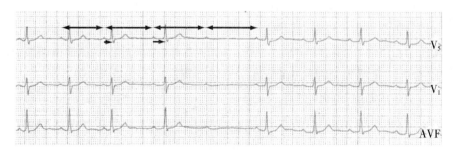

图 10 – 16 迷走神经性二度 I 型房室传导阻滞发作。二度 I 型房室传导阻滞（单箭头所示）的发生与窦性心律减慢（双头箭头所示）相关，因为迷走神经张力增高同时影响窦房结和房室结。

房室传导阻滞的类型

一度房室传导阻滞:所有 P 波均可下传形成 QRS 波群(1:1 下传),但所需传导时间延迟(PR > 0.20s)。

二度房室传导阻滞:部分 P 波(但非全部)下传心室形成 QRS 波群。

1.二度 I 型房室传导阻滞。

2.二度 II 型房室传导阻滞。

3.2:1 型房室传导阻滞。

4.高度房室传导阻滞。

三度房室传导阻滞:P 波完全不能下传心室。

病例示教(续):图 10 - 1 的心电图显示了三度或完全性房室传导阻滞。P 波与 QRS 波群相互独立、互不相关。患者乏力、易疲劳的症状可能与缓慢心室率相关。

分析房室传导阻滞的病例,首先应该考虑心室率与主诉症状的相关性。其次,要确定传导阻滞的位点:房室结或希氏束。若完全性传导阻滞发生在房室结内,房室结远端的起搏点会以 40 ~ 50 次/分的频率起搏心脏。若阻滞发生于希氏束,则位于希氏束远端的束支或心室内起搏点将起搏心脏,但这些起搏点的起搏频率更为缓慢(20 ~ 40 次/分)且起搏功能极不可靠。一般来说,房室结内阻滞的患者在伴有心动过缓相关症状时可行起搏治疗,但希氏束阻滞的患者无论有无症状,均推荐行起搏治疗。

心电图检查可提供一些线索帮助确定传导阻滞的部位(图 10 - 17)。一般来讲,严重的一度房室传导阻滞(PR > 0.30s)多发生于房室结内。因为房室结可发生明显的传导延迟,而希氏束因其自身的传导速率很快,发生明显传导延迟的可能性相对有限。对于二度房室传导阻滞,二度 I 型房室传导阻滞提示房室结内阻滞。相反,二度 II 型房室传导阻滞则更倾向于希氏束内阻滞;需要强调的是,希氏束内的传导纤维具备 Na^+ 通道依赖性,更倾向于“全或无”传导。在二度房室传导阻滞的心电图中,QRS 波群的形态对于诊断阻滞部位也有一定帮助。若心脏传导系统病变发生于希氏束内,心电图更容易表现为宽大的 QRS 波。对于三度房室传导阻滞,若为窄 QRS 波群(小于 0.12s),提示阻滞部位发生于房室结内,而宽大的 QRS 波群则提示希氏束内阻滞。最后,运动过程中出现房室传导阻滞或阻滞程度加重,提示阻滞部位在希氏束或以下。通常运动时交感神经张力增强,窦性心律增加,若阻滞位于房室结内,房室传导会改善。但是,如图 10 - 10

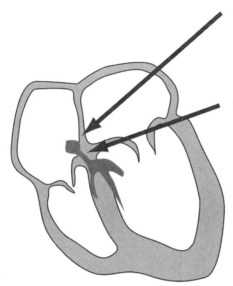

房室结内阻滞
- 一度 Ⅰ 型房室传导阻滞
- 下传的 QRS 波群较窄
- 逸搏的 QRS 波群较窄
- 严重的一度房室传导阻滞

希氏束阻滞
- 二度 Ⅱ 型房室传导阻滞
- 下传的 QRS 波群较宽
- 逸搏的 QRS 波群较宽

图 10 – 17 心电图辅助鉴别阻滞部位。

和图 10 – 11 所示,也可能出现一些例外,在这个病例中运动导致出现了二度 Ⅰ 型房室传导阻滞(多与房室结内阻滞相关)。

评价 QRS 波群有助于区分二度和三度房室传导阻滞。完全性房室传导阻滞的 QRS 波群间距相等,这是因为没有 P 波下传。而在二度房室传导阻滞中,可以见到间距不等的 QRS 波群。图 10 – 18 显示为二度房室传导阻滞心电图。图中 QRS 波群间距不等,提示存在房室间传导。其中与其他 QRS 波形态轻微不同的 QRS 波群是一次交界区逸搏(用 * 标记)。类似的情况,如心房颤动,存在不规则、杂乱的心房除极,如果出现房室传导,QRS 波群形态也不规则。当心房颤动合并完全性房室传导阻滞时,下位起搏点发放除极 QRS 波群形态规则(图 10 – 20)。

病例示教(续):室性逸搏的 QRS 波群相对较宽。观察 QRS 波群的形态,为右束支传导阻滞图形,提示心电传导阻滞发生于希氏束以下。若逸搏心律表现为窄 QRS 波群,则提示阻滞发生于房室结内。

在评价房室传导阻滞时应当谨记心房率必须是正常的。房室结传导的延迟特性可避免过快的心房率下传,从而保护心室。在快速心房率时观察到多种房室传导形式都是正常的。例如,如下一章所述,心房扑

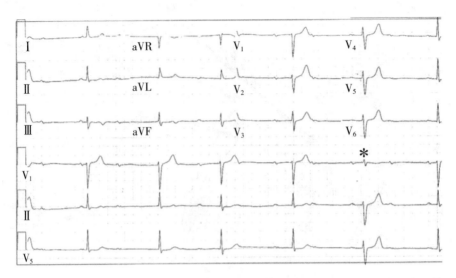

图 10 - 18 房室传导阻滞患者的心电图。第 3 个 QRS 波群"提早"出现,表示房室传导仍然存在(虽然传导能力很差)。用星号(*)标记的 QRS 波群可能是来源于房室交界区低位起搏点的一次逸搏。

动时,心房激动频率为 300 次/分,若房室结和希氏束将每次心房激动都下传至心室,心室率将同样达到 300 次/分。如此快的心室率会引发严重的症状并导致潜在的生命危险。幸运的是,在这种情况下,房室结通常只会允许部分心房激动下传引起心室除极,相当于一个"调节器"以减慢心室率。

图 10 - 19 和图 10 - 20 显示了窦房结功能障碍和房室传导阻滞的不同心电图特点。在窦房结功能障碍时,会出现 P 波缺失;而在房室传导阻滞时,P 波存在,而 QRS 波群数量减少。

本章要点

1. 理论上讲,心率减慢的原因有两个:一是窦房结自律性异常;二是房室传导阻滞。

2. 窦房结功能障碍(自律性异常)可有多种心电图表现,包括窦性心动过缓和窦性停搏。

3. 窦性心动过缓可伴随交界区逸搏心律或异位房性节律,这是由窦房结以外的异位起搏点"夺获"心脏所致。

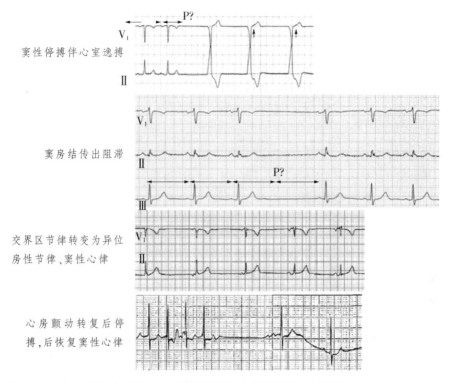

窦性停搏伴心室逸搏

窦房结传出阻滞

交界区节律转变为异位
房性节律、窦性心律

心房颤动转复后停
搏,后恢复窦性心律

图 10-19 可能提示窦房结功能障碍的心电图示例。

4. 房室传导阻滞的分类:一度房室传导阻滞表现为每个 P 波后都可下传产生 QRS 波群,但房室传导的时间延长;二度房室传导阻滞表现为心房激动部分下传心室;三度房室传导阻滞表现为心房激动和心室激动之间各自独立、互不相关(房室分离)。

5. 房室传导阻滞可发生于房室结或希氏束内。若阻滞发生于希氏束内,由于次级起搏点起搏功能不稳定,通常会引起严重的心动过缓。因此,确定房室传导阻滞的部位对于临床工作尤为重要。

6. 鉴别心动过缓为窦房结功能障碍或房室传导阻滞的简单方法为"数"P 波。如果没有(或极少数)P 波,考虑存在窦房结功能障碍;如果 P 波多于 QRS 波,则存在房室传导阻滞。

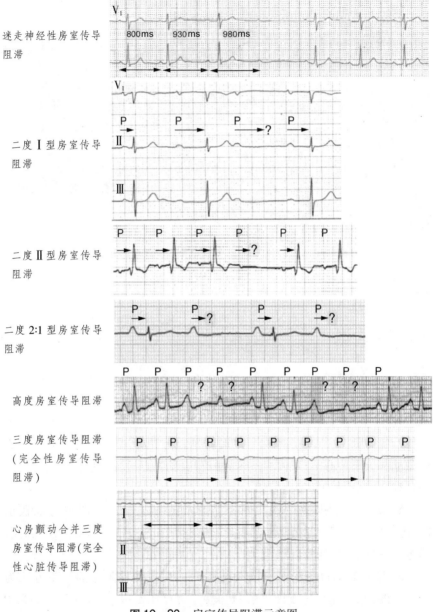

迷走神经性房室传导阻滞

二度I型房室传导阻滞

二度II型房室传导阻滞

二度2:1型房室传导阻滞

高度房室传导阻滞

三度房室传导阻滞（完全性房室传导阻滞）

心房颤动合并三度房室传导阻滞（完全性心脏传导阻滞）

图10-20　房室传导阻滞示意图。

自我检测

1. 心率减慢可由以下哪种原因造成?

（Ⅰ）窦房结自律性异常。

（Ⅱ）房室结自律性异常。

（Ⅲ）房室结传导阻滞。

（Ⅳ）左束支传导阻滞。

A.（Ⅰ）和（Ⅲ）。

B.（Ⅱ）和（Ⅳ）。

C.（Ⅰ）、（Ⅱ）和（Ⅲ）。

D. 以上都是。

2. 下列陈述哪项是错误的?

A. 窦房结是心脏正常的起搏点。

B. 窦性心律是唯一一种 P 波位于 QRS 波群前且与 QRS 波群存在恒定关系的节律形式。

C. 交界区逸搏心律可见于窦房结功能障碍的情况下。

D. 窦房结胶原沉积随年龄而增加。

3. 下列陈述哪项是错误的?

A. 房室传导阻滞可发生于房室结或希氏束内。

B. 房室传导阻滞时,P 波可由窦房结产生。

C. 二度房室传导阻滞总是伴随缓慢而规律的脉搏。

D. 一度房室传导阻滞通常是由于房室结内发生阻滞。

4. 图 10 - 1 的检查中,患者患有完全性心脏传导阻滞。心室除极的起搏点位于哪里?

A. 房室结。

B. 右束支。

C. 左前分支。

D. 左后分支。

自我检测答案

1. 答案:A。

解释:窦房结自律性异常和房室结传导阻滞都可造成心率减慢。左束支传导阻滞可造成 QRS 波群增宽,但单独的左束支传导阻滞不会造成心率减慢。同样,房室结自律性异常本身也与心率减慢无关,但与窦房结自律性异常同时存在时可导致心率显著减慢(室性逸搏)或者心脏停搏(无心室激动)。

2.答案:B。

解释:在异位房性节律的患者中,心房异位起搏信号通过房室结下传激动心室,心房除极产生的 P 波存在于每个 QRS 波群之前。不过,该 P 波与窦性 P 波的形态不同。

3.答案:C。

解释:二度房室传导阻滞 P 波的激动部分下传心室,在多数病例中可造成脉搏不规律。其中有一种情况例外,即房室 2:1 下传,每隔一个 P 波下传一次,这可引起缓慢而规律的脉搏。

4.答案:C。

解释:QRS 波群为右束支传导阻滞合并左后分支阻滞图形,提示异位起搏点位于左前分支内,因为该部位起搏可引起左心室后部和右心室激动延迟。

(李洪仕 万征 杨孟云 译)

第 11 章

室上性心动过速

传统上讲,只要心率超过 100 次/分的心律失常都可以定义为心动过速。心动过速常常是一种正常生理表现,例如年轻人由于剧烈运动使交感神经兴奋时,其心率可为 150~180 次/分。然而,心动过速可能是异常表现,并伴随血流动力学障碍。心动过速的分类通常主要依据 QRS 波群的形态和时限:正常 QRS 波群或宽大 QRS 波群。如果 QRS 波群的时限和形态正常,则心室是正常激动的,可排除室性心动过速。鉴于此,窄 QRS 波心动过速通常被归为室上性心动过速。

虽然通过 QRS 波群形态去鉴别心动过速很有用,但是牢记心动过速的机制与解剖学分类也是非常重要的。

病例示教:Jennifer 女士,23 岁,有间断性心动过速发作病史,既往无不适症状,直到数小时前出现心前区"扑动感",持续心率过快,就诊于急诊室。该患者发病时的心电图如图 11-1 所示。

心动过速的发生机制

心率过快的机制有以下 3 点:自律性增强、触发活动及折返机制(图 11-2)。

自律性增强

自律性增强的最简单例子是窦房结的交感神经兴奋而引起的 4 相自动除极化增强,导致窦性心动过速。在一些情况下,有一些正常状态不能进行起搏激动的细胞也会出现 4 相异常除极化,使心率过快。最常见的例

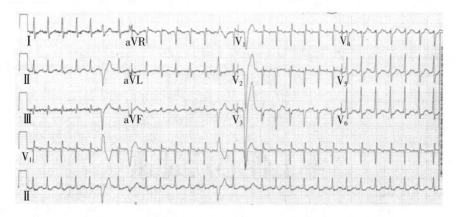

图 11-1　Jennifer 女士的心电图。

子是心肌损伤,尤其是冠状动脉阻塞导致心肌缺血后再灌注会导致心室率增快,可达 80~100 次/分。这是由 4 相 Na^+ 内流所介导的。

触发活动

在触发活动中,Na^+ 通道或 Ca^{2+} 通道的再激活会导致自动除极,这种特殊形式的自律性通常被称为触发活动,这样说的原因是其需要之前有除极活动。如果这种触发活动发生在动作电位 3 相,通常称为早后除极(EAD)。如果这种触发活动发生在复极结束后并且已恢复到静息膜电位时,就称为迟后除极(DAD)。EAD 更可能与动作电位时限延长有关,而DAD 则可能与 Ca^{2+} 内流增加有关。触发活动在第 6 章中已详细讲述,其与尖端扭转型室性心动过速相关。

折返机制

折返机制是引起心动过速最为常见的原因。例如在本章中,我们将了解到心房扑动(简称"房扑")、房室结折返性心动过速以及房室折返性心动过速的发生与折返机制有关。在传统的折返模型中,存在 2 条平行的、电激动相互独立且电生理特性完全不同的径路(图 11-2)。规律的心跳会经快径路和慢径路下传。然而,如果 1 个期前收缩不能经 1 条传导径路下传(传导径路处在不应期),而经另 1 条传导径路下传(这一传导径路通常是慢径路),之后电激动脉冲再经不能下传的第 1 条径路逆传形成折返(此时已从不应期恢复);由此开始电激动的折返并且会持续(图 11-2)。折返波的形成需要特定的电生理基质:不同电生理特性的平行传导径路和

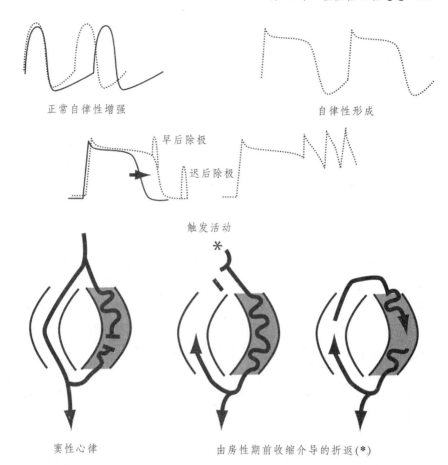

图 11-2　心动过速的细胞/组织机制。上图:自律性增强可引起心率加快,最常见的是窦性心动过速,其次是心肌组织的自律性形成(正常情况下不产生起搏激动)。中图:触发活动是自律性异常的一种形式,特征是由 Na^+ 通道和 Ca^{2+} 通道激活引起的后除极,其中在心肌动作电位 3 相产生的为早后除极,在复极结束后产生的为迟后除极。下图:折返机制,存在 2 条平行的传导径路,其传导速度和不应期不同(慢径路不应期较短,见灰色区域)。当窦性心律时,除极波经过快径路传导,而不能经慢径路传导。而期前收缩时,其中 1 条传导径路发生阻滞,而经另 1 条传导径路缓慢下传,然后除极波再经先前阻滞的传导径路逆传而形成折返,若除极波没有遇到传导径路的不应期,就会形成反复折返的折返环。

1 个时间巧合的期前收缩。既然需要这些条件都符合,折返似乎是 1 个非常罕见的事件,但事实上,折返是临床上所见的异常心动过速最常见的发生机制。

解剖学分类

在解剖学上,心动过速可起源于心房组织、交界区或心室组织,或由房室旁路参与(图11-3)。起源于心室的心动过速呈宽QRS波心动过速,其机制是心室组织的异常激动,这将在下一章详细介绍。从解剖学方面来看,窄QRS波心动过速见于:房性心动过速、交界性心动过速、房室折返性心动过速(旁路介导)。

房性心动过速

1.窦性心动过速

心率大于100次/分的窄QRS波心动过速最常见的原因是窦性心动过速。窦房结受交感神经的支配。当交感神经兴奋时(情绪激动或运动),心率增快。这似乎是受离子通道磷酸化的调节,使窦房结细胞的舒张期自动除极化增快(增加起搏电流I_f和I_{Ca-T})。由于窦房结激活心房,心房仍保持从上到下及从右到左的顺序激活,因此P波在aVR导联上是负向的,而在Ⅱ导联上是正向的。此外,由于交感神经兴奋会导致房室结传导增快,P波和QRS波群的关系是不会变的,即P波出现在QRS波群的前面。

2.局灶性房性心动过速

在局灶性心动过速中,有一个窦房结之外的异位起搏点激动心房,其机制可能是自律性增强或触发活动,而由于折返所导致的快速性房性心动过速通常称为心房扑动,见下文"心房扑动",但要记住,小的折返环本质上都是局灶性的,这点十分重要。仅从心电图上很难确定房性心动过速的发生机制。体表心电图上记录的房性心动过速发作时的起点和终点通常是唯一可获得心动过速机制的时机。折返性房性心动过速通常由房性或室性期前收缩所激发,而自律性心动过速是突然"开始"或"终止"的。自律性房性心动过速有时也会出现逐渐加速和逐渐减速的趋势,类似窦性心动过速。

局灶性房性心动过速的P波形态取决于发放冲动的异常起搏点位置,例如,起源于左心房侧壁的房性心动过速,aVL导联的P波是倒置的(图11-4)。由于异位起搏点的非生理性激动不一定会导致房室结的交感神经兴奋,P波和QRS波群的关系取决于房性心动过速的频率和房室结的不应期。

房性心动过速

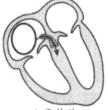 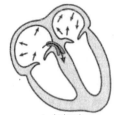 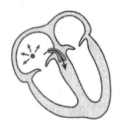

心房扑动　　　　　　　心房颤动　　　　　　　房性心动过速

交界性心动过速

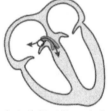 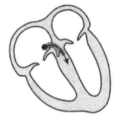

房室结折返性心动过速　　　　房室结自律性心动过速

室性心动过速

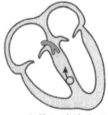 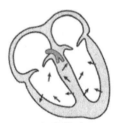

室性心动过速　　　　　　　心室颤动

房室旁路介导的心动过速

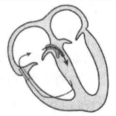 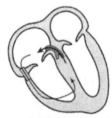 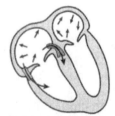

顺向性房室折返性　　　逆向性房室折返性　　　心房颤动合并经房室
心动过速　　　　　　　心动过速　　　　　　　旁路和房室结前传激
动心室

图 11-3　心动过速的解剖学分类：心动过速可起源于心房组织、交界区组织和心室组织或房室旁路系统。（Reprinted with permission from Kusumoto FM, *Cardiovascular Pathophysiology*, Hayes Barton Press, Raleigh, NC, 1999）

比如,异位P波伴随一度房室传导阻滞,或并不是所有的异位P波都会下传心室(二度房室传导阻滞)。在图11-4中,由于房性心动过速的频率相对较慢,房室结传导较好,PR间期似乎是正常的。相反,图11-5心电图显示:一位年轻女性由于右上肺静脉存在1个自动起搏点,从而导致心动过速发作,房性心动过速的频率是很快的,因此,可见房室结区发生各种类型的阻滞。另外,注意第1个P波和随后出现的P波在形态上是相似的,这就提示机制是自律性增强引起的局灶性房性心动过速而非折返机制。

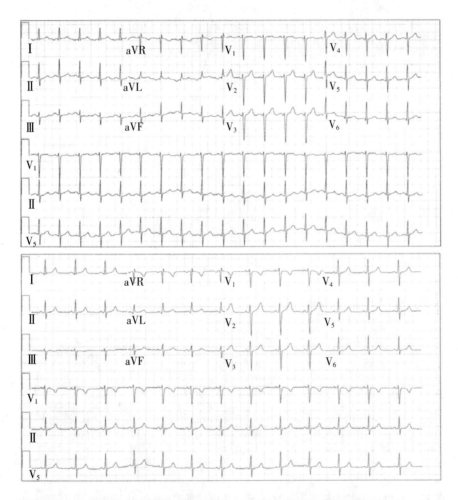

图11-4　一位窦性心动过速和乏力患者的心电图表现。上图:基础心电图。P波在aVL导联是倒置的,提示房性心动过速的异位起搏点靠近左上肺静脉。下图:射频消融异位起搏点后,患者的心电图表现正常,患者的P波形态也随之发生变化。

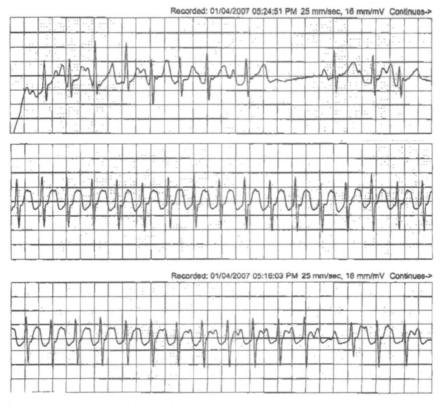

图 11-5　起源于右上肺静脉的局灶性房性心动过速患者的心电图。上图:心电图捕捉到了患者房性心动过速发作时的其中一部分心电图。房性心动过速的终点是一个窦性心律,其后心动过速再次发作,之前无期前收缩出现,这一现象表明房性心动过速的发生机制是自律性。下图:在另一次房性心动过速时的心电图,由于房室结不应期而发生阻滞。正如后面讨论的那样,若房性心动过速并不受房室传导阻滞影响,这称为房室结非依赖性心动过速。

3. 多源性房性心动过速

多源性房性心动过速中,多个异常激动点会导致起搏点激动增加和心房除极。这就会出现几种不同形态的 P 波,每个 P 波的形态均取决于不同异位起搏点的心房激动(图 11-6)。既然每个异位起搏点都有自己不同的除极节律,因而心房节律极不规则,从而使 QRS 波群的节律也不规则。此外,多源性房性心动过速也常见于其他病理情况,如缺氧、酸中毒。除此之外,实验室数据和临床数据均显示多源性房性心动过速也可由触发活动引起。

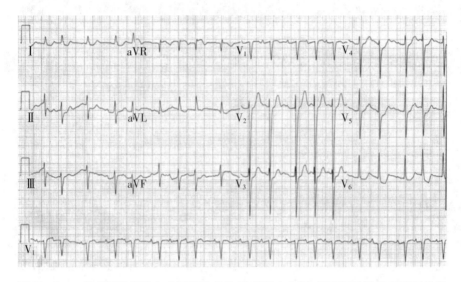

图 11-6 一位多源性房性心动过速患者的 12 导联心电图,其原因是肺部疾病引发的严重缺氧血症。

4. 心房颤动

心房颤动(简称"房颤")时,心房被持续激动。房颤发生机制的传统解释是心房中多个弥散游走的小波合并或分开,从而形成了不同类型的波形(图 11-7)。另外一种对于房颤发生机制的解释是心房中存在单个快速激发的异位起搏点或者折返环,而且同时其他心房组织不能按照正常的方式去传导。最近研究又提出:心房组织中存在非常微小的折返环,可以产生螺旋形的波,且这种波就会不断激发心肌细胞及其电生理传导系统,从而导致房颤的发生(图 11-8)。如果这些异常电激动波遇到障碍时,如正处在不应期的心肌组织或特殊结构(如血管开口处),这些小波就会分成多个微子波。由于心房组织在解剖结构上存在多个空洞结构,例如三尖瓣环、二尖瓣环以及腔静脉、肺静脉和三维复合体(两个心耳和房间隔),所以与房颤发生有关的不规则的心房激动很容易形成。

不管发生机制如何,心电图上房颤可定义为不规则的心房激动,因而没有清晰可见的 P 波和等电位线。房颤波呈一种低振幅的不规则波形。尽管心电图的表现大同小异,但在房颤的治疗方面需要根据其发生机制具体分析及具体对待。

心房率很快,一般为 300~1000 次/分。幸运的是,房室结会限制心室的应答频率,但在年轻患者中可见到这种非常快的心室率。心室率的快慢

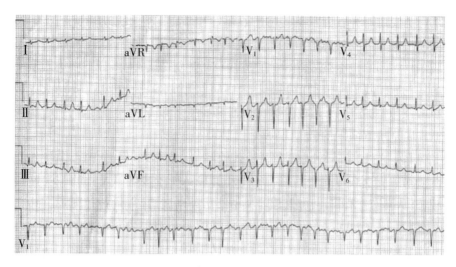

图 11-7　房颤的 12 导联心电图。如图所示,不规则的持续的心房激动导致不规则的房颤波,同时引起不规则的心室激动。

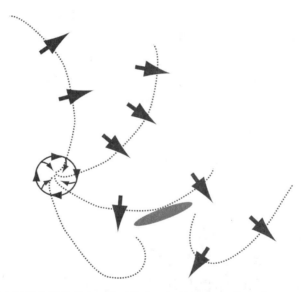

图 11-8　图中显示房颤的其中 1 种可能发生机制。1 个大转子(螺旋形波)就是 1 个特定位置的折返环,可以传播电激动。当这一电激动遇到障碍时——不应期组织或孔洞结构,例如瓣膜或静脉开口处,这一电激动波就会分成几个子转子。

主要取决于房室结的不应期长短。

5.心房扑动

心房扑动(简称"房扑")是由于心房组织内存在大而且稳定的折返环,

从而诱发的一种较为常见的房性心律失常。心房扑动最为常见的类型是由三尖瓣和下腔静脉形成的心肌组织峡部参与的。1个期前收缩会在心肌组织峡部的一端被阻滞,继而穿过峡部,环绕三尖瓣,然后重新进入峡部的另一端。我们将这种类型的心房扑动称为峡部依赖性心房扑动或典型心房扑动,其心房扑动波通常在Ⅱ、Ⅲ和aVF导联呈负向波,因为左心房激动方向是从下向上的(图11-9)。

除此之外,心房扑动也会围绕其他解剖学障碍结构进行旋转,例如心房扑动的折返环可能会利用二尖瓣和肺静脉所形成的峡部而绕二尖瓣环旋转,从而产生心房扑动波,但与典型心房扑动波的形态不同(图11-10)。如图11-10所示,这位患者的心房扑动就是环绕二尖瓣旋转的。通过心电图很难判定心房扑动确切的折返路径,但一般来讲,左心房的心房扑动不会引起较深的负向扑动波,这点不同于典型心房扑动。

因为存在房室传导阻滞,心房扑动时的心室率慢于心房率。这是房室结保护心室发生快速心室率的另一个例子。以此推断,心房扑动时的心室率可以提供患者房室结传导特性的一些线索。图11-11显示了一位典型心房扑动患者的心电图。每5~7个心房扑动波下传一个心室波,一旦心房扑动中断,患者演变为窦性心律,二度Ⅰ型房室传导阻滞(中间一行所示)。当患者停服β受体阻滞剂后,房室结传导功能改善(下图)。

房室交界性心动过速

起源于房室交界处的心动过速发生机制:折返和自律性增强。

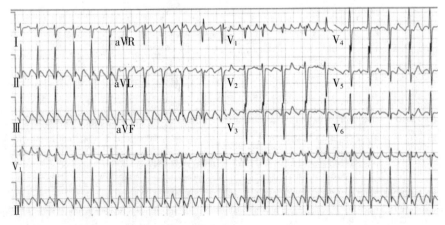

图11-9 典型的心房扑动。下壁导联可见负向的锯齿波。

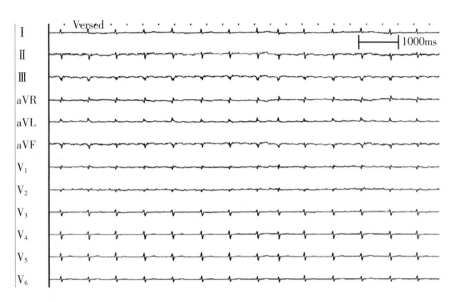

图 11-10　非典型心房扑动。与前面的心电图相比较,心房扑动波并不是很明显。

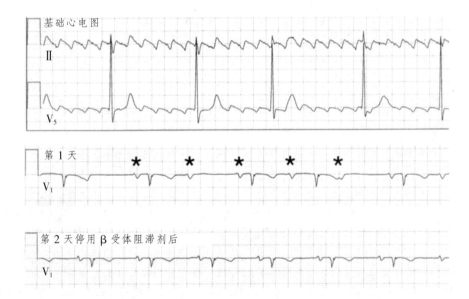

图 11-11　上图:典型心房扑动患者的心电图表现。每 5～7 个心房扑动波才会出现一个 QRS 波群,房室传导受损。当恢复窦性心律后,患者出现二度 I 型房室传导阻滞(中图)。当停用 β 受体阻滞剂后,二度 I 型房室传导阻滞消失,患者转为临界一度房室传导阻滞(PR 间期为 0.22s)。

1.房室结折返

在房室结折返中,折返环在房室结和房室结周围的心房组织处形成。房室结处有几条平行传导径路从而产生折返。典型的情况下,一般会有1条快径路和1条慢径路进入房室结。窦性心律时,心房激动通过快、慢径路下传房室结(图11-12)。期前收缩在快径路中被阻滞,仅通过慢径路下传到房室结。如果快径路已经恢复,期前收缩的电激动就会通过快径路逆传从而激活折返环。因此,房室结折返的发生首先必须有2条相互独立的有不同电生理特性的径路,其次要在恰当的时间的期前激动引发心动过速发作。这就解释了房室结折返性心动过速一般为阵发性发作的原因。

心电图上,P波一般不易看到,因为心房和心室几乎是同时被激动。与窦性心律的QRS波群相比较,房室结折返性心动过速时的QRS波群更易于发现新增反折波,即代表心房激动的P波。由于在折返中心房是通过房室结折返激动的,所以P波一般在下壁导联是倒置的,而在V_1导联是直

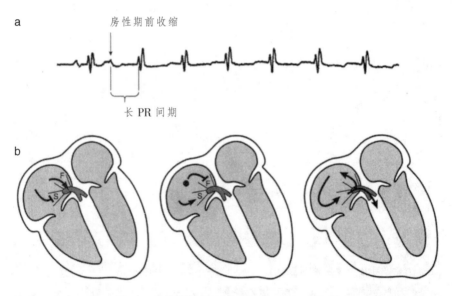

图11-12　(a)心电图显示房性期前收缩诱发的房室结折返性心动过速。(b)原理图显示房室结折返。房室结折返时,有1条快径路和1条慢径路进入房室结。窦性心律时,电激动进入快径路和慢径路。当电脉冲通过慢径路进入房室结的共同通路时,房室结处于快径激动后的不应期,因此电脉冲传至此时,除极被阻滞。但是,如果1个房性期前收缩在快径路中被阻滞,只能经慢径路下传,然后除极将会通过快径路逆传,从而导致折返性心动过速的发生。(Reprinted with permission from Kusumoto FM, *Cardiovascular Pathophysiology*, Hayes Barton Press, Raleigh, NC, 1999)

立的。V_1 导联呈小的终末 r' 波,这点有助于辨别房室结折返所引起的室上性心动过速。

2. 自律性交界性心动过速

自律性交界性心动过速时,正如其名字所提示的,这种心动过速的自发性激动点一般在房室结内或者靠近房室结,并且激动心脏的速度要比窦房结更加迅速。P 波的位置也较为多变,有的时候由于心房被逆行的折返波所激动,所以有可能与 QRS 波群相互融合,从而 P 波不易发现。还有些情况下可以看到窦房结的激动。图 11-13 显示一幅心脏外科手术后患者阵发性交界性心动过速发作时的心电图。在心电图左侧可见一段频率为 100 次/分的自律性交界性心动过速,且自发终止,窦性心律时基线上有明显的一度房室传导阻滞。QRS 波群在窦性心律和心动过速时形态相同,但在心动过速发作时某些 QRS 波群的尾部可见 P 波。

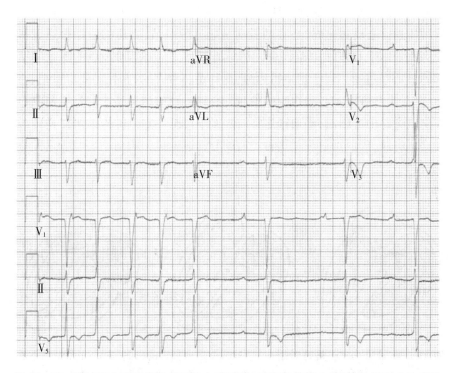

图 11-13 开始有 5 次自律性交界性心动过速,具有自发终止的特点,可见 3 次窦性心律,呈一度房室传导阻滞。V_1 导联可见 5 次交界性心律中有 3 个逆行的 P 波。

房室旁路介导性心动过速

房室结往往被认为是心房和心室之间唯一的电连接。在人群中,约 1:1000 在心房和心室之间存在附加的传导径路。由于房室旁路的存在,使心房和心室存在 2 条传导径路,增加了折返的可能性。房室旁路的存在与几种不同类型的心动过速有关,这些将会在第 15 章进行更加全面的讨论。但简单介绍一下,房室旁路的存在意味着心室可被 2 条传导径路激动——房室结和房室旁路。由于房室旁路的传导速度比房室结更快,并且直接插入到心室组织,心电图表现为 PR 间期缩短,QRS 波群增宽。QRS 波群的起始部分仅仅是由房室旁路的传导形成的(此时房室结仍然在缓慢地传导),这个顿挫的起始波被称为 δ 波。在窦性心律时,由于部分的心室激动是房室旁路介导的,心室的激动是一个"融合波"。房室旁路的存在意味着在心房和心室间有 2 条平行传导径路,患者存在发生折返性心动过速的基质。心动过速最常出现的类型是顺向型房室折返(图 11－14)。在这种折返性心动过速时,心室的激动是通过房室结,心房的激动是通过房室旁路。由于心室是由希氏束－浦肯野纤维正常激动的,心电图上呈窄 QRS 波心动过速。对于房室折返,折返环是非常大的,并且需要房室结、心室组织、房室旁路和心房组织的参与。心动过速的诱发是由房性期前收缩在房室旁路中被阻滞,而通过房室结缓慢下传至心室。除极波可以逆传激动房室旁路,形成折返环。这种类型的心动过速称为顺向型房室折返性心动过速(参见图 11－3),因为心室是经房室结正常激动的。

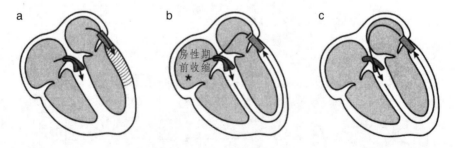

图 11-14 存在房室旁路的患者中发生顺向型房室折返的机制。(a)正常情况下心房的激动通过房室结和房室旁路传导到心室。(b)房性期前收缩在房室旁路中被阻滞,心室完全由房室结下传激动。(c)房室旁路的逆传(从心室向心房)可以导致折返环的形成。(Reprinted with permission from:Kusumoto FM, *Cardiovascular Pathophysiology*, Hayes Barton Press, Raleigh, NC, 1999)

心电图诊断

心电图对室上性心动过速是一个重要的评价工具。特别要注意以下问题：心动过速是规则的还是不规则的？ P 波的位置和形态？ 心动过速是否需要房室结的激动来维持？ 规则和不规则的室上性心动过速诊断的简单流程图见图 11 – 15 和图 11 – 16。

规则与不规则

最常见的不规则的室上性心动过速是心房颤动。无序的心房激动快速、不稳定地下传房室结，使心室率也不规则。而少见的不规则心动过速是多源性房性心动过速。这 2 种心律失常通常可以通过心电图来鉴别（图 11 – 17）。其中，多源性房性心动过速时可以看到不同形态的 P 波，没有心房激动时可见等电位线。相反，心房颤动时有持续的心房激动会使基线不规则，没有等电位线。而房性心动过速时，由于房室结传导阻滞也可以引起不规律的快速心室率，但由于心房率是规则的，也常常呈规则的心室率表现。

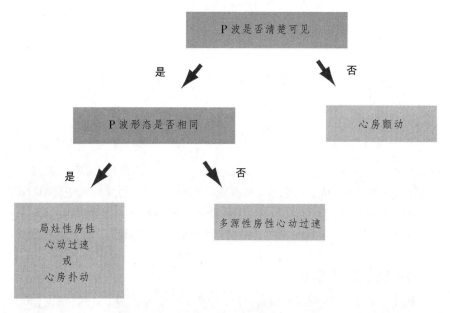

图 11–15　不规则心动过速的诊断流程图。

规则的窄 QRS 波心动过速

是否房室结依赖性

是（房室结阻滞后心动过速终止）↙   否（房室结阻滞后心动过速仍持续发作）↘

P 波和 QRS 波群有什么关系   房性心动过速（简称房速）

↓   ↓ P 波的评估

房室结折返	P 波看不到或在 QRS 波终末部		典型心房扑动	锯齿形扑波，在 II、III、aVF 导联上呈负向
经旁路房室折返	P 波在 ST 段		局灶性房速	P 波的形态取决于房速起源部位：II、III、aVF 导联呈正向时起源部位在心房上部；aVL 导联呈负向时起源部位在心房；aVR 导联呈负向时起源部位在右心房
非典型房室结折返或非通常旁路（PJRT）	P 波在 QRS 波群之前		非典型房扑	肢体导联上房扑波常常较小

图 11-16   规则心动过速的诊断流程图。

心房颤动

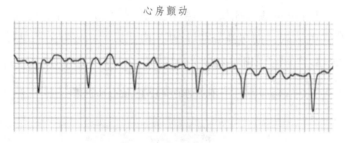

多源性房性心动过速

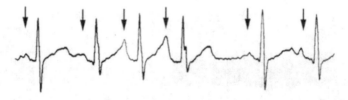

图 11-17   不规则心动过速的心电图表现。心房颤动时，心电图上可看到持续的颤动波，而在多源性房性心动过速时，可见到明显的 P 波（箭头所示）及其间的等电位线。（Reprinted with permission from：Nicoll D, McPhee S, Pignone M, Chuanyi ML（Eds.）. *Pocket Guide to Diagnostic Tests*, *Fifth Edition* McGraw Hill, 2008）

P 波的位置和形态

P 波相对于 QRS 波群的位置，可以为室上性心动过速（简称"室上速"）的发生机制提供线索。如果室上性心动过速起源于房室交界区，心房和心室同时激动会使 P 波隐藏在 QRS 波群中。另外,从房室交界区起源的室上性心动过速常常可在 V₁ 导联中看到小 r' 波,这是由于逆向激动心房产生的(图11-18)。在房室旁路介导性心动过速的患者中,心房的激动是在心室激动后出现的。此外,由于房室旁路的传导速度要快于房室结的传

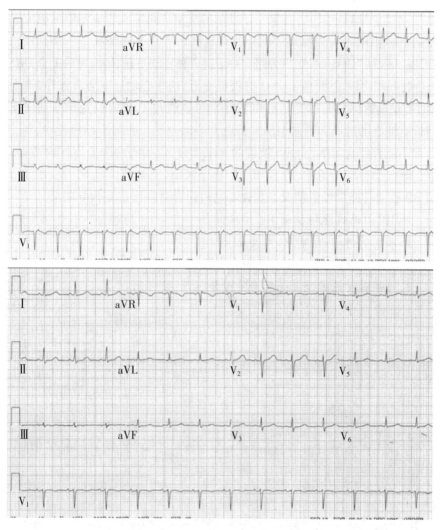

图 11-18　上图:房室结折返患者的心电图。房室结折返的 P 波常常是不清楚的,但有时可在下壁导联看到在 QRS 波群终点处有负向反折波,或在 V₁ 导联上看到小的正向反折波。下图:同一患者心动过速终止后的心电图表现。请注意,心动过速时出现的小 r' 波在基础心电图上没有。这表明 r' 波代表心房除极。

导速度,P 波可以在 ST 段上看到(图 11 - 19)。很多有房室旁路的患者由于经房室旁路激动心室,在基础心电图上就可以看到 QRS 波群异常。房室旁路是一条"双行道",它能在 2 个方向上传导。有趣的是,一些有房室旁路的患者只能逆传。这些患者在基础心电图上呈正常 QRS 波群(图 11 - 20)。这种情况下房室旁路为"单行道"。这种明显矛盾的原因似乎是一种"源 - 库"不匹配(图 11 - 21)。如果一条纤细的房室旁路不能形成足够的电流去激动心室组织,但可以激动心房组织。这些患者在基础情况下看不到预激波,所以称为"隐匿性"房室旁路。对于这 2 种心动过速,P 波与后 1 个 QRS 波群时间相比较,其距前 1 个 QRS 波群更近,这些心动过速通常被称为"短 RP"心动过速(图 11 - 22)。心电图经常可以通过 P 波的位置来鉴别房室结折返性心动过速和顺向型房室折返性心动过速。在房室结折返中,P 波常常不能看到或者落在 QRS 波群的终末部分,因为心房和心室同时激动;但在顺向型房室折返中,心室和心房顺序激动,使 P 波位于 ST 段。此外,短 RP 心动过速少见的情况是房性心动过速合并一度房室传导阻滞。

短 RP 心动过速特征如下:

1. 房室结折返:最常见,尤其是女性。

2. 房室折返:更常见于儿童和青少年。

3. 房性心动过速合并一度房室传导阻滞:极少见。

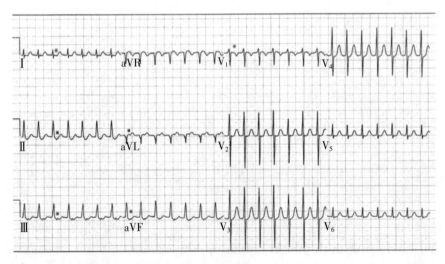

图 11-19   房室旁路介导的心动过速。6 个肢体导联中的 5 个导联和 V_1 导联可看到逆行 P 波(*)。

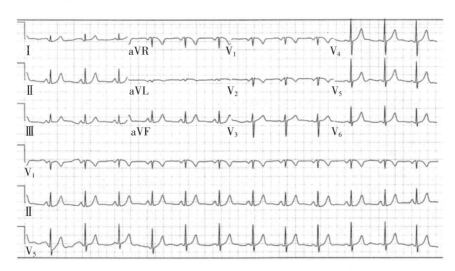

图 11-20 与图 11-19 为同一位患者正常心电图。注意，尽管存在房室旁路，但是 QRS 波群是正常的。

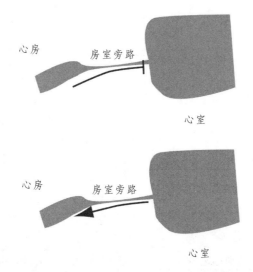

图 11-21 隐匿型房室旁路形成原理的概图。细小的房室旁路不能使大块心室组织除极，但是可以形成足够的电流激动较薄壁的心房。

"长 RP"心动过速时，P 波离后一个 QRS 波群较之前的 QRS 波群更近（图 11-23）。一般来说，长 RP 心动过速见于局灶性房性心动过速（图 11-4 和图 11-5），但一些少见的病例是房室结折返和房室旁路介导的心动过速，也能导致长 RP 心动过速。

短 RP 心动过速

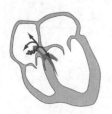 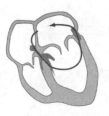 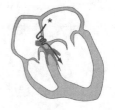

房室结折返
心房和心室同时除极

房室折返
心房和心室顺序除极

伴有一度房室传导阻滞的
房性心动过速（极少见）
心房和心室顺序除极 *

图 11-22 短 RP 心动过速的鉴别诊断。短 RP 心动过速时，RP 间期短于 PR 间期。短 RP 心动过速最常见的原因是房室结折返。而顺向型房室折返是短 R-P 心动过速不太常见的原因，但是它是儿童心动过速中较常见的原因。这 2 种心动过速可以通过 P 波的位置来鉴别。短 RP 心动过速极少见的原因是伴有一度房室传导阻滞的局灶性房速，可见于所有年龄组。

长 RP 心动过速

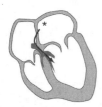 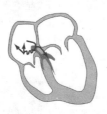 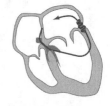

房性心动过速

非典型房室结折返
经房室结缓慢逆传

经慢房室旁路房室折返
（持久性交界性心动过速）
经慢房室旁路缓慢逆传

图 11-23 长 RP 心动过速的鉴别诊断。长 RP 心动过速时，RP 间期长于 PR 间期。最常见的长 RP 心动过速是房性心动过速。较少情况下，长 RP 心动过速可以发生在经慢径路逆传房室结折返。在极少数情况下，长 RP 心动过速可能经房室旁路缓慢传导，该房室旁路一般位于房室结区的间隔部。这些患者常常发生无休止性心动过速，因为存在 2 条慢径路。这种心动过速称为持久性交界性反复性心动过速（PJRT），强调无休止性特征。

例如,如果房室旁路是由缓慢的传导组织构成,而不是快速传导组织即正常的心房或心室组织,则通过缓慢传导的房室旁路逆传可产生长 PR 间期(图 11 - 24)。在这种情况下,房室结有更多的时间去恢复,PR 间期就是正常的。因此,经房室旁路缓慢传导的患者常常会发生无休止性心动过速,因为折返环是由 2 条缓慢传导径路组成,缓慢传导可增加任何被激动组织完全恢复的可能性,心动过速很容易诱发并保持,因此这种心动过速传统上称为持久性交界性心动过速(PJRT),其具有无休止特征及缓慢传导的房室旁路常常位于接近房室结的位置。

同样,如果患者存在房室结折返,折返环传导顺序反转,则可发生长

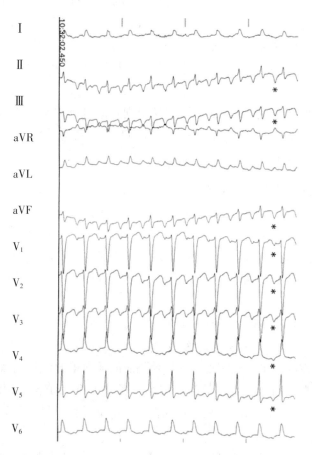

图 11-24　有缓慢传导房室旁路患者的心电图。下壁导联和胸前导联可以更加清楚地看到逆传负向 P 波(*)。

RP 心动过速。心房可经慢径路逆传激动,而经快径路通过房室结顺向激动。这种形式的房室结折返通常称为"非典型房室结折返",因为它很少发生。

长 RP 心动过速的特征如下:

1. **房性心动过速**:最常见。

2. **非典型房室结折返**:不常见。

3. **慢传导房室旁路介导性心动过速(PJRT)**:极少见。

从上述的探讨中,在心动过速时对于 P 波的鉴别明显能够起到重要的作用。对比心动过速时的心电图和窦性心律时的心电图是非常重要的。这可以使临床医生认真地评估心动过速时的心电图,找到代表心房除极的反折波,可能在 QRS 波群、ST 段以及 T 波上。一旦 P 波被识别出来,就可以分析评估 P 波的形态。如果心房是通过房室结或者房室旁路逆传激动,在下壁导联中有时可以看到倒置的 P 波。相反,如果心房激动在下壁导联呈正负型或者是直立的,提示为房性心动过速。这在长 RP 心动过速的诊断中非常有用,因为 P 波常常很容易识别。而且下壁导联上直立的 P 波基本上可排除不典型的房室结折返和 PJRT。

房室结依赖和非房室结依赖

判断室上性心动过速病因的最重要线索是要明确心动过速的维持是否需要房室结激动(房室结依赖)。房室结折返和房室折返都是房室结依赖的;如果经房室结传导被阻滞,即使是 1 次心跳被阻滞,心动过速也会被终止,因为折返环被破坏。相反,如果患者为房性心动过速,经房室结下传被动激动心室,若房室结发生阻滞,心室率会减慢,但是心房组织的心动过速会持续存在。

房室结依赖:房性心动过速。

非房室结依赖:房室结折返,房室折返。

对于临床医生尝试实现房室传导阻滞的最简单方法是刺激迷走神经。临床上最常用的方法是颈动脉窦按摩或者 Valsalva 动作。如果患者有静脉通道,可以应用腺苷。腺苷通过增加 K^+ 的通透性,可以引起房室结短暂的阻滞(图 11 - 25)。

室上性心动过速的自发终止亦可以为明确心动过速是房室结依赖或者非房室结依赖提供证据(图 11 - 26)。幸运的是,患者有长 RP 心动过速并且自发终止,而且心电图记录到了。该心动过速终止在 P 波,在 V_1 导联

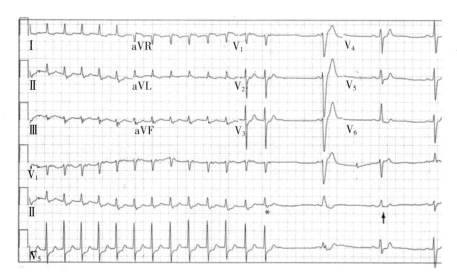

图 11-25　用腺苷终止的心动过速患者的心电图。因此,这种心动过速被认为是房室结依赖的。在该例子中,患者为房室结折返。对比患者在心动过速和在基础水平时的 QRS 波群,提示在心动过速时 QRS 波群(＊)终末处可见逆传 P 波,而在窦性心律(箭头所示)时未见到。

最清楚。这就意味着这种心动过速是房室结依赖的。经房室结 1∶1 下传的房性心动过速常常不会自发终止于 P 波。房性心动过速时,房室结的传导是被动的。当房性心动过速终止时,最后 1 个 P 波后会伴随 1 个 QRS 波群。

　　室上性心动过速的诊断流程参见图 11 - 15 和图 11 - 16。临床上,不规则的室上性心动过速大部分是某些类型的房性心动过速。如果没有看到心房的激动,则认为患者存在心房颤动。如果可见不同形态的 P 波,则认为患者有多源性房性心动过速。如果仅仅发现了一种形态的 P 波,则认为患者有局灶性房性心动过速或者心房扑动。由于房室结的可变传导可出现不规则的心室率;经房室结稳定的 2∶1 下传,患者经常会出现短阵规则的心动过速,而由于更高的房室阻滞(如 3∶1、4∶1 等),QRS 波群间可出现长间歇和一些极其偶然的短间歇(1∶1 下传)相间的表现。

　　规则的室上性心动过速有多种解剖学上的原因:房性心动过速、房室结折返和房室折返(房室旁路介导)(图 11 - 16)。其中,最重要的步骤是判定心动过速是房室结依赖或者非房室结依赖的。如果心动过速是房室结依赖的,则可确定为房室结折返或者房室折返。其次,心动过速时识别

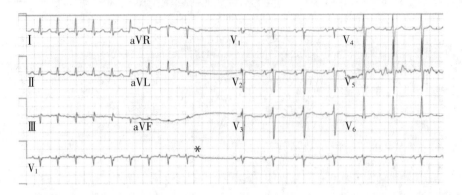

图 11-26 自发终止的长 RP 心动过速。心动过速终止于 P 波(﹡),可排除房性心动过速。该患者有非典型的房室结折返心动过速,经慢径路逆传激动心房,产生长 RP 间期。

P 波的位置对于鉴别这 2 种机制的心动过速是非常有用的。如果在房室阻滞时心动过速仍然维持,则患者存在局灶触发性房性心动过速或者是心房稳定的折返环引起的折返性房性心动过速。12 导联心电图虽然有助于判断典型心房扑动,但很难鉴别以上 2 种心动过速。

病例示教(续):给予患者 6mg 腺苷。持续心电监测如图 11-27 所示。要注意在出现高度房室传导阻滞时心动过速仍然持续,因此表明该患者是房性心动过速。对 P 波形态的分析表明在下壁导联出现直立的 P 波。在胸前导联直立的 P 波提示心动过速起源于左心房后部的较高部位。

本章要点

1. 心动过速可以通过发生机制、解剖学和心电图表现进行分类。

2. 心动过速有 3 种发生机制:自律性、触发活动和折返机制。

3. 运用解剖学分类,窄 QRS 波心动过速可以归类为:心房组织、交界区组织及房室旁路介导的。

4. 不规则的窄 QRS 波心动过速:心房颤动、多源性房性心动过速、房性心动过速伴不同比例的房室结传导。

5. 规则的窄 QRS 波心动过速:局灶性房性心动过速、心房扑动、交界性心动过速和房室旁路介导性心动过速。

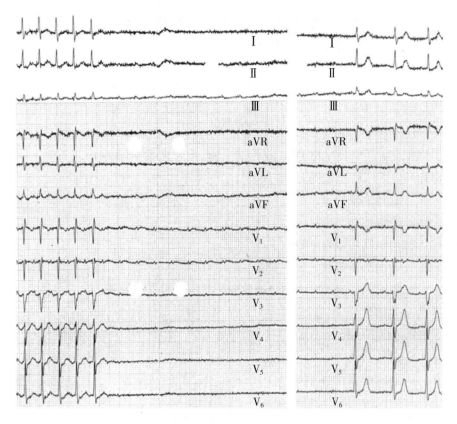

图 11-27　应用腺苷后的 Jennifer 女士的心电图（图 11 - 1 同一患者）。注意在房室结阻滞后心动过速仍然维持（小的 P 波仍然可以看到，但并不能经房室结下传心室）（非房室结依赖）。

6. 在心电图上鉴别这些心动过速，辨别 P 波的位置和形态以及心动过速是否需要房室结来维持非常重要。

自我检测

1. 总体上讲，窄 QRS 波心动过速可能会是以下的情况，除了：

A. 顺向折返性心动过速。

B. 房室结折返性心动过速。

C. 异位房性心动过速。

D. 室性心动过速。

2.在心房颤动患者中,常常会给予 Ca^{2+} 通道阻滞剂地尔硫䓬。心电图表现中下列哪种情形最可能出现?

A. 突然终止。

B. 经右束支或左束支差异性传导出现的宽 QRS 波群。

C. 心率减慢。

D. 房颤波的振幅降低。

3.患者心电图呈窄 QRS 波心动过速,且 P 波数多于 QRS 波群数。可以除外以下哪种类型的心动过速?

A. 房性心动过速。

B. 心房扑动。

C. 房室结折返性心动过速。

D. 顺向型折返性心动过速。

4.在图 11－28 中,心动过速的发生机制最可能是哪种?

A. 自律性异常。

B. 折返机制。

C. 触发活动。

D. 正常的自律性增加。

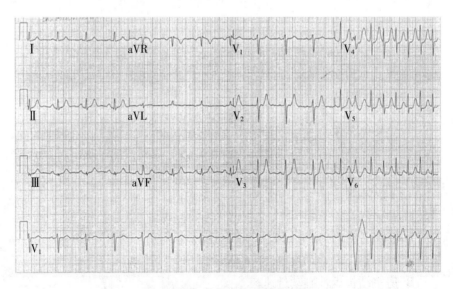

图 11－28 问题 4 和 5 的心电图

5. 图 11 - 28 中的心动过速最可能是哪种？

A. 室性心动过速。

B. 房性心动过速。

C. 顺向房室折返。

D. 心房颤动。

自我检测答案

1. 答案: D。

解释: 室性心动过速往往呈宽 QRS 波群, 由于心室并非正常激动。

2. 答案: C。

解释: 地尔硫草是一种 Ca^{2+} 通道阻滞剂, 它的主要电生理作用是减慢房室结传导速度。心房颤动患者应用地尔硫草时, 可以减慢心室率。这种情况下, 往往会应用 Ca^{2+} 通道阻滞剂来减慢心室率, 改善血流动力学状态。

3. 答案: D。

解释: 如果发现心房激动多于心室激动, 患者最可能是房性心动过速。顺向型房室折返性心动过速被排除, 因为在这种心动过速中, 房室结、心室、房室旁路和心房是以一个接一个的方式被顺序激动的: "每个 QRS 波群前会有 1 个 P 波"。在一些少见的房室结折返性心动过速中, 希氏束可出现 2:1 的阻滞, 因此可能 P 波数目多于 QRS 波群。

4. 答案: B。

解释: 患者为室上性心动过速, 突然发作, 由提前出现的室性期前收缩引发。这种情况诱发的折返更可能是关键性机制。

5. 答案: C。

解释: 仔细阅读患者的心电图, 在其 ST 段上可能存在着逆行 P 波, 这是顺向型房室折返性心动过速发生时, 折返环的逆传支逆向激动心房产生的。该折返性心动过速由室性期前收缩触发。提示本例室上性心动过速不是房性心动过速, 此外, 因心动过速的节律规整, 故也不是心房颤动。室性心动过速属于宽 QRS 波心动过速, 而本例为窄 QRS 波心动过速, 可排除室性心动过速诊断的可能性。答案选项中尽管没有列出房室结折返性心动过速, 但可能是本例室上性心动过速的第二种发生机制。

（何银 张帆 刘元生 陈赵玲 译）

第12章

宽 QRS 波心动过速

病例示教:Jack Ramsey 先生,68 岁,退休警察。1 年前患过急性前壁心肌梗死,之后自觉良好,今日凌晨突然发作眩晕,不伴有胸痛或呼吸困难,其心电图见图 12 -1。

第 11 章已经述及,心动过速存在 4 种不同的解剖起源(房性心动过速、交界性心动过速、室性心动过速、旁路介导的心动过速)。如果心动过速呈宽 QRS 型,心室内除极是异常的。上述的 4 种心动过速均可呈宽 QRS 型。从临床角度出发,鉴别室性心动过速与其他 3 种心动过速非常重

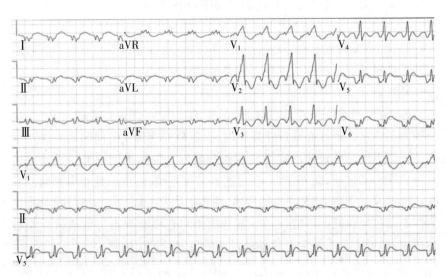

图 12 -1　Ramsey 先生的心电图。

要。这是因为室性心动过速病情不稳定,可能导致血流动力学不稳定,常提示预后不良。

心电图可以作为一个诊断工具,协助鉴别室性心动过速与室上性心动过速伴有室内异常除极或差异性传导。

病理生理学

心室内异常除极常由于致心律失常位点位于心室组织或室上性心动过速伴有室内差异性传导(图 12 - 2)。室上性心动过速伴有室内差异性传导可能由于左或右束支阻滞或经过旁路传导。

室性心动过速多见于结构性心脏病,最常见的原因是既往心肌梗死病史。在梗死区内,损伤的心肌和后续的纤维化并未形成坚固的瘢痕组织,而是形成被相对正常组织分隔的斑片状结构。虽然心肌细胞是正常的,但是激动通过这些狭窄而扭曲的通道是缓慢的,为折返激动提供基质(图 12 - 3)。图 12 - 3 显示 1 个心室期前收缩使心室除极,但激动通过瘢痕组织(虚线)相对缓慢。如果激动穿出瘢痕组织,遇到已脱离不应期的心肌组织就可引起折返激动。有时折返激动可持续存在 3 ~ 4 次,这可能由于瘢痕组织的不应期,或是由于激动波通过另外的"通道"发生"短路"。这种情况被称为非持续性室性心动过速。有些病例由于折返途径持续存在引起持续性室性心动过速。

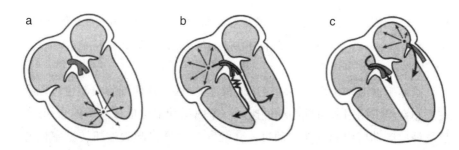

图 12 - 2　鉴别宽 QRS 波心动过速。(a) 室性心动过速,心室内折返激动或自律灶快速地发放激动;(b) 任何类型的室上性心动过速伴有束支传导阻滞。图示局灶性房性心动过速伴有右束支传导阻滞;(c) 房性心动过速部分激动通过旁路传导。(Reprinted with permission from Kusumoto FM, *Cardiovascular Pathophysiology*, Hayes Barton Press, Raleigh, NC, 1999)

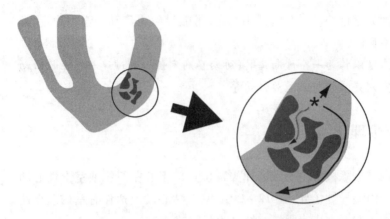

室性期前收缩缓慢通过瘢痕组织(虚线箭头所示)，但迅速通过心室其他组织

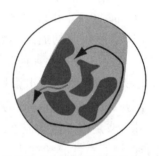

缓慢传导的激动通过瘢痕组织后，心室组织已脱离不应期，当除极波通过心室组织再次进入瘢痕组织时即形成折返通路

图 12-3　一位患过心肌梗死患者形成折返激动。心肌梗死使得在梗死部位形成斑片状瘢痕。这些斑片状瘢痕构成了由室性期前收缩诱发的室性心动过速的基质。

　　虽然折返激动是室性心动过速最常见的机制,其他细胞机制也可以存在于心室组织内引起室性心动过速。心室内局灶部位形成异常的自律灶,反复释放激动可引起室性心动过速。触发活动是引起尖端扭转型室性心动过速的机制,此种室性心律失常伴有 QT 间期延长,见第6章。

　　室性心动过速的病理生理学原因如下:

　　1.心肌瘢痕相关的折返激动。

　　2.自律性增高。

　　3.触发活动。

心电图分析

虽然心电图是评价宽 QRS 波心动过速、鉴别室性心动过速与室上性心动过速伴室内差异性传导最重要的工具,但必须承认它的作用是有限的。心电图专家往往也不能识别将近 10% 的宽 QRS 波心动过速。评价宽 QRS 波心动过速的要点见表 12 - 1。

临床线索

虽然本书是一本心电图分析的著作,但是复习临床线索对评价宽 QRS 波心动过速的相对价值还是重要的。有报道称,心肌梗死、充血性心力衰竭、新近发生的心绞痛病史对室性心动过速的阳性预测值大于 95%。另有报道称,对以下 2 个问题回答是肯定的患者:①以往有过心肌缺血发作;②在心肌缺血发作之后出现症状,29 例中 28 例为室性心动过速。这些研究均表明,如果患者患有结构性心脏病,存在发生折返激动的基质,发生室性心动过速的可能性较大。评价所有到急诊来的宽 QRS 波心动过速患者,80% ~90% 为室性心动过速。由于室性心动过速常可引起严重的后果,如果不能肯定诊断时,应首先考虑室性心动过速。

表 12 - 1　评价规则的宽 QRS 波心动过速

临床情况/心电图表现	诊断室性心动过速的心电图标准
患者是否有心脏病病史	如果"是",室性心动过速可能性大
是否出现房室分离	出现心室夺获或(未预料到的偏折)室性融合波
QRS 形态	
额面电轴	位于"西北区":室性心动过速
QRS 波宽度	QRS 波越宽,患者越可能患有结构性心脏病,室性心动过速可能性越大。QRS 波宽度 >0.16s,室性心动过速可能性大
胸前导联 QRS 波呈正向或负向同向性	正向或负向均支持室性心动过速
LBBB 型:V_1 导联呈负向 QRS 波	图 12 - 16
RBBB 型:V_1 导联呈正向 QRS 波	图 12 - 16

　　最后要指出的是,临床医生应该记住血流动力学稳定不能用于鉴定室性心动过速和室上性心动过速伴差异性传导。尽管室性心动过速通常血流动力学不耐受,但血流动力学"稳定"(平均收缩压 110mmHg)的宽 QRS 波心动过速中大部分患者仍是室性心动过速。遇到宽 QRS 波心动过速,首先应考虑室性心动过速,除非已证实为其他类型的心动过速。

房室关系

　　最重要的鉴别宽 QRS 波心动过速的心电图线索之一就是评价心房与心室的关系。如果致心律失常灶位于心室内,心房与心室的活动是不相干的(图 12-4)。相反,如果为室上性心动过速伴室内差异性传导(不论是折返性或是自律性),心房或交界区组织的激动都会影响到心室的活动,心房激动与心室激动通常是相关的。不相关或称脱节的心房活动可能显示为"未预料到"的偏折,称为房室分离(图 12-5)。在罕见的情况下,心房激动可能使心室组织部分或全部除极。如果希氏束-浦肯野组织的激动与心室的激动共同使心室除极,称为室性融合波;如果仅为希氏束-浦肯野组织使心室除极,称为心室夺获。图 12-6 显示室性融合波。患者为宽 QRS 波心动过速,出现单独的形态不同的搏动(LBBB 型)。这个搏动是由于完全适时出现的窦性激动能够通过房室结、希氏束进入心室使部分心室除极。注意此搏动为部分心室夺获,QRS 波形态在 V_1 导联不同,但在 V_2 和 V_3 导联是相同的。现代的心电图机的优点之一是能够多导联同步观察,医生可同时观察不同导联的 QRS 波形态并加以比较。由于单发的心搏不影响折返途径,故室性心动过速的 QRS 波形态在"夺获"心搏之后很快恢复。出现夺获搏动意味着房室分离,证实为室性心动过速。心室率越慢,激动通过房室结、希氏束进入心室的机会越多,产生融合波和心室夺获的可能性越大一些。

　　发现房室分离要比确定房室相关更容易一些。习惯在预期的部位寻找 P 波,常难确定波形为 T 波或 P 波。观察心电图应该用"广角镜头",不

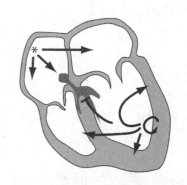

图 12-4　室性心动过速房室分离的图解。图示心肌瘢痕组织存在折返途径引起心室反复异常除极。窦房结不受心室激动的影响,不断地发放激动使心房除极。

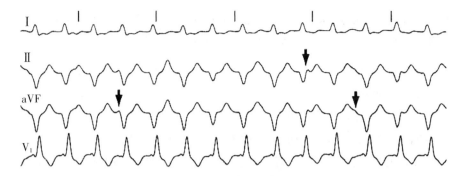

图 12-5 心电图显示房室分离。箭头所示未预料到的偏折,反映心房活动,显示房室分离,有时心房的活动十分隐蔽,必须仔细观察整个心电图方能发现。

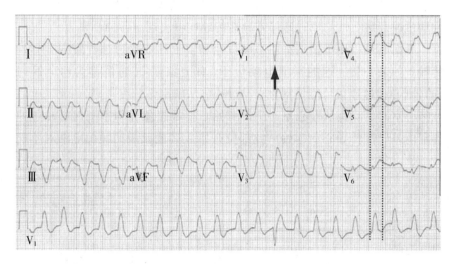

图 12-6 心电图显示室性融合波。V_1 导联发现 1 个相对狭窄的 QRS 波。这代表由前 1 个适时出现的窦性激动通过希-浦系统使部分心室除极所形成。由于 V_2、V_3 导联相应的搏动形态没有改变,此搏动应归类为室性融合波。如果仅观察 V_1 导联,容易误诊为心室夺获。心室夺获与室性融合波临床意义相同,均反映房室分离,为室性心动过速的确证。在某些导联,常不易确定 QRS 波群起始与终末的部位。由于多个导联同步描记,在 QRS 波起止容易辨识的导联划垂直线,借此可确定 QRS 波起止不易分辨的导联。

要把反复出现的偏折想当然视为 P 波,实际上也可能为 T 波。对任何未预料到的偏折,医生应该注意其是否为房室分离(重新审阅图 12-4)。房室分离最容易在下壁导联(Ⅱ、Ⅲ、aVF)与 V_1 导联发现,虽然房室分离诊断室性心动过速非常特异,但是其检出率(室性融合波和心室夺获)仅为 25%~40%。

病例示教(续):注意 Ramsey 先生的心电图有无未预料到的偏折。记住下壁导联和 V_1 导联最容易发现"预料不到"的 P 波。

心动过速起始及终止

心动过速的起始和终止可提供重要的诊断线索。如果心动过速由房性期前收缩所诱发,则提示室上性心动过速;如果心动过速由室性期前收缩所诱发,则室性心动过速的可能性大,但是有一些室上性心动过速(房室结折返性心动过速、顺向型房室折返性心动过速)也可能由室性期前收缩所诱发。图 12-7 显示宽 QRS 波心动过速发作。

速率、电轴及 QRS 波宽度

很遗憾,心率对鉴别室上性心动过速和室性心动过速无甚价值。室性心动过速及室上性心动过速伴差异性传导均可表现出各种心率。

额面电轴可用于鉴别室性心动过速和室上性心动过速伴室内差异性传导。如果心动过速的额面电轴位于"右上象限"(通俗称为西北区电轴),则心动过速很可能是室性心动过速。从解剖学角度考虑,西北区电轴意味心室起始除极从左心室心尖部开始。很难想象任何室上性心动过速伴室内差异性传导心室起始从此部位开始。其他象限的额面电轴对鉴别

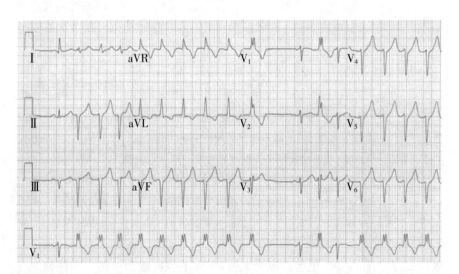

图 12-7   一位女性患者反复发作的宽 QRS 波心动过速。图示宽 QRS 波心动过速发作开始前无房性期前收缩,故室性心动过速可能性大。另外,心动过速的机制可能是自律性,因为开始发作及后继的心搏形态是一致的。

诊断无甚价值,即使"西北区电轴"诊断价值也不是绝对的(图 12 – 8),应强调的是,多数心电图诊断指标只是提示室性心动过速而非确证。

　　QRS 波宽度对鉴别室性心动过速和室上性心动过速伴室内差异性传导有一定价值。通常室上性心动过速伴室内差异性传导 QRS 波宽度要比

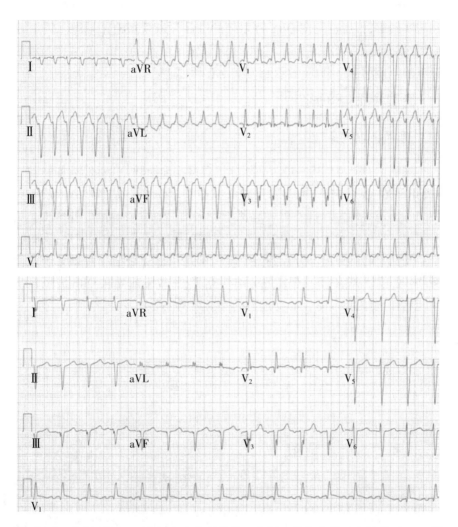

图 12 – 8　上图:宽 QRS 波心动过速患者的心电图。最高大的正向波位于 aVR 导联,I 导联主要呈负向波,额面 QRS 电轴位于 – 95° ~ – 105°。患者后来被证实为房室结折返性心动过速伴右束支传导阻滞。下图:心动过速发作终止后,窦性心律心电图示右束支传导阻滞伴电轴明显左偏。本例说明基础心电图对比十分重要。

室性心动过速窄一些,这是由于其心室激动部分通过希-浦系统传导的。QRS波越宽,结构性心脏病的可能性越大,室性心动过速的可能性越大。传统上认为,QRS波宽度 >0.16s 是诊断室性心动过速的界值点,但这个指标并非完全可靠,特异性和敏感性为 60%~80%。如果折返途径或异常的自律灶接近希-浦系统,室性心动过速的 QRS 波宽度也可能较窄。在临床实践中,作者也发现 QRS 波宽度的临床诊断价值有限。图 12-9 示一例 QRS 波较窄的室性心动过速,QRS 波宽度虽然 <0.16s,但4个星状标记反映明显的房室分离,故诊断为室性心动过速。

胸前导联 QRS 形态

胸前导联同向性

见到宽 QRS 波心动过速,必须分析观察胸前导联 QRS 波形,如胸前导联 QRS 波均呈负向的同向性,反映心室激动起源于心尖部。由于任何类型的室性差异性传导都不可能起源于心尖部,因而胸前导联 QRS 波呈负向同向性高度提示室性心动过速。如果胸前导联呈正向的同向性,反映心室激动从左心室最后部分开始(图 12-10),虽然此种情况可以见于左侧旁路(见第 15 章,例 5),但左侧旁路毕竟少见,故胸前导联 QRS 波呈正向的同向性,也是诊断室性心动过速的一个重要佐证。

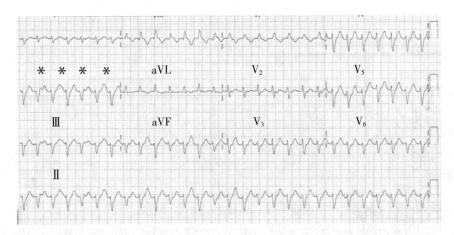

图 12-9　室性心动过速患者心电图。虽然 QRS 波宽度 <0.16s,但心房活动(*)与心室活动分离位于 ST 段或 T 波上,有的比较隐蔽,有的较易发现,故肯定为室性心动过速。

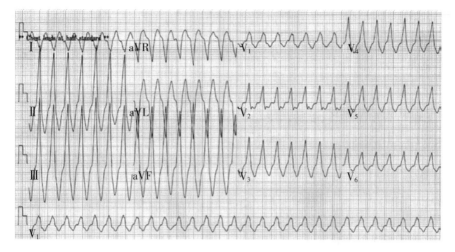

图 12 - 10　室性心动过速患者的心电图。虽然未发现房室分离，但胸前导联 QRS 波呈正向同向性，高度支持室性心动过速。

有时胸前导联难以区分 QRS 波起始和终末部位，因而难以确定胸前导联所有的 QRS 波是否均呈正向或均呈负向。同时观察同步描记的导联进行对比常有很大的帮助。重新阅读图 12 - 6，V_1 导联 QRS 波的起止较易辨认，但是 $V_4 \sim V_6$ 导联 QRS 波的起止则不易辨认。从 V_1 导联底部 QRS 波起止部位向上做垂直线通过 $V_4 \sim V_6$ 导联（虚线），不难发现 $V_4 \sim V_6$ 导联与 V_1 导联相应部位均呈正向，故胸前导联呈正向的同向性。

多数心电图专家提倡用"胸前导联无 RS 型"作为识别室性心动过速的最初步骤。聪明的学生会很快认识到这一"定律"包括胸前导联 QRS 波均呈正向或均呈负向波，以及另有一些心动过速胸前导联可能既有正向波，又有负向波，但无双相波（图 12 - 11）。作者的经验，胸前导联无 RS 型是诊断室性心动过速最可靠的形态学标准。

V_1 导联呈负向波（LBBB 型）

如果 V_1 导联呈负向波，心动过速被归类为 LBBB 型。通常 LBBB 型心动过速激动从右心室或室间隔开始。有数种诊断线索可以鉴别室性心动过速和室上性心动过速伴室内差异性传导。真正的左束支传导阻滞，起始的间隔除极产生的相对狭窄的 R 波和陡峭的下降支（图 12 - 12）。如果 R 波宽 > 0.03s，下降支出现顿挫，从 R 波起点至 S 波底端 > 0.07s，提

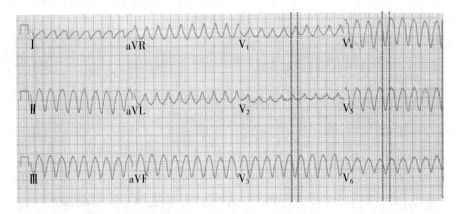

图 12 – 11　室性心动过速患者的心电图。胸前导联无 RS 型，V_1、V_2 导联呈正向波，V_3 ~ V_5 导联呈负向波。

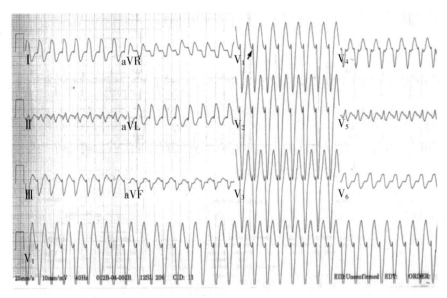

图 12 – 12　房室结折返性心动过速与左束支传导阻滞患者的心电图。注意 V_1 导联 R 波狭窄（箭头所示），S 波下降支陡峭。

示室性心动过速。观察图 12 – 13，宽 QRS 波心动过速呈 LBBB 型，V_1 导联 S 波下降支迟缓。另外，下降支出现顿挫也提示室性心动过速。这些征象均反映室间隔异常地除极、结构性心脏病的存在及室性心动过速。事实上，V_1 导联 S 波下降支顿挫可能反映既往心肌梗死形成的 Q 波。任何

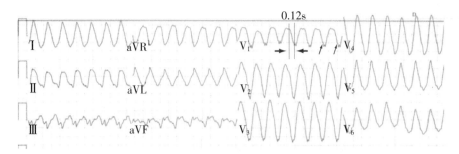

图 12 - 13　室性心动过速呈 LBBB 型。注意 V_1 导联 S 波下降支比图 12 - 12 迟缓，V_1 导联 R 波起点至 S 波底端为 0.12s，V_1 导联 S 波下降出现顿挫（小箭头所示）。

导联出现 Q 波，反映既往患过心肌梗死，为室性心动过速的重要佐证。由于大多数室性心动过速是在以前患过心肌梗死部位形成折返途径，心室除极的形态反映心室除极的部位。例如，下壁心肌梗死患者，折返途径源于此区域，下壁导联可见 Q 波，因为心室除极向量起始部分背离下壁导联。

　　病例示教（续）：Ramsey 先生心电图。注意，由于既往的心肌梗死前侧壁有明显的 Q 波。虽然 QRS 波形态畸形，但是 QRS 波起始点可以通过 V_1 导联起始的小波折做一垂线（注意这一小波不可能是 P 波，因为 PR 间期极短。记住之前在 V_1 导联已发现真正脱节的 P 波）。患者的室性心动过速是由这一瘢痕部位形成的折返途径引起的。

V_1 导联呈正向波（RBBB 型）

　　如果 V_1 导联呈正向波，则患者可能患室性心动过速（从左心室开始除极），或由于室上性心动过速伴右束支传导阻滞。室性心动过速 V_1 导联 QRS 波可能呈 3 种形态：R 型、qR 型或 Rsr' 型。图 12 - 14 示室性心动过速 V_1 导联呈单相波。如果患者 V_1 导联呈 rsR' 型，终末正向波为主，则可能为室上性心动过速伴有 RBBB（图 12 - 15）。观察 V_6 导联的 QRS 波形对鉴别诊断也常有帮助。典型的 RBBB，V_6 导联出现 Rs 型。V_6 导联呈 QS 型或 R 型不会出现于真正的 RBBB，支持室性心动过速的诊断。

　　从形态学鉴别室性心动过速与室上性心动过速的线索总结可参考图 12 - 16。这些诊断线索虽然对鉴别有帮助，但并不是绝对可靠的。学习的要点是记住典型的室内差异性传导（真正的束支传导阻滞）图形，如果心动

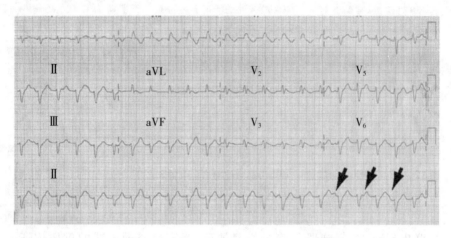

图 12-14 室性心动过速患者的心电图。V_1 导联呈单相的 R 波。房室分离(箭头所示心房活动)是确认室性心动过速的主要线索。

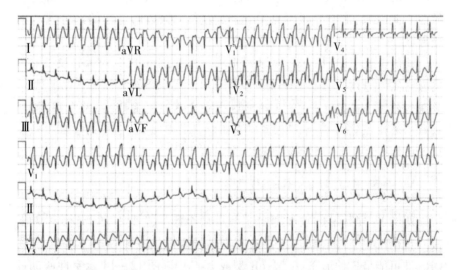

图 12-15 由于顺向型房室折返性心动过速引起的宽 QRS 波心动过速。虽然房室结传导正常,但患者存在右束支传导阻滞。

过速 QRS 波形态不符合此种图形,则很可能为室性心动过速。例如,右束支传导阻滞 V_1 导联呈 rsR'型,终末 R 波高大,V_6 导联往往呈 RS 型;左束支传导阻滞 V_1 导联主要呈负向波 QS 型,V_6 导联呈正向的 R 波。如果宽 QRS 波心动过速 QRS 波形态与上述的基本形态不同,则很可能为室性心动过速。

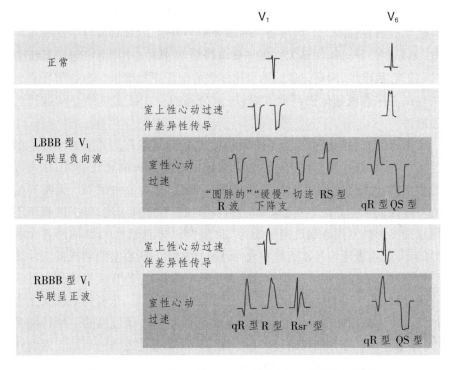

图 12-16　LBBB 型与 RBBB 型心动过速形态鉴别诊断总结。

各种鉴别室性心动过速与室上性心动过速伴室内差异性传导的诊断指标相对价值总结如下：

1. 房室分离（及其表现：融合波、夺获）是诊断室性心动过速的"金标准"和确证。

2. 胸前导联无 RS 型（正向或负向同向性）是诊断室性心动过速非常有用的指标，如果出现，室性心动过速的可能性很大。

3. 其他形态学指标包括"西北区电轴"、QRS 宽度是诊断室性心动过速有价值的指标，但不绝对可靠。

4. 室性心动过速往往是宽 QRS 波心动过速的"备用"诊断。

不规则的宽 QRS 波心动过速

临床上最常见的不规则的宽 QRS 波心动过速是心房颤动伴有束支传导阻滞室内差异性传导（图 12-17）。但要记住，不规则的室性心动过速也可见到,应对 QRS 波形态认真地进行评价分析。例如,图 12-18 患者在病房数日被诊断为心房颤动。仔细分析心电图,发现胸前导联均呈正向波,差异性传导可能性不大。将导管电极放置于右心房,由于记录系统直接贴近心肌组织,因而记录的结果比体表心电图更加准确。右心房导管电极显示心房有规则地协调地收缩;房室分离的存在证实室性心动过速的诊断。

快速的心室除极可引起不协调的心室除极,通常称为心室颤动或多形性室性心动过速(图 12-19)。如果快速的心室除极波比较高大,称为多形性室性心动过速;如果心室除极波振幅极低,称为心室颤动。无特异的心室除极波振幅界限鉴别心室颤动和多形性室性心动过速,唯一的临床不同点为多形性室性心动过速可能为"自限性"(非持续性),其他两者无明显的不同,均表现为非常危险的致命性心律失常。对心室颤动或持续性多形性室性心动过速唯一有效的治疗方法是电除颤,电流直接发放到心脏消除颤动波(图 12-20),电除颤产生短暂的心跳停搏后,患者的心脏又正常地跳动。尖端扭转型室性心动过速是多形性室性心动过速的一种特殊类型,在第 6 章已经详细讨论过。多形性室性心动过速发作前后的正常窦性心搏如果显示 QT 间期延长,则应诊断为尖端扭转型室性心动过速。

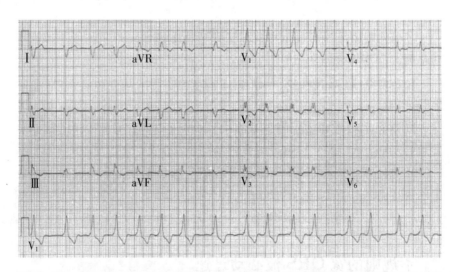

图 12-17 心房颤动伴右束支传导阻滞。V_1 导联呈单相的正向波,但患者并非室性心动过速,说明根据 QRS 波形态鉴别室性心动过速和室上性心动过速伴室内差异性传导还是有局限性的。

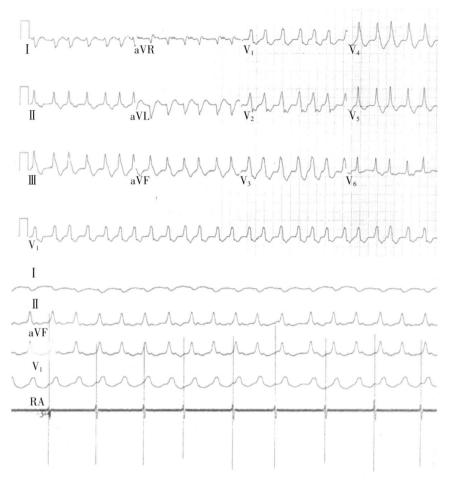

图 12-18　被误诊为心房颤动伴室内差异性传导的室性心动过速患者的心电图。上图:宽 QRS 波心动过速被误诊为心房颤动伴室内差异性传导。与图 12-16 比较,虽然 V_1 导联也呈单相的 R 波,但胸前导联均呈正向(无 RS 型),室性心动过速的可能性较大。下图:右心房心电图显示心房有规律地协调收缩(如为心房颤动,则显示不规律的不协调的颤动波),房室分离证实室性心动过速的诊断。

　　最后,一种特殊类型的不规则宽 QRS 波心动过速应在此简单提及。在预激综合征患者中,如果发作心房颤动,心房激动沿着房室结和旁路下传,可引起极不规则的快速宽 QRS 波心动过速,将在第 15 章做详细的讨论。

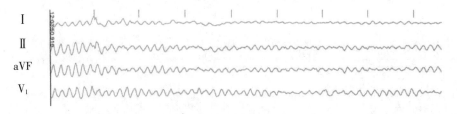

图 12 – 19 心室颤动。图示快速不规则的心室除极波,导致血流动力学不稳定。

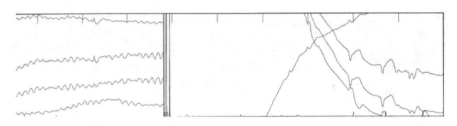

图 12 – 20 电除颤治疗心室颤动。体外电除颤 360J 通过前胸部及后胸部的电极板传递电流至心脏,消除了多发性折返途径,恢复正常的窦性心律。电复律后出现短暂性 ST 段抬高。电除颤由于电击产生明显的人工伪差。

本章要点

1. 宽 QRS 波心动过速可能由室性心动过速和室上性心动过速室内除极异常引起。

2. 临床如有既往心肌梗死病史,则室性心动过速可能性较大。

3. 有数种心电图表现提示室性心动过速,包括房室分离、胸前导联 QRS 波呈同向性及特殊形态学的诊断线索。

4. 阅读心电图时,必须全面观察,注意有无意料不到的偏折,反映存在房室分离。

自我检测

1. 图 12 – 21 应考虑哪种情况?

A. 左束支传导阻滞。

B. 右束支传导阻滞。

C. 不定。

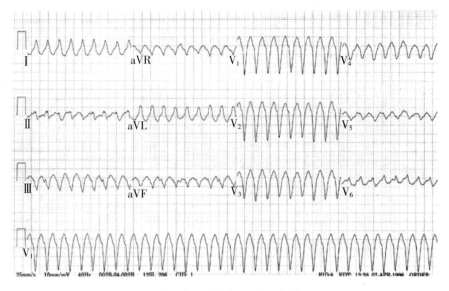

图 12 –21　问题 1、2 的心电图。

2. 图 12 – 21 可能是：

A. 心房颤动伴室内差异性传导。

B. 室性心动过速。

C. 室上性心动过速伴差异性传导。

3. 图 12 – 22 归类为：

A. 左束支传导阻滞。

B. 右束支传导阻滞。

4. 图 12 – 22 可能是：

A. 心房颤动伴差异性传导。

B. 室性心动过速。

C. 室上性心动过速伴差异性传导。

5. 下述的心电图表现均提示室性心动过速,除了哪种情况?

A. 室性融合波。

B. "西北区电轴"。

C. 胸前导联出现了 RS 型。

D. QRS 间期 >0.16s。

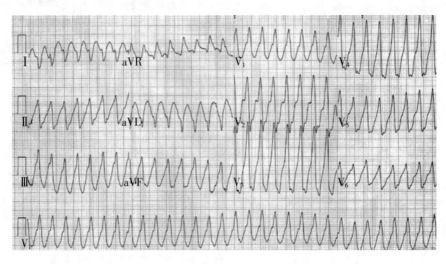

图 12 -22　问题 3、4 的心电图。

6. 描述图 12 - 23 的非持续性宽 QRS 波心动过速。

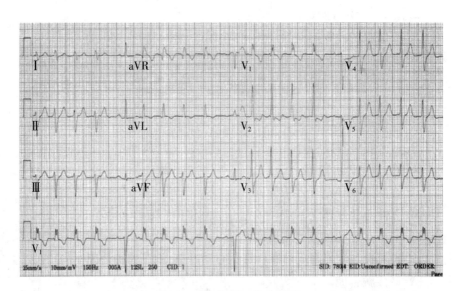

图 12 -23　问题 6 的心电图。

自我检测答案

1. 答案:A。

解释:图 12 - 21 应该是左束支传导阻滞,因为 V_1 导联 QRS 波完全呈负向波。

2. 答案:B。

解释:图 12 - 21 应为室性心动过速,因为下壁导联可见房室分离。

3. 答案:B。

解释:由于 V_1 导联 QRS 波呈正向波,心动过速应归类为 RBBB 型。

4. 答案:B。

解释:此图比图 12 - 21 难分析。胸前导联几乎均为正向波,除 V_2 导联出现小 S 波。V_1 导联呈单相 R 波。I 导联第 2 个 QRS 波前出现负向波折提示房室分离。

5. 答案:C。

解释:胸前导联无 RS 型、出现房室分离的征象(心室夺获、室性融合波)均高度提示室性心动过速。"西北区电轴"、QRS 间期 >0.16s 也提示室性心动过速,但诊断价值稍低一些。

6. 解释:图 12 - 23 显示短阵发作的非持续性室性心动过速。注意虽然每组室性心动过速的第 1 次 QRS 波前可看到按时出现的窦性 P 波,但 PR 间期极短,显示房室脱节。室性心动过速的速率快于窦性心律,每组室性心动过速第 3、4 个 QRS 波前见不到 P 波。心动过速的机制可能是自律性增高,因为心动过速第 1 个心搏和后继的心搏形态是一致的。从心动过速 QRS 波形态学判断,心室激动起源于左心室(右束支传导阻滞),由于 QRS 波较窄,提示至少是部分浦肯野纤维参与心动过速的形成(部位位于室间隔),QRS 电轴向上反映心室除极的方向由下向上。综合 QRS 图形分析,心室除极的部位靠近室间隔左侧的中下部位。如果临床频繁发作,射频消融是最有效的治疗措施。

(张文博　石斗飞　译)

第 **13** 章

起搏器

心脏起搏器是为治疗缓慢性心律失常而植入人体的装置。1958 年，全世界第一台埋藏式心脏起搏器成功植入人体，但其体积大、寿命短而且功能不可靠。自那时起，心脏起搏器从最初的单腔起搏器（起搏心室）发展为目前能通过植入 1～3 根起搏电极导线来保持房室同步，模仿正常的心室激动，连续监测心率等血流动力学参数的精良的心律植入装置。

病例示教：Fischer 女士，85 岁，3 年前植入一台永久性起搏器，到医院进行常规检查。心电图如图 13-1 所示。请问：1. 心室如何被激动？2. 心房与心室的关系正常吗？

单腔起搏器

单腔起搏器是最简单的起搏器，其植入时仅将单根起搏电极导线经锁骨下静脉、上腔静脉放置在右心室（图 13-2）。起搏电极导线能把脉冲发生器发放的起搏脉冲传到右心室心内膜，使心室有效除极。起搏电极导线也能接收到来自心脏的自身心电信号（感知功能）。

心脏起搏系统由一系列可单独编程的算式控制。当心室自身的 QRS 波被感知或心室起搏脉冲发放后，起搏器的下限频率计时器启动。如果计时器在一定的时间间期内没有感知到心室事件时，起搏器将发放心室起搏脉冲激动心室且下限心率定时器重新启动（图 13-2）。起搏器可通过改变下限频率而程序控制不同的起搏频率。只有患者存在明显的心动过缓时才起搏；如果患者自身心率快而正常时，那么起搏器将感知患者自身的

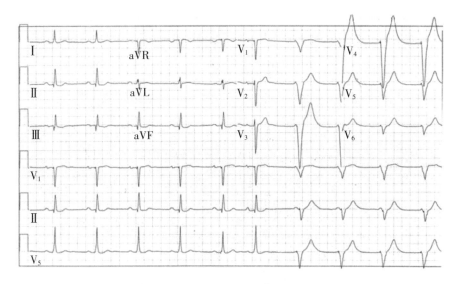

图 13 - 1 Fischer 女士的体表心电图。

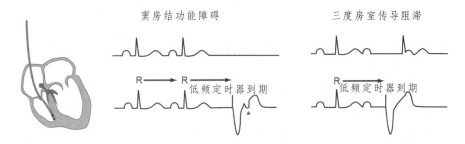

图 13 - 2 对窦房结功能障碍和房室传导阻滞患者,按需型心室起搏器程序控制的时间间期。感知 R 波或起搏脉冲发放后将使低频定时器复位,如果低频定时器到期仍没有感知到 QRS 波时,将发放 1 次起搏脉冲。对窦房结功能障碍,因房室传导正常,其束支和房室结为"双向通道"且经常观察到逆行 P 波(*)。

心室 QRS 波,并使起搏器的下限起搏间期定时器不断重整复位而抑制起搏脉冲的发放。因患者心率缓慢低于下限起搏率时才有起搏脉冲的发放,故该类型的起搏器称为按需型起搏器。相反,一个起搏器也能程序控制为固定频率的连续起搏(又称非同步起搏)。当起搏器为这种工作模式,且感知到患者自身 QRS 波时,起搏器设定的下限起搏间期定时器将不被重整,仍以下限起搏间期发放起搏脉冲。图 13 - 3 则为心室非同步起搏的一个实例。可见起搏器以下限频率起搏间期固定发放起搏脉冲。患者自身

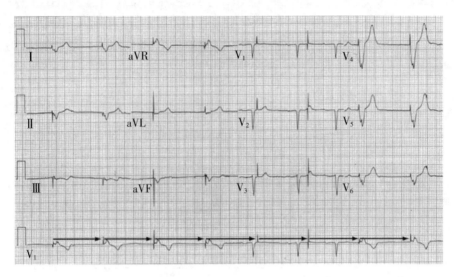

图 13-3 心室非同步起搏患者的 12 导联心电图。此时,因感知到患者自身的 QRS 波而不能重整起搏间期,所以心脏起搏器一直以固定的下限频率起搏心室。如果起搏脉冲落入心室肌的不应期,则刺激脉冲后无起搏的 QRS 波。

QRS 波不能使其重整。只是有些起搏脉冲落在心室自身空白期时,不引起起搏的 QRS 波。

心室单腔起搏器无房室同步性,使其有效治疗缓慢性心律失常的同时,伴有房室同步性的缺失和心室除极异常。应当了解,当心室除极是经正常的希-浦系统发生时,则心室除极的 QRS 波时限为 90～110ms。如果心室除极由心室起搏电极发放的起搏脉冲引起,心室除极则在心肌细胞至心肌细胞之间完成,这将导致心室除极的 QRS 波时限增宽,通常 >120ms。心室的起搏部位可从 QRS 波的形态确定,通常心室起搏电极导线放置在右心室心尖部,因此,右心室在左心室之前除极,使起搏的 QRS 波呈左束支传导阻滞形态。此外,心前区导联的 QRS 波将以负向波为主并伴额面电轴向上(图 13-3)。如果起搏电极导线放置在右心室流出道,则起搏的 QRS 波仍呈左束支传导阻滞的图形,但伴额面电轴向下(图 13-4)。心外科术后患者需要起搏时,起搏电极导线常放置在左心室心外膜。此时,因左心室在右心室之前除极,故 QRS 波往往呈右束支传导阻滞的图形(图 13-5)。

病例示教(续):Fischer 女士植入了单腔起搏器,1 次房性期前收缩后,窦房结的自律性有轻微的停搏(窦性心律被重整),但因患者植入了单腔起搏器,所以有 1 次心室起搏脉冲的发放,心室起搏的 QRS 波增宽并呈左

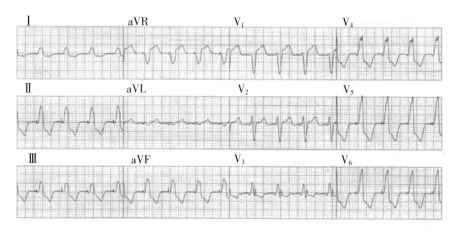

图 13-4　右心室流出道的心室起搏。由于起搏电极导线放置于右心室,使 QRS 波呈左束支传导阻滞的图形。因心室从上方先除极,使 QRS 波电轴向下。

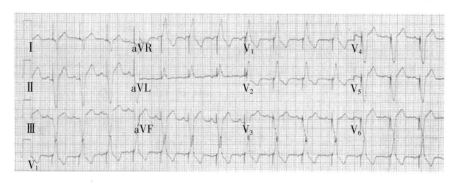

图 13-5　左心室心外膜起搏电极导线行下侧壁心室起搏。由于起搏电极导线放置于左心室,故起搏的 QRS 波呈右束支传导阻滞的图形。心室由下方发出的刺激脉冲引起除极,故起搏的 QRS 波电轴向下。注意:下壁导联及 $V_3 \sim V_6$ 导联的 QRS 波为负向。心室左向右的除极特点使 QRS 波在 V_1、V_2、aVL 和 aVR 导联主波直立,aVR > aVL。

束支传导阻滞的图形。

　　因心室电极导线多数放置于右心室,使右心室的除极先于左心室,这使起搏的 QRS 波多数呈左束支传导阻滞的形态。本例患者最初植入起搏器的原因不好确定,但窦性心律过缓时可出现心室起搏,本例心电图显示一度房室传导阻滞和自身的 QRS 波增宽(无分支阻滞的图形)。

　　她就诊的一个原因是在家上楼梯时,有气短的情况。

双腔起搏器

顾名思义,双腔起搏器有 2 根起搏电极导线分别放置在右心房和右心室,可行心房和心室两个心腔的起搏。双腔起搏器需要设置几个时间间期;最重要的时间周期是模仿患者自身 PR 间期的起搏器 AV 间期(图 13 - 6)。在感知了心房事件(患者的 P 波)或起搏心房事件后,AV 间期和低限起搏间期的计时器启动。当 AV 间期完成之时还未感知到自身心室除极波时,则发放 1 次心室起搏脉冲。如果感知到心室自身除极信号,则起搏器抑制发放 1 次心室起搏脉冲(图 13 - 6)。如果低限起搏间期计时器到期,尚没有检测到心房自身活动,则发放心房起搏脉冲,并重复上一个过程。利用 AV 间期和低限起搏间期计时器组合,如患者存在房室传导阻滞或窦房结功能障碍时,双腔起搏不仅能治疗心动过缓还能保持房室同步。病态窦房结综合征的心动过缓患者,其起搏心电图上经常可以看到心房起搏脉冲。当患者房室结传导功能正常时,则在 AV 间期计时到期之前感知到自身除极的 QRS 波而抑制心室起搏脉冲的发放。当患者因房室传导阻滞引起心动过缓,而窦房结功能又正常者,在其起搏心电图上通常看不到心房起搏脉冲。但因存在房室传导阻滞,故 P 波后 AV 间期计时结束时仍未感知到自身 QRS 波,则将发放心室起搏脉冲起搏心室。

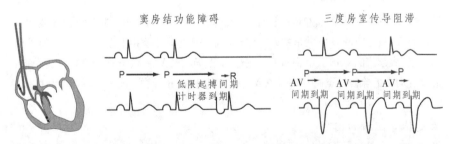

图 13 - 6 双腔起搏器的周期。患者有窦房结功能障碍,使正常的窦性 P 波缺失而导致心房低限起搏脉冲的发放。在这种情况下,心房低限起搏和 AV 间期计时器同时开启。因患者自身有正常的房室传导,起搏心房后可经自身房室结下传引起自身 QRS 波。起搏器在房室间期计时结束前能感知到自身 QRS 波时,则起搏器不发放心室起搏脉冲。相反,在窦房结自律性正常但伴房室传导阻滞时,感知到自身 P 波而随后没有感知到自身 QRS 波时,则在 AV 间期计时结束后立即发放心室起搏脉冲。

虽然双腔起搏器对窦房结功能障碍伴有房室传导阻滞的患者能很好地保持房室同步,但双腔起搏器还需要设置另一个称为上限频率的时间间期。该功能是将心室起搏的频率限制在一个范围内,防止其太快。例如我们曾讨论过室上性心动过速,由于自身房室结具有递减传导特性,故其能限制房性心动过速发生时过快下传引起过快的心室率。例如,心房扑动时,患者自身房室结通常每隔 1 个或每隔 2 个扑动波才能下传 1 个 QRS 波。双腔起搏器也有房室传导功能,故也要设定起搏器心室起搏的上限频率。

图 13 – 7 显示上限起搏频率的重要性。注意本例心电图存在快速的心室起搏率。实际上,患者发生的房性心动过速的心房率约为 240 次/分。如果心室起搏 1∶1"跟踪"心房率时,患者的心室起搏率将达 240 次/分。但幸运的是,心脏起搏器出厂时已设定上限跟踪频率为 120 次/分,因此,不管心房率多快,心室起搏率也不会高于该限定值。

图 13 – 7 的下图,起搏器已重新程序控制为"单腔"起搏模式,其低限起搏率为 40 次/分。由于患者此时的自身心率为 60 次/分,故心脏起搏器暂不发放心室起搏脉冲。起搏器被编程为不同起搏模式非常重要,这也使双腔起搏器在发生快速性室上性心动过速时,其可以自动转化为单腔起搏器模式。

患者自身心率为 60 次/分,患者的这种自身心率有 2 种可能性。对房性心动过速伴房室结每 4 跳下传 1 个(因心房率近似每分钟 240 次,每 4 跳下传 1 跳则导致 60 次/分的心率),或患者可能有完全性房室传导阻滞而伴自身心室率为 60 次/分。如果房室传导存在,由于传导阻滞程度的不同(3∶1、2∶1 和 5∶1)而出现心室率不规则,P 波和 QRS 波之间的关系稳定。在第二种情况下,P 波和 QRS 波之间无相关性,心室率稳定。本例体表心电图说明探讨患者自身心律与起搏心律之间关系的重要性。

双心室起搏/希氏束起搏

伴左束支传导阻滞患者的室间隔和左心室侧后壁将依次先后除极而非同时除极,如果室内传导延迟十分严重,则使患者室间隔已完成收缩,甚至进入了舒张期时,左心室侧壁才收缩。心室不同部位除极时间差很大时称为心脏不同步,为使这些患者恢复更有效的心室同步收缩模式,通常在右心室间隔和左心室侧壁植入 2 根起搏电极起搏心室(双心室起搏)。左心室

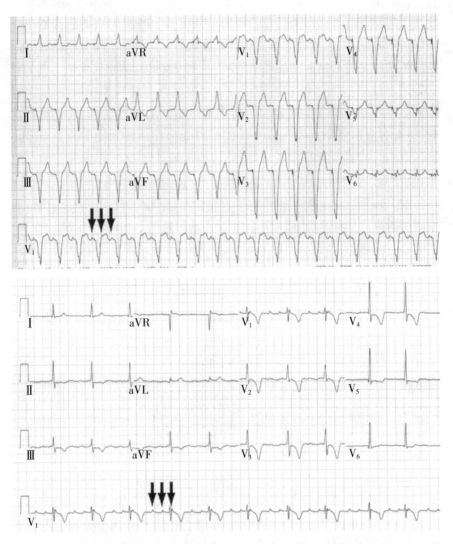

图 13－7　上图:约 120 次/分的快而宽的 QRS 波节律,因多数起搏器厂家在起搏器出厂时将上限频率设置为 120 次/分,而多数医生并不改变该出厂值,因此,对于这一频率的宽 QRS 波节律并伴左束支传导阻滞时,应当考虑发生了起搏器上限跟踪。本例患者发生了 240 次/分的房性心动过速(箭头所示)。下图:心脏起搏器重新程序控制为起搏率很慢的低限起搏率(此时起搏器并未发放起搏脉冲,因患者自身心率快于新程序控制的低限起搏率)。房性心动过速的 P 波显而易见(箭头所示)。患者伴有完全的房室传导阻滞,心室率约为 60 次/分。

侧壁是通过植入冠状窦的电极起搏的。冠状静脉回收心室组织的血液,最终汇集于冠状窦,同到循环系统,冠状窦开口于右心房下部,位于下腔静脉和三尖瓣之间(图13－8和图13－9)。电极通过冠状窦置于某一静脉分支。在胸部 X 线侧位片上,电极位于心脏后部紧靠脊柱(图13－10)。双心室起搏的 QRS 波时限通常较窄(图13－11),且能因双心室同步收缩的恢复而改善血流动力学。

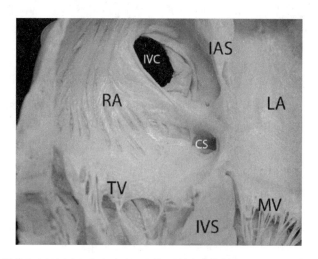

图13－8　冠状窦(CS)汇入右心房(RA)位置的解剖图解。LA,左心房;IVC,下腔静脉;TV,三尖瓣;MV,二尖瓣;IAS,房间隔;IVS,室间隔。(见彩图)

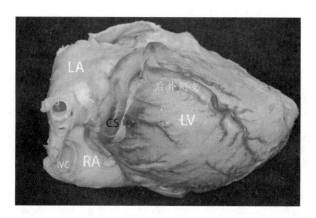

图13－9　冠状窦及其静脉在心外膜分布的下面观。LV,左心室;LA,左心房;RA,右心房;IVC,下腔静脉。(见彩图)

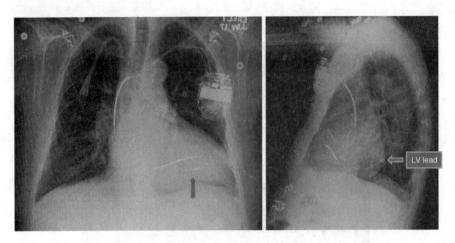

图 13 – 10 植入冠状窦分支电极(箭头所示)患者的前后位(左图)和侧位(右图)胸部 X 线片。侧位片可清晰地看见电极位于心脏后部,紧靠脊柱。(见彩图)

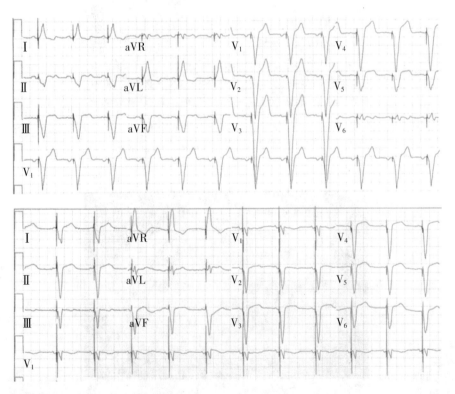

图 13 – 11 上图:右心室心尖部起搏显示左束支传导阻滞图形伴电轴向上。下图:同一患者进行右心室与左心室侧壁的双心室起搏,结果起搏的 QRS 波更窄,起搏时更接近正常心室除极。

　　近期发现,在一些病例中直接起搏希氏束可恢复心室的生理性激动顺序(图 13 - 12)。在这些病例中,电刺激信号在希氏束区域发放。部分存在左束支传导阻滞的患者通过希氏束起搏甚至可使 QRS 波群恢复正常,提示左束支内的确切阻滞部位位于希氏束近端或靠近希氏束,而并非位于分支纤维远端和浦肯野纤维(图 13 - 13 和图 13 - 14),希氏束起搏为恢复正常心室激动提供了更好的方式(目前更多使用希 - 浦系统起搏,优于分别起搏右心室和左心室的双室起搏),并且减少了心脏内的器械数量(仅需 1 根电极)。

　　虽然单部位心室起搏器能够治疗心动过缓,但存在心室异常除极和心脏的不同步。

　　病例示教(续):由于本例 Fischer 女士存在劳累性气短,故临床医生有几种选择。窦房结功能障碍和房室传导阻滞可以造成这种情况,但最可能的原因是她的窦性心律在运动中提升不足而不能满足运动代谢的需求。在这种情况下,起搏器可通过运动触发的传感器,使起搏率在患者活动增加时行心室传感器起搏率。其能增加患者运动时的心率,但同时丧失了房室同步性和心室的同步化。在某些情况下,植入心房起搏导线进行心房起搏是必要的。但为了帮助证实患者症状引发的原因,医生可以考虑让患者

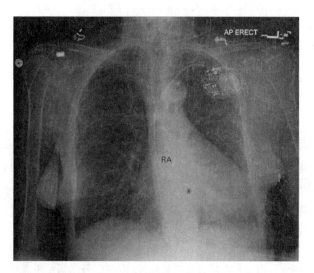

图 13 - 12　双腔起搏的后前位胸部 X 线,可见 1 根电极位于右心房(RA),另 1 根电极位于希氏束区域(*)。

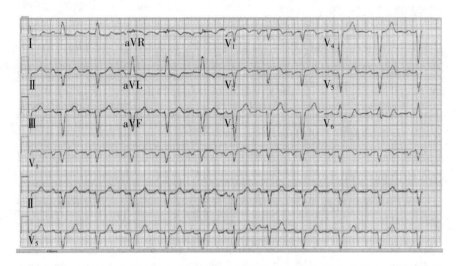

图13-13 图13-12同一位患者未起搏时的心电图,可见窦性心律伴左束支传导阻滞。V_1导联QRS波增宽,呈负向,I和aVL导联QRS波增宽、直立。由于左心室朝后、向左,因此心电图提示存在左心室激动延迟。

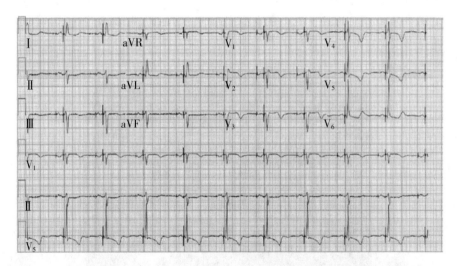

图13-14 图13-13同一位患者双腔起搏后心电图。可见心房起搏的刺激信号(P波之前的锐利起搏信号)和希氏束区域的刺激信号(QRS波前的锐利起搏信号)。注意起搏后QRS波群变窄,呈电轴左偏,左前分支传导阻滞图形(I和aVL导联呈qR型)。提示起搏使右束支和左后分支正常除极,但左前分支仍呈阻滞状态,不能正常除极。

做运动试验,其可模拟患者步行上楼,并连续记录心率变化情况,当她出现症状时评估她的心脏节律。

本章要点

1. 单腔起搏器仅植入右心室 1 根起搏电极导线。

2. 双腔起搏器将分别在右心房和右心室各植入 1 根起搏电极导线,因此,能监测房室活动及保持房室同步。

3. 通过评估起搏的 QRS 波形态可以确定心室起搏电极导线的植入位置。

4. 对于束支传导阻滞及心室不同步而导致心力衰竭患者,可通过同步起搏左心室和右心室的起搏系统治疗。

自我检测

1. 分析图 13-15 心电图。其起搏器功能是否正常?应考虑再进行哪些程序控制?

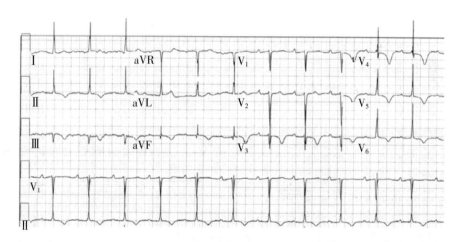

图 13-15 问题 1 的体表心电图。

2. 分析图13-16心电图。起搏器功能正常吗?

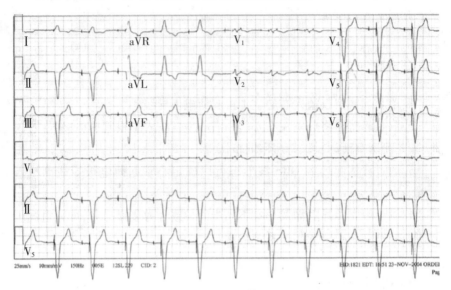

图13-16　问题2的体表心电图。

自我检测答案

1. 答案:该起搏器功能正常。

解释:要注意心室起搏脉冲落在QRS波中,这形成了假性融合波。该患者植入了双腔起搏器,1根起搏电极导线植于右心室心尖部,患者房室传导功能正常。因此,自身P波均能下传引起自身的QRS波。然而,在本例即使自身的心室已除极,由于右心室除极较晚,因此,起搏脉冲依旧按时发放,所幸这对患者不造成伤害,只是消耗了一定的电池能量,因为发放起搏脉冲较感知R波需要更多的能量。该AV间期应该适当延长,以便心室自身除极波能更敏感地被感知。

2. 答案:起搏器功能异常。

解释:本图中,心房和心室的起搏脉冲均能看到。在每个心室起搏脉冲后均有QRS波,但在心房起搏脉冲后没有P波。事实上,在下壁导联的ST段可以看到逆传的P波。在这种情况下,应当程控起搏器提高心房起搏脉冲强度,以便能夺获心房。如果体外这种程序控制仍解决不了患者心房失夺获的情况,则建议再次行植入手术来替换或重新放置心房起搏电极导线。

（胡晓曼　郭继鸿　译）

第 **5** 篇

心电图总体分析

第14章

心电图分析：方法、技术和异常识别

分析心电图有多种技术和方法。对初学者来说，形成心电图的系统阅读方法是很重要的（表 14 - 1）。尽管许多有经验的心电图工作者，用眼睛"一瞥"就可以确定 ECG 异常的程度和是否有紧急的问题需要处理，将 1 份"大"的心电图最终聚焦于"小"的特有的图形上。但每个人都有自己阅图的方法和风格。

目前商购心电图机都有计算机分析结果。总的来说，这些分析的准确性是好的，可信范围为 85%～92%。然而研究表明，计算机分析不如经验丰富的心电图工作者解释得精确。虽然如此，计算机给出的分析结果仍然是一个重要的辅助工具，有经验的心电图工作者总是研究计算机的诊断，并将它们与他或她的诊断进行比较。

系统分析

质量评估

心电图都是在 12 导联、标准纸速和增益时记录的吗？由于患者运动或电极接触不良引起的基线伪差将妨碍评估的准确性。如果患者与心电图机"连接"，电极是否放在恰当的位置（四肢连接是否正确）？在最后一章中介绍了由于导联错接而导致的特殊心电图表现。

四肢电极位置：

右上肢：白色；左上肢：黑色；右下肢：绿色；左下肢：红色。

"圣诞树在底部，绿色和白色在右边。"

表 14 - 1　心电图的系统评价

标准	注意事项
心率	心率是否在正常范围(60 ~ 100 次/分)
节律	是正常房室传导的窦性心律(每 1 个 QRS 波前均有 1 个 P 波)吗
间期	间期是否正常
PR	PR < 0.12s 是预激综合征吗? PR > 0.22s 一度房室传导阻滞
QRS	QRS > 0.12s 束支传导阻滞? 电解质异常? WPW
QT	QT 延长? 电解质、药物、遗传
电轴	电轴左偏或电轴右偏
P 波形态	P 波时限正常或波形异常
QRS 波形态	有无 Q 波
	电压高还是低
	V_1 导联 R 波是否高耸
	是否为预激波
	QRS 终末波是否异常
ST 段	ST 段是否位于等电位
	哪些导联 ST 段抬高
	哪些导联 ST 段压低
T 波	T 波是预期的方向吗

注:WPW,Wolff-Parkinson-White 综合征(预激综合征)。

"当我驾驶时,我的右足是油门(绿色),我的左足是刹车(红色),我的左手变成黑色"。

频率和节律评估

心率慢可能是由于自律性降低或房室传导阻滞。快速心率被定义为心率 > 100 次/分,通常通过 QRS 波群宽或窄进行评估。请参见心动过缓和心动过速的具体章节及附录中的表 6 和表 7。

大多数心电图有 60 ~ 100 次/分的"正常"心率和正常窦性节律。正常窦性节律通常表现为以下 3 部分:①心室率每分钟 60 ~ 100 次。②P 波在 Ⅱ 导联直立,在 aVR 导联倒置 (窦房结发出冲动)。③每 1 个 P 波后0.20s 内有紧随其后的 QRS 波群 (房室传导通过房室结和希 - 浦系统是正常的)并且心室和心房率为每分钟 60 ~ 100 次。

P波/心房活动/形态识别

应该分析心房活动。P波的形态为心房除极的起始位点提供线索。P波的高度为是否存在心房扩大提供线索,P波的宽度为是否存在心房扩大或心房除极速度减慢提供线索。

心室除极评估

宽或窄

如果 QRS 波群小于 0.12s,心室除极或多或少发生在正常的希 - 浦系统。QRS 波群增宽的几个原因总结在表 14 - 2 中。以下每一种情况,心室都被异常激动。最常见的是,宽 QRS 波群是由于左或右束支异常传导导致心室激动延迟。在少数情况下,宽 QRS 波群是因为心室激动通过希 - 浦系统和一个旁路共同激动。由于起搏器的广泛应用,在心脏起搏器患者中观察到宽 QRS 波群,其心室激动是通过心室起搏电极传导的电脉冲激动心室完成。

QRS 电轴

应该评估心室除极的额面电轴。正常 QRS 电轴在 $-30° \sim 100°$。比 $-30°$

表 14 -2 心率正常时的宽 QRS 波群:心室激动异常

临床状况	病理生理学	心电图结果
束支传导阻滞	左或右束支传导阻滞导致左或右心室激动顺序变化	右束支传导阻滞在 V_1 导联表现为 rSR',左束支传导阻滞为宽的负向 QRS 波
旁道	心室激动通过房室结和旁道共同激动	由于较早的心室激动是从旁道开始,PR 间期缩短,由于心室组织的激动是细胞之间传导,QRS 波群是异常的
高血钾	高血钾导致心室缓慢除极	常出现高耸的 T 波
室性节律	心室内的某一部位驱动心室除极	P 波不在 QRS 波群前面
心室起搏节律	类似于室性节律	可见起搏信号

更偏左的电轴被定义为电轴左偏,它仅仅意味着心室激动比正常更向上。电轴左偏的常见原因在表 14 - 3 中做了总结。电轴左偏可见于左前分支传导阻滞,左心室肥大,下壁心肌梗死。关于电轴左偏更全面的原因见附录表 1。

电轴右偏,心室激动转向顺时针方向并大于 100°。电轴右偏的常见原因概况见表 14 - 4。电轴右偏是由于左后分支传导阻滞(左心室下壁激动延迟),右心室大小、厚度增加或体内心脏转位(由于某些慢性阻塞性肺疾病患者可出现肺气肿和横膈扁平导致心脏垂位)。关于电轴右偏更全面的内容见附录表 1。

QRS 电压

显著的 QRS 波群电压增加应该怀疑心室肥大。因为左心室通常大于右心室,左心室肥大时 QRS 电压增加更加明显。低电压可见于任何心脏和电极之间空间增加的情况(如慢性阻塞性肺疾病或肥胖),或任何导

表 14 -3　电轴左偏的常见原因

临床状况	病理生理学基础	心电图表现
左前分支传导阻滞	左前分支传导阻滞使心室激动经左后分支开始,并使心室激动延迟	I、aVL 导联小 q 波,形成 qR 型
左心室肥大	左心室质量效应导致向左激动显著	胸前导联电压增高,继发 ST-T 改变
下壁心肌梗死	下壁心肌除极的相对减少导致心室除极向左和向侧壁偏移	下壁可见病理性 Q 波

表 14 -4　电轴右偏的常见原因

临床状况	病理生理学基础	心电图表现
左后分支传导阻滞	左后分支传导阻滞使心室初始激动经左前分支开始,并使左心室下后壁延迟激动	II、III、aVF 导联小 q 波,形成 qR 型
右心室肥大	右心室质量效应导致向右激动显著	右胸前导联电压增高,特别是 V₁ 导联,继发 ST-T 改变
侧壁心肌梗死	侧壁心肌除极的相对减少导致心室除极向右和向下偏移	侧壁可见病理性 Q 波

致心脏肌细胞损失的状况(如心肌细胞淀粉样变)。

Q 波

QRS 波群起始的负向波(Q 波)通常可出现在几个导联。aVR 导联 QRS 波群通常是负向的,因为心室除极背离这个导联。由于间隔除极形成的小 q 波通常出现在侧壁导联。最后,通常并不认为小 q 波(宽 <0.04s,深 <0.1mV)是异常的。

除此以外,Q 波代表比预期更大的初始负向波。到目前为止,异常 Q 波最常见原因是陈旧性心肌梗死。心电图 Q 波是由于心肌梗死区域形成的瘢痕导致电荷的相对减少或消失。然而,Q 波在许多情况下可见,经常是一些非特异性表现。此外,随着更多的心肌梗死的介入治疗使阻塞血管的血流恢复,密集的瘢痕形成减少使 Q 波较少观察到。

心室复极评估

ST 段和 T 波代表心室复极化。ST 段应该位于等电位线,T 波通常与 QRS 波群"在同一方向"。任何 ST 段的偏移都应引起临床怀疑,特别是在有症状的患者(如胸痛、气短)。尽管 T 波改变可在许多情况下观察到(见附录表4),对有症状的患者 T 波异常时应进行认真仔细的临床评估。

除了 ST 段和 T 波的形态,QT 间期作为测量心室动作电位持续时间的方法应该被评估,QT 间期延长表明心室复极化延迟——平台期延长。QT 间期延长的原因已在第 6 章讨论,但总的来说归结于遗传或后天获得性原因(代谢、药物)。

心电图导读

前面的内容常出现在任何介绍心电图书中,并且是所有开始学习心电图的学生评估心电图的基础。然而有经验的临床医生知道,心电图只是诊断患者的一个工具,应该结合病史、体检和其他试验诊断。当心电图工作者变得更有经验时,就会做出更实用的"危急和次危急"的诊断处理(图 14-1)。

危急

心电图上的某些表现要求医生快速分诊患者和识别潜在的威胁生命的情况,这些情况对患者的治疗预后将会有很大的影响。心电图第一个重要的发现是可以准确地评估心率。心率缓慢的原因(窦房结功能障碍或房室传导阻滞)可以立即识别。当表现为快速心率时,心电图可识别心室激动正常或异常。由快速异常心室激动引起的宽 QRS 波心动过速,可能危及生命。

　　除了心率,其他危急发现包括 ST 段偏移。特别是 ST 段抬高表明由于冠状动脉完全闭塞导致心肌梗死。应该通过机械手段(血管成形术)或化学方法(溶栓)立即去除血管阻塞,恢复血流,这对减少心肌损害面积是至关重要的。在图 14 - 1 中,需要首先进行评估的危急表现用灰色方框表示。

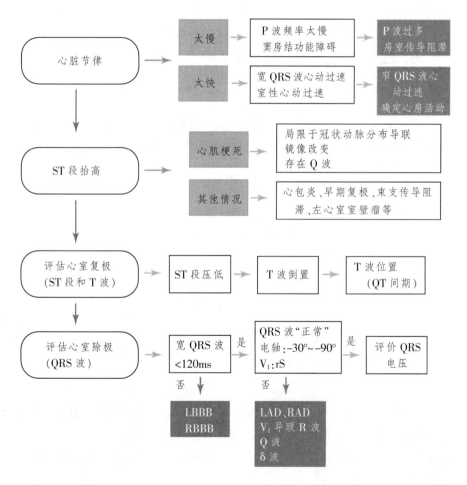

图 14 - 1　评价心电图的流程图。评估的主要部分列于第一列椭圆框中,危急的心电图表现列于灰色方框中,应立即处理。

次危急

在某些情况下,虽然可能有很重要的病变,但心电图并未表现出"令人惊叹"的图形。尽管患者病情严重,也可能是败血症或其他危及生命的疾病,仅靠心电图表现并不能确定需要立即解决的问题。但心电图仍然是重要的补充诊断工具,分析心电图应该关注以下几个问题。

节律

1.是窦房结"驱动心脏跳动吗"?正如上面所讨论的,P波在Ⅱ导联直立,每1个P波后跟随1个QRS波群吗?

2.心脏跳动有不规则的表现吗?有室性期前收缩或室上性期前收缩吗?有任何不明原因的停搏或心律失常吗?

QRS波群和T波形态

1.心室激动正常吗?QRS波群是窄的或宽的?QRS电轴在正常范围(右偏和左偏)吗?有QRS波群的正常特点吗(在V_1导联呈S波,V_6导联呈R波,没有Q波出现)?

2.ST段有微小的偏移吗?

3.T波形态、方向正常(T波与QRS波群主波方向一致)吗?

4.复极化时间是否正常(QT期小于0.450s)?

5.是否存在左心室肥大(QRS波群高电压,STT改变,左心房异常)或右心室肥大(V_1导联R波显著增加,电轴右偏)?

原则:心电图诊断应结合临床。如何将心电图表现与患者的整体临床表现和主诉相结合?

总结

掌握一种系统的心电图阅读方法是非常重要的,随着学习和理解的深入,方法可能会不断进步,并随时间推移演变成为部分潜意识的东西。对心脏检查来说,心电图是一个重要的初始诊断工具,其简便易行,可快速识别某些危及生命的情况。

(黄织春 译)

第15章

心电图分析:与病例相结合

本章节将提供一系列实例帮助读者整合前面章节介绍的原则并举例说明在临床管理中如何应用心电图解释,并将着重介绍特殊心电图表现的鉴别诊断。

例 1

情况介绍

John Martini,34 岁,男性,活动时气短显著加重就诊,心电图如图 15 – 1。

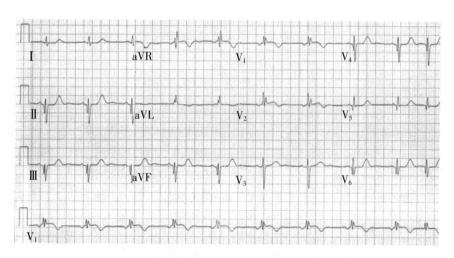

图 15 – 1　例 1 的心电图。

讨论

应用"一眼识别危急情况"的方法,心率正常:约 60 次/分,QRS 波群间约 5 个"大格",每个 P 波后有 1 个 QRS 波群,胸前导联 ST 段抬高 1mm伴 T 波倒置,但未见对应导联 ST 段改变。下壁导联可见 Q 波,但未见相伴随的 ST 段抬高。由于此患者未诉胸痛,结合全部临床信息认为此心电图属"次危急"情况,可以仔细分析而不需要立即予以特殊治疗干预。

尽管心房初始激动起于窦房结,产生 aVR 导联负向、Ⅱ 导联正向 P波,V₁ 导联呈负向波且负向成分时限和深度均大于 1 个"小格",这种现象认为是左心房异常激动。通常左心房在右心房后激动,因此 P 波终末部分反映左心房的除极。

QRS 波也有异常表现,包括电轴左偏,下侧壁导联异常 Q 波,V₁ 导联以 R 波为主,电轴左偏、Q 波、V₁ 导联大 R 波的鉴别诊断见表 15 - 1 和附录中的表 1、表 2、表 3。心电图分析者需要结合所有异常表现得到一个最有可能的诊断和一些不常见的可能诊断。为了这一讨论,我们首先来看一下 V₁ 导联以 R 波为主的鉴别诊断(见附录表 3)。

V₁ 导联以 R 波为主提示心前平面出现异常的由左向右除极。新生儿左右心室大小相近,但一旦肺膨胀,肺循环增加,肺动脉压会明显低于主动脉压,随着不断成长,左心室比右心室心肌厚且心腔大,因此新生儿较成年人 V₁导联表现为相对明显的 R 波,成年人因间隔激动产生小 r 波,因左心室较右心室大,除极时 V₁ 导联会产生深 S 波。图 15 - 2 示新生儿心电图,注意到 V₁

表 15 - 1　Q 波常见原因

原因	心电图特征/线索
正常变异	有时可在下壁或侧壁导联观察到小 Q 波
心肌梗死	心肌梗死区域呈 Q 波
束支传导阻滞	左前分支传导阻滞:Ⅰ、aVL 出现 Q 波
	后分支传导阻滞:Ⅲ、aVF 出现 Q 波
肥厚型心肌病	下壁、侧壁导联可见 Q 波(间隔增厚)
扩张型心肌病	胸前导联可见 Q 波
浸润性疾病(淀粉样变、肉瘤样变)	通常胸前导联可见 Q 波、低电压,前壁导联尤为明显
WPW 综合征	旁道插入心室肌区域可见 Q 波,PR 间期缩短

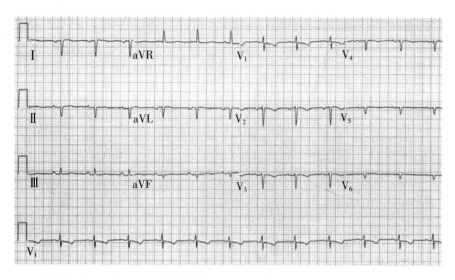

图 15-2 出生 2 天正常男婴的心电图,V_1 导联以 R 波为主属正常表现。

导联以 R 波为主以及其他几个心电图特征表现,包括新生儿正常心率可超过 200 次/分,且因心脏小,所以 QRS 时限明显缩短。

成人 V_1 导联以 R 波为主的常见原因是右束支传导阻滞。右束支传导阻滞时,延迟的右心室激动产生 QRS 波终末部分以 R 波为主。本例中,QRS 波群轻度增宽(0.12s),但初始 R 波比终末 R 波更高,这也可能是不典型的右束支传导阻滞,且单纯右束支传导阻滞时通常间隔激动正常,一般观察不到 Q 波。

V_1 导联 R 波为主的另一个常见原因是右心室肥大。右心室肥大通常电轴右偏,本例中电轴左偏,所以右心室肥大的可能性极小。

右位心(心脏位于右胸)也可致 V_1 导联 R 波为主。一位右位心患者的心电图如图 15-3。正常 V_6 导联在右位心时通常是完全负向波。右位心最常见于内脏转位(内脏位于对侧,肝脏及腔静脉位于左侧)且窦房结也位于左胸,心房激动顺序由左向右。综上,本例心电图表现也不支持右位心。

WPW 综合征中左侧房室旁路也可致 V_1 导联 R 波为主(见例 7)。因左心室位于右心室"后方",左侧旁路使左心室先于右心室除极。WPW 综合征中因左心室异常优先激动,在下壁或侧壁导联可见 Q 波。然而,WPW 综合征通常可见短 PR 间期,本例中正常的 PR 间期使 WPW 综合征的可能性极小。

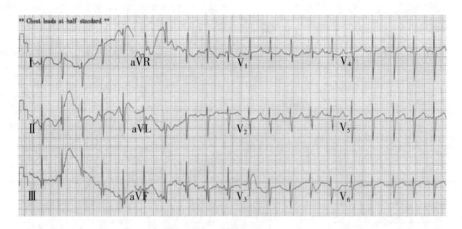

图 15-3　右位心患者的心电图。因心脏位于右胸可见 V_1 导联呈 R 型，V_6 导联呈 RS 型且额面电轴右偏，因窦房结位于左侧所以 P 波除极由左向右。

"后壁"心肌梗死也可表现为 V_1 导联大 R 波，第 7 章中提到大 R 波实际代表因异常除极导致的异常 Q 波。"后壁"心肌梗死通常合并下壁心肌梗死而出现下壁导联异常 Q 波。此外，"后壁"心肌梗死常在 V_1 导联出现直立的大 R 波和 T 波；本例中 T 波倒置可能不典型但也可出现在部分"后壁"心肌梗死患者中。与此类似，左心房异常也可见于"后壁"心肌梗死，但也不会影响诊断。

因肌小节（肌丝或结构蛋白）突变导致的心肌异常肥厚的状态称为肥厚型心肌病。在一些病例中，以左心室间隔肥厚为主，因肥厚间隔除极可在 V_1 导联观察到大 R 波及下侧壁导联的异常 Q 波。因左心房需要将血射入肥厚僵硬的左心室，致左心房肥大而常表现出左心房异常，因左心室异常复极，可见 T 波倒置和 ST 段压低。

总之，肥厚型心肌病可以解释大部分的心电图表现，但也有可能是不典型"后壁"心肌梗死或右束支传导阻滞。

结论

对该心电图诊断的最简便的工具是经胸超声心动图。通过这项技术，超声信号可重建心脏实时影像。在本例中超声证实存在显著室间隔肥厚的肥厚型心肌病，伴随全心室游离壁肥厚但收缩正常。如果用单纯右束支传导阻滞解释心电图表现，超声下可见正常的左心室功能；如果存在后壁心肌梗死，可表现为左心室特定部位室壁增厚及运动异常。

例 2

情况介绍

Wynn Muse，54 岁，男性，因胸痛 2 小时入抢救室，心电图如图 15－4。

讨论

本例中，应用"一眼识别"的方法，心率约为 50 次/分，房室传导异常，P 波与 QRS 波不相关。这种现象可通过观察到 P 波以无关联的"意外"偏折出现在 QRS 波、ST 段和 T 波来证实。最后，下壁导联 ST 段抬高提示存在下壁心肌梗死。这份心电图通过心率和 ST 段改变立即提供存在危急情况的信息。需要立即将患者运送至心脏导管中心来明确诊断，如果条件允许，时机成熟，则对濒死心肌行血流重建。

一旦临床事件确诊，需要对本例中心电图进行谨慎评估。因 P 波在 aVR 导联为负向，在 II 导联为正向，所以心房激动起源于窦房结。然而本例中 P 波与 QRS 波群分离，提示存在三度房室传导阻滞。下壁心肌梗死患者中 3%～7% 出现房室传导阻滞，供应房室结的动脉来自后降支的第一分支，大部分患者后降支起源于右冠状动脉（右优势型）。下壁心肌梗死患者房室传导阻滞的发病率呈双峰分布，可能存在 2 种机制。急性下壁心

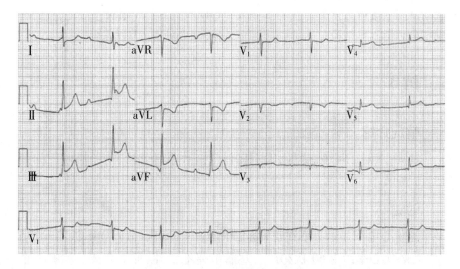

图 15－4 例 2 的心电图。

肌梗死 1 小时内可因副交感神经兴奋而出现房室传导阻滞的第 1 个发病高峰;第 2 个高峰通常发生在出现症状的 24 小时左右,此时可能是由于组织水肿。下壁心肌梗死后出现房室传导阻滞通常持续数天甚至数周,但一般可恢复而不需要起搏支持治疗。此例中房室传导阻滞并不意味着预后差,相比之下,前壁心肌梗死一般不会出现房室传导阻滞,一旦出现则提示广泛的心肌坏死且预后不良。

此例中下壁和侧壁导联可见 ST 段抬高,提示缺血心肌面积较大,此外,对应的 V_1、V_2 导联未见 ST 段压低,提示可能并存右心室心肌梗死,aVL 导联 ST 段压低也提示右冠状动脉是"罪犯"血管。

综上所述,这份心电图提示在锐缘支供应右心室之前出现右冠状动脉近端闭塞,该右冠状动脉分支可能已达后侧壁(后侧支)。临床上,该心电图提示高危的大面积心肌梗死,"罪犯"血管必须紧急行血流重建、血管成形术或药物溶栓治疗。

导致 ST 段抬高除心肌梗死外的原因详见第 8 章。心肌梗死和心包炎的鉴别诊断需要特别提及(第 8 章,表 8 - 1 和表 8 - 2),虽然心包炎也可见下侧壁 ST 段抬高,但本例中对应的 I、aVL 导联 ST 段压低可以排除心包炎,同时心包炎也不会出现房室传导阻滞。

结论

给予该患者阿司匹林并立即送至心脏介入中心行血管成形术,并于右冠状动脉闭塞段置入支架。在心脏介入中心期间房室传导阻滞已恢复,且后续随访中超声心动图仅见下壁轻度异常收缩(运动减弱),左心室功能正常。

例 3

情况介绍

Henry Knox,64 岁,男性,因胸痛伴气短数小时就诊,初始心电图如图 15 - 5 所示。

讨论

这份心电图显示心率在正常范围内(60 ~ 100 次/分),QRS 波群间约 5 个"大格"(心率约为 60 次/分)。尽管节律不整,但每个 P 波后均有 1 个 QRS 波。V_1 ~ V_4 导联可见 ST 段明显抬高,该心电图因出现急性前壁心肌

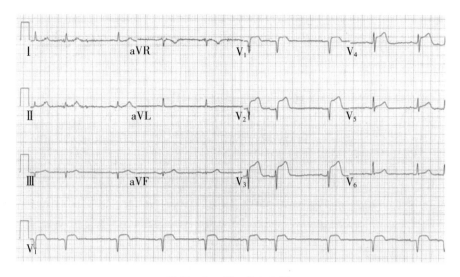

图 15 -5　例 3 的心电图。

梗死而认为属危急情况。正如上个病例中提及的,治疗主要是针对闭塞冠状动脉的血流重建。

仔细观察心电图可以看出单个不整节律可能为起源于窦房结附近区域的房性期前收缩,因房性期前收缩的 P 波与窦房结起源的 P 波形态相似。此病例中,房室传导正常,每 1 个 P 波(包括房性期前收缩)后都有相关 QRS 波群。注意,期前收缩出现在房室结相对不应期时传导延缓可致 PR 间期轻度延长。

$V_1 \sim V_4$ 导联可见 ST 段明显抬高与左前降支闭塞相符合,且 I、aVL 导联未见 ST 段抬高,提示第一对角支发出后闭塞。

特定冠状动脉分布区的 ST 段抬高(前壁:左前降支;侧壁:回旋支;下壁:右冠状动脉)通常被认为是心肌梗死的不良信号,上一例中心肌梗死与心包炎的鉴别要点需要再三强调。心包炎一般会出现广泛的前壁、侧壁、下壁 ST 段抬高,aVR 导联 ST 段压低,且不会出现异常 Q 波,本例中 V_1 导联间隔 R 波缺失可能提示存在异常 Q 波。

结论

给予该患者溶栓药物,利用组织纤维蛋白溶酶原激活剂溶解血栓。用药后 1 小时患者诉胸痛减轻,心电图如图 15 -6,可见 ST 段抬高更加明显,QRS 波群前未见 P 波,出现了加速性室性自主节律。加速性室性自主节律通常因为心室组织自律性增高,之所以称为加速性是因为正常心室起搏率

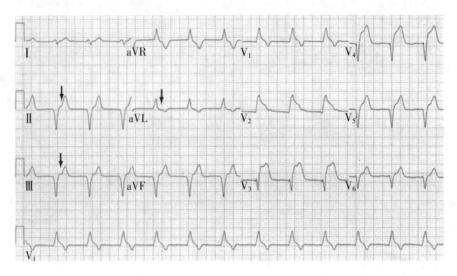

图15-6　例3患者胸痛突然改善时心电图,但非窦性心律,心室激动前无P波。事实上,ST段可见逆行P波(箭头所示)。这是下壁和前壁Q波的梗死区域自律性增高所致加速性室性自主节律。

通常低于30次/分。加速性室性自主节律常见于ST段抬高型心肌梗死实现冠状动脉缺血再灌注时,也可见于使用地高辛等情况。一般来说,患者血流动力学稳定时不需要接受特殊治疗,数分钟后加速性室性自主节律消失(如心电图15-7),随后抬高的ST段开始下降,但V₁~V₃导联Q波形成。窦性心律恢复后可见单个室性期前收缩(第1个QRS波群前无P波且宽大)及单个交界性心律(第2个QRS波群比窦性相关QRS波群略宽且PR间期明显短于P波引起心室激动时间)。

例4

情况介绍

Ashley Lewis,59岁,女性,因间歇发作性头晕2周就诊,心电图如图15-8。

讨论

该心电图显示高度房室传导阻滞伴左束支、右束支交替传导阻滞。图15-9示传导情况的节律条图,可以看到一些P波后因房室传导阻滞而无

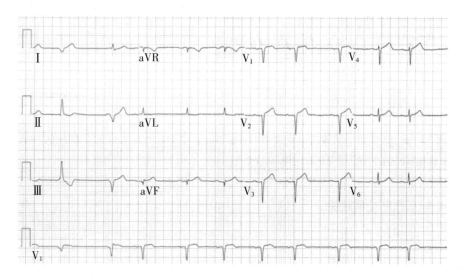

图 15-7 例 3 患者加速性室性自主节律恢复后心电图。前壁导联 ST 段轻度抬高，$V_1 \sim V_3$ 导联 Q 波形成。

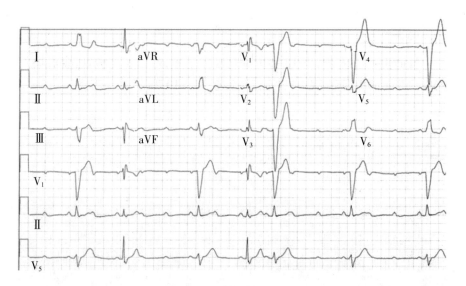

图 15-8 例 4 的心电图。

相关 QRS 波群,一些 P 波只下传至左束支(QRS 波群呈右束支传导阻滞图形),一些 P 波只下传至右束支(QRS 波群呈左束支传导阻滞图形)。基于上述情况,该患者可能因心脏传导阻滞所致长间歇而出现心脏停搏。因本例患者传导阻滞出现在束支,因此依赖于心室肌细胞的起搏,但心室起搏

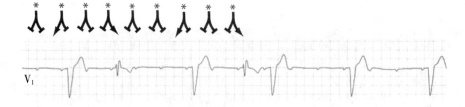

图 15 - 9 例 4 传导图解的节律条图。可以看到一些 P 波在左右束支均未下传，一些 P 波阻滞于右束支，一些 P 波阻滞于左束支。

非常不稳定且常缺失。

结论

该患者接受双腔永久起搏器治疗后症状完全缓解。

例 5

情况介绍

Mary Booth, 66 岁, 女性, 数天前行腹部手术, 术后恢复良好, 今晨突发心律失常伴轻度气短, 心脏节律条图如图 15 - 10。

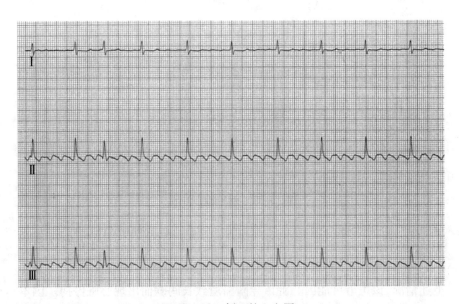

图 15 - 10 例 5 的心电图。

讨论

该心电图显示节律不整但心室率相对正常,平均心室率约为 70 次/分,QRS 波群间期为 3~5 个大格。未见 P 波, QRS 波群被"锯齿样"波分隔且未见等电位间期,ST 段、T 波未见明显异常,因此,该心电图虽有心律失常,但也认为是"次危急"情况,在确定该患者临床情况稳定的情况下,可仔细评估心电图后再予以处理。

该患者非窦性心律,心房以约 300 次/分的频率持续激动,连续波峰之间约 1 个"大格"。这是一例典型心房扑动,心房扑动是指因存在折返环而发生的快速心房节律(因异常自律性增高所致的快速心房节律通常称为房性心动过速,而事实上很难通过心电图对心律失常的机制进行鉴别)。理论上心房内可能存在多个环路,但认为绕三尖瓣环的折返环是最常见的且认为是"典型"心房扑动的形成机制。"典型"心房扑动也称峡部依赖性心房扑动,因折返环的"慢传导区"由三尖瓣和下腔静脉间的心房组织构成(如图 15-11)。回顾第 11 章内容,折返需要 1 条限制性通道,由某些组织或结构形成单向阻滞,作为"孔洞",三尖瓣环和下腔静脉间峡部形成关键部位,促进折返形成。通常心房扑动回路通过峡部由右心房侧壁到达房间隔,然后"由低到高"经过房间隔再"由高到低"经过右心房侧壁。心房扑动波在下壁导联通常是负向的,因左心房(远比右心房大)被动地"由低到高"激动。然而,峡部依赖性心房扑动是大折返环,心房激动无电静息期,因此未见等电位期。

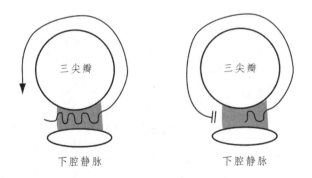

图 15-11　典型心房扑动绕三尖瓣的折返环。关键性峡部位于三尖瓣环和下腔静脉间,折返过程中在环路任何部位遇到处于不应期的组织,心房扑动可终止,最常见阻滞的部位通常在三尖瓣-下腔静脉峡部某些位置或入口处。

心房以300次/分激动而心室率相对缓慢,因房室结具有传导延缓的特性和相对长的不应期。在这种情况下,通常每4次心房除极有1个经房室结下传,导致心室除极呈现4∶1阻滞,有时也会出现3∶1或5∶1的下传比例。显然房室结起到调节作用,在房性心律失常时限制心室率。

结论

心房扑动虽为非致死性心律失常,但可因快心室率或失去正常房室同步导致血流动力学不稳定。

一些患者可尝试通过药物终止心房扑动。可应用作用于离子通道的抗心律失常药,改变离子通道的通透性将影响动作电位形成。Na^+通道阻滞剂将减少0相斜率(图15–12),增加折返波除极过程中遇到处于不应期组织的概率而终止折返性心动过速;K^+通道阻滞剂可增加动作电位时程,除极波遇到处于绝对不应期的组织而终止折返环。

本例中,给予该患者K^+通道阻滞剂依布利特来延长心房不应期。随后心电图如图15–13所示,可见心房扑动循环周期延长,可能由于不应期延长降低了传导速度(侵占了相对不应期)。该患者最终转为窦性心律(如图15–14),可见QT间期延长。药物对心房发挥有利作用,但其作用为非选择性,同时延长心室动作电位时程而延长QT间期,所以使用K^+通道阻滞剂有发生尖端扭转型室性心动过速的风险(第6章)。

K^+通道阻滞类抗心律失常药物可延长2相平台期时限而延长QT间

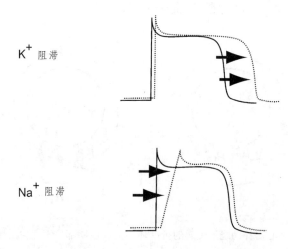

图15–12　抗心律失常药物对动作电位的影响。Na^+通道阻滞剂降低0相上升速率,K^+通道阻滞剂延长动作电位时程。

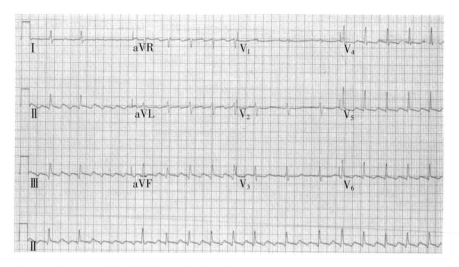

图 15－13 K⁺ 通道阻滞剂使心房扑动率减慢（扑动波时限延长），而心室率（QRS 波群之间的间期）可能更快。

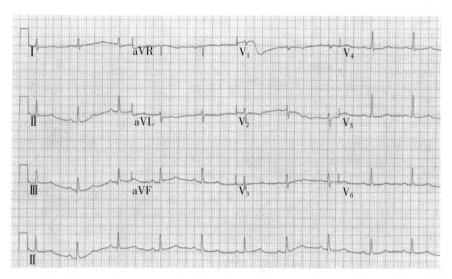

图 15－14 心房扑动终止，可见 QT 间期延长。抗心律失常药物无组织选择性作用，离子通道通透性的改变同时作用于心房和心室组织。

期，Na⁺ 通道阻滞剂降低 0 相上升速率而延长 QRS 时限，如图 15－15 中接受 Na⁺ 通道阻滞剂氟卡尼的患者心电图所示，接受氟卡尼治疗后 QRS 时限明显延长。一般情况下，如果一种抗心律失常药物导致心电图出现 QRS

时限或 QT 间期明显延长等改变,则贝有高度发展为其他心律失常的风险而需要停药。

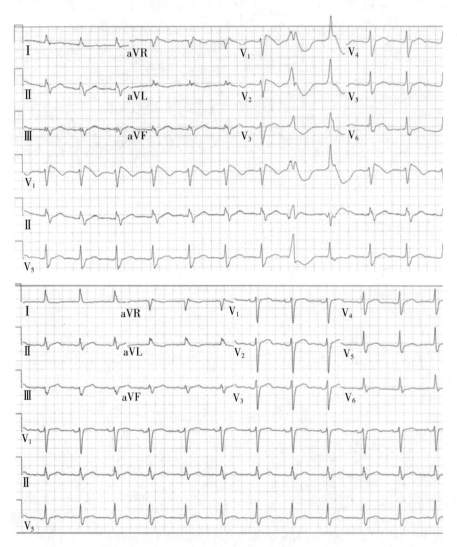

图 15-15　上图:接受 Na⁺ 通道阻滞剂氟卡尼的患者的心电图,QRS 间期明显延长,停药后随访心电图如下图,QRS 间期恢复正常。

例6

情况介绍

Mike Martin,76 岁,男性,因突发头晕 2 小时入抢救室,自诉 4 年前有心脏病发作病史,心电图如图 15 - 16 所示。

讨论

心电图显示快速宽 QRS 波群节律,提示情况危急,电轴正常无法协助区分是室性心动过速还是室上性心动过速伴差异性传导。V_1 导联主波向上伴负向小"s"波,V_1 导联 Rs 型与室性心动过速一致,幸运的是,大家已经注意到 V_1 导联典型的房室分离,确定了室性心动过速的诊断。

患者接受了同步电复律,复律后心电图如图 15 - 17,可见下壁导联 Q波形成及 V_1 导联大 R 波和直立的 T 波,这些表现与陈旧性下后壁心肌梗死一致。心肌梗死后瘢痕可与存活心肌形成折返环,使陈旧性心肌梗死患者成为发生室性心动过速的高危人群。

结论

该患者接受了植入型自动除颤器(ICD)置入术,通过右心室特殊电极

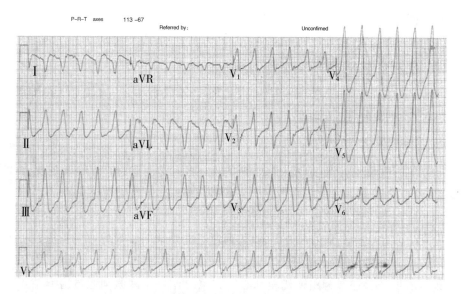

图 15 - 16　例 6 的心电图。

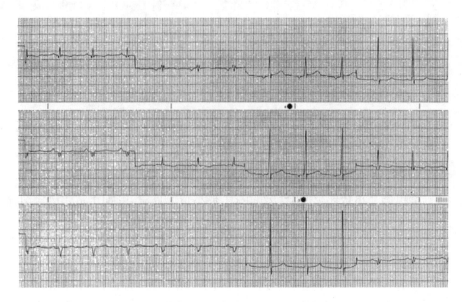

图 15 - 17 患者电复律后的心电图。该患者下壁导联 Q 波及 V_1 导联大 R 波提示存在陈旧性下后壁心肌梗死。未见急性动态 ST 段改变,所以因心肌急性缺血所致室性心动过速的可能性不大。

导线和"除颤器机壳"自动识别室性心律失常并放电治疗。

例 7

情况介绍

Jonathan Malcom,22 岁,男性,因头晕、心率快数小时入抢救室,心电图如图 15 - 18 所示。

讨论

该心电图提示非常快、不规则的宽 QRS 波节律,这 3 种表现提示 WPW 综合征患者发生了心房颤动。WPW 综合征患者因存在旁路为心房和心室提供了额外的传导通路(图 15 - 19),旁路的存在意味着这类患者有发生多种心律失常的可能性,首先最常见的是顺向传导的房室折返性心动过速,这种情况的折返环形成是由除极波通过房室结下传("顺向"或正传)激动心室,通过旁路逆传激动心房并反复循环。因激动通过房室结正常激动心室,患者发生窄 QRS 波心动过速(室上性心动过速)。另 1 种折

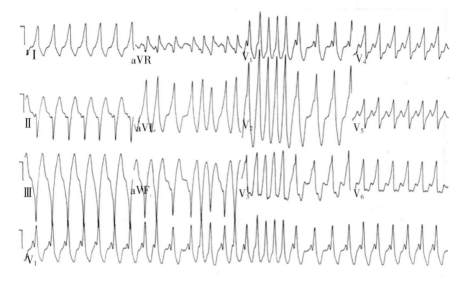

图 15 - 18 例 7 的心电图。

返性心动过速是逆向型折返性心动过速,折返环与前相反,激动通过旁路激动心室并通过房室结逆传激动心房,因逆传而称为逆向型折返性心动过速,这种情况下可发生规则的宽 QRS 波心动过速。第 3 种 WPW 综合征相关心动过速是心房颤动或心房扑动同时经过房室结和旁路传导致快速心室激动,房室结具有减慢传导特性,限制快心房率导致的快心室率,但因存在旁路,快心房率可通过旁路迅速传导至心室,产生快速、不规则的宽 QRS 波(因心室并非通过希 - 浦系统激动)。这 3 种心动过速,顺向型心动过速最常见,其次是房性心动过速通过旁路传导激动心室,逆向型心动过速最少见,少于相关心律失常的 5 %。

　　WPW 综合征患者旁路的定位可通过分析基线心电图确定。因心室由旁路激动在 QRS 波起始部形成钝挫(通常称为 δ 波)。如果旁路位于左心房和左心室间,V_1 导联可见大 R 波,因左心室位于右心室后方,存在左侧旁路意味着心室"由后向前"激动。相反,如果存在右侧旁路,前壁导联可见 Q 波,R 波会出现于 V_5 导联而非 V_3 或 V_4 导联(心前区移行晚)。窦房结位于右心房,右侧旁路患者 PR 间期更短,心室提前激动更加明显,可见图 15 - 20 和图 15 - 21 的比较。图 15 - 20 是 Malcom 先生的心电图,可见因存在左侧旁路,左心室较早激动产生 V_1 导联大 R 波(可认为是右束支传导阻滞的心室激动模式)。相比之下,图 15 - 21 提示右侧旁路患者心电

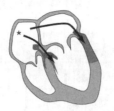

基础状态
短 PR 间期,δ 波

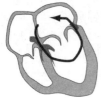

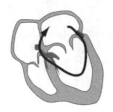
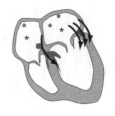

顺向型房室折返　　　　　逆向型房室折返　　　　　心房颤动通过旁路下传
规律窄 QRS 波心动过速　规律宽 QRS 波心动过速　快速、不规则的宽 QRS 波心动过速

图 15-19　WPW 综合征心电图表现原理图。旁路(AP)的存在意味着部分心室肌通过房室旁路激动或提前激动,心电图可见短 PR 间期和 δ 波。存在旁路可能发生 3 种类型心动过速。顺向型房室折返是激动由房室结正传激动心室并由旁路逆传激动心房,产生规则的窄 QRS 波心动过速。逆向型心动过速时折返环反向,激动经旁路下传激动心室后经房室结逆传激动心房,产生规则的宽 QRS 波心动过速。最后,如果患者发生房性心律失常(通常是心房颤动),激动可经旁路迅速下传激动心室,部分也可经房室结下传,因旁路快速传导的特性(旁路通常由正常的心房或心室组织构成),心室率可以非常快,产生快速、不规则的宽 QRS 波心动过速。

图表现,由右向左的心室除极使心前区移行延迟,V_5 导联 R 波振幅高于 S 波(可认为是左束支传导阻滞的心室激动模式,右心室先于左心室除极)。另外,因右侧旁路患者旁路先于房室结激动,所以 PR 间期更短,QRS 波群更宽。相反,左侧旁路患者房室结早于旁路激动,但房室结传导延迟,心室仍因左侧旁路提前激动,所以 PR 间期仍短于 0.12s,但部分导联 PR 间期可见等电位线。

结论

本例中患者接受 Na^+ 通道阻滞剂减慢旁路传导,减慢心室率并改善血流动力学状态,心房颤动终止后,基线心电图如图 15-20,可见心室因旁路传

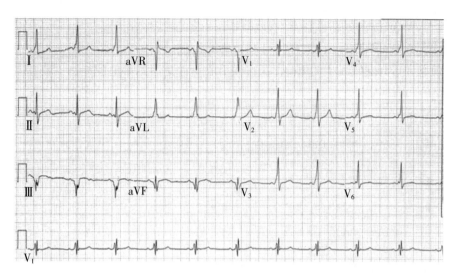

图 15 - 20　Malcom 先生心房颤动终止后的心电图。目前该患者为窦性心律(P 波在 aVR 导联为负向,在Ⅱ导联为正向),可见明显短 PR 间期和 δ 波,V_1 导联大 R 波。

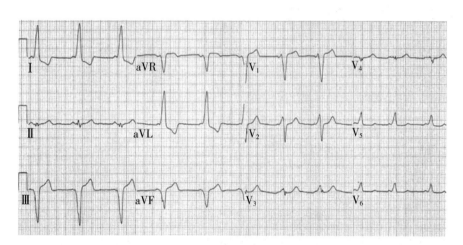

图 15 - 21　右侧旁路的 WPW 综合征患者的心电图表现。因心室更靠前,由右向左的向量使心前平面移行延迟,V_5 导联 R 波振幅大于 S 波,另外,窦房结在右心房,PR 间期更短,右心导联预激波更明显。

导激动产生明显"预激波"。如上分析,该患者存在左侧旁路,另外,Ⅲ、aVF 导联可见 Q 波,认为左心室激动起始于下壁导联,据此可推测旁路位于左心室下壁。通过判断旁路位置可利用特殊导管灼烧或打断(消融)旁路,经消融术后 Malcom 先生心电图如图 15 - 22,PR 间期正常,QRS 形态恢复正常。

　　WPW 综合征患者有发生心源性猝死的风险,存在快速传导的旁路意味着心室可被快速激动,有时可恶化为心室颤动,存在房室旁路心电图表现有利于判断其发生的风险。另一位存在旁路患者的心电图如图 15 - 23,

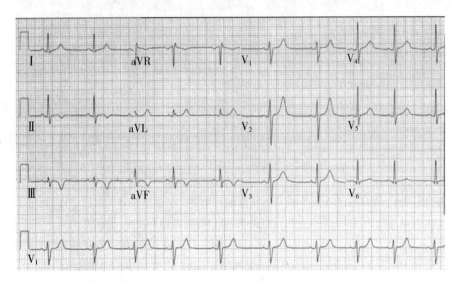

图 15 - 22　Malcom 先生经消融术打断旁路后的心电图表现,PR 间期正常,QRS 波群恢复正常心室激动形态。

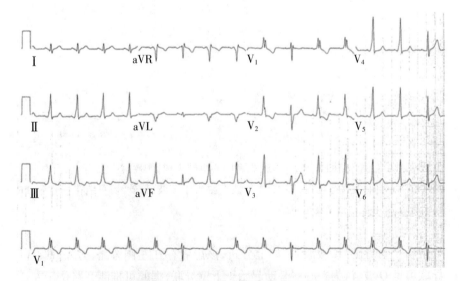

图 15 - 23　一位间歇性预激患者的心电图。旁路间歇性阻滞,PR 间期正常,QRS 波群正常化,提示旁路传导功能不良(不应期较长),患者心源性猝死风险不高。

因旁路间歇性阻滞表现为部分窄 QRS 波,该旁路传导功能不良(更像"泥土路"而非"高速公路"),所以心房颤动时发生快速心室激动的可能性不大(如同泥土路要限制行车数量及速度一样)。

例6 和例7 突出了在评价宽 QRS 波心动过速时心电图的重要性。在理解这些病例的基础上,第 12 章中的一些要点可为分析规律的宽 QRS 波心动过速补充提供更综合和更有条理的方法(图 15 - 24)。

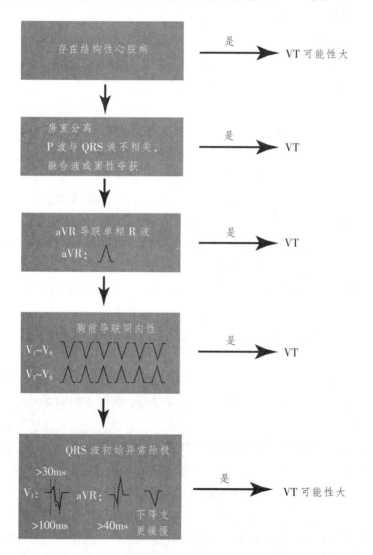

图 15 - 24　宽 QRS 波心动过速诊断流程图。(*)表示下降支的顿挫。VT,室性心动过速。

　　分析宽 QRS 波心动过速患者的第一步是评价患者,确定血流动力学是否稳定。当血流动力学不稳定时,如果出现低血压伴或不伴相应症状,需要马上行电复律,使患者恢复正常心率。在分析心电图时,了解患者的潜在心脏疾病也是有帮助的。存在心脏疾病或心肌梗死既往史的患者,其宽 QRS 波心动过速极大可能为室性心动过速。

　　现已发展出一系列算法来平衡敏感性和特异性,以提高预测的准确度。所有已发表的算法的最佳预测准确性为 60%~80%。以作者个人观点来看,因为判断存在室性心动过速是非常重要的,因此,结合 4 个最常用的算法[1-4],对宽 QRS 波心动过速的患者采用了以下分层标准。

　　如上所述,了解发生心律失常的“场地”是非常有帮助的,因此,在仔细查看心电图前,临床医生应该对患者心脏疾病或心肌梗死既往史的可能性进行快速评估。在确定病史后再分析心电图。在第 12 章已阐述存在房室分离提示室性心动过速,因此首先就应该用“广角镜头”寻找代表 P 波的未预期到的偏折。窦性心律产生的 P 波通常在下壁导联和 V$_1$ 导联,应该首先检查这些导联。注意存在窦性夺获或融合波(全部或部分心室肌通过希-浦系统除极)的不同形态 QRS 波即提示有 2 种心室除极方式、房室分离。窦性夺获和融合波极少见,仅见于心室率较慢的室性心动过速,因为慢的室性心动过速会增加随机窦性心律部分或完全夺获心室除极的可能性。当分析心电图时,更应关注房室分离而不是房室相关(P 波与 QRS 波相关),因为房室相关对于室性心动过速或室上性心动过速伴差异性传导没有鉴别意义。不幸的是,房室分离仅见于约 50% 室性心动过速患者。

　　在评价房室分离后,应检查 QRS 波形态。aVR 导联呈单相 R 波(“西北向”电轴)通常提示室性心动过速,因为束支传导阻滞引起的差异性传导不会从心尖部开始除极。同样的,胸前导联的负向或正向同向性提示左心室除极分别从心尖部或后基底部开始,也不会出现在束支传导阻滞的差异性传导中。虽然存在 aVR 导联单相 R 波或胸前导联同向性(通常总结为“缺乏 RS 型”)对于判定室性心动过速是极有帮助的,但这些特异性的表现并不常见(很“特异”但并不“敏感”)。

　　评价 QRS 波形的下一步就是检查心室的初始除极。不同算法中的大多数关于 QRS 波形态的线索都关注初始的心室除极。其原因是心室初始除极缓慢即提示初始除极并没有通过希-浦系统。通常在室上性心动过速伴差异性传导时,间隔的初始除极仍保留,因此,V$_1$ 导联初始间隔除极小

R 波 <30ms,下降支仍相对锐利(QRS 波起始至 S 波波谷的间期 <100ms)。若 V₁ 导联初始间隔 R 波"饱满"(>30ms)或下降支相对缓慢(QRS 波起始至 S 波波谷的间期 >100ms)提示心室初始除极异常,为室性心动过速(详见第 12 章)。分析 aVR 导联的初始部分也是有帮助的。在一些病例中,aVR 导联呈 QR 型,而非单相 R 波。如果初始 Q 波 >40ms,室速可能性更大。aVR 导联也常见到呈 QS 型(提示额面电轴正常或"接近正常"),如果 QS 型的下降支比上升支缓慢,室性心动过速的可能性更大。最后,下壁导联或胸前导联存在异常 Q 波(有时表现为 QRS 波群下降支的顿挫)提示心室除极起源于心肌梗死区域,为室性心动过速。

最后,与室性心动过速或室上性心动过速伴差异性传导相关的 QRS 波形总结于图 12 - 16,但并没有包括在实用鉴别流程图中,以增加流程图的可行性。正如第 12 章及本章例 6 中所强调的,非"典型"差异性传导图形的 QRS 波形更倾向于室性心动过速诊断。

当处理宽 QRS 波心动过速患者时,默认的诊断应该为室性心动过速,因此,当临床医生在评估患者及心电图后仍不能明确诊断时,应按照假设患者为室性心动过速来进行治疗("最坏的情况")。

参考文献

[1] Vereckei A, Duray G, Szénási G, Altemose GT, Miller JM. *New algorithm using only lead aVR for differential diagnosis of wide QRS complex tachycardia.* Heart Rhythm. 2008;5(1):89 – 98.

[2] Brugada P, Brugada J, Mont L, Smeets J, Andries EW. *A new approach to the differential diagnosis of a regular tachycardia with a wide QRS complex.* Circulation. 1991;83 (5):1649 – 59.

[3] Wellens HJ, Bär FW, Lie KI. *The value of the electrocardiogram in the differential diagnosis of a tachycardia with a widened QRS complex.* Am J Med. 1978;64(1): 27 – 33.

[4] Tchou P, Young P, Mahmud R, Denker S, Jazayeri M, Akhtar M. *Useful clinical criteria for the diagnosis of ventricular tachycardia.* Am J Med. 1988;84(1):53 – 6.

(王云龙　译)

第 **16** 章

电解质紊乱心电图

前面章节已经讨论过某些电解质紊乱对心电图的影响：低钾血症对 QT 间期的影响，高钾血症引起的非缺血性 ST 段抬高。本章讨论伴随电解质紊乱出现的一系列心电图变化，尤其是钾离子（K^+）及钙离子（Ca^{2+}）。

钾离子

低钾血症

低钾血症时最主要的心电图改变是双峰 T 波（图 16−1）。K^+ 浓度 <2.7mmol/L的患者中 80% 伴有心电图改变；而当 K^+ 浓度 > 3.0mmol/L 时心电图上很难有所发现（表 16−1）。双峰 T 波的第 2 峰可能振幅较大，常常被误认为 U 波。低钾血症时 3 相复极延缓（图 16−2）。T 波的形成与心室动作电位的差异有关（心室复极离散），心外膜细胞复极开始时 T 波起始，而此时 M 细胞和心内膜细胞仍处于平台期。T 波第 1 峰源于心内膜细胞与 M 细胞之间的动作电位差。当心外膜完全复极时第 2 峰出现，最后当 M 细胞复极完全时 T 波终止。因此，低钾血症时 T 波的起始、第 2 峰以及终止与正常状态时电位变化相同，唯一的区别是由于心内膜细胞与 M 细胞复极差而出现的 T 波第 1 峰。

严重低钾血症时可以观察到 T 波倒置及 ST 段压低。与其他原因导致 QT 间期延长类似，低钾血症可引起触发激动和尖端扭转型室性心动过速。

高钾血症

高钾血症与 T 波高尖及其他心电图改变有关。Antzelevitch 等的重要

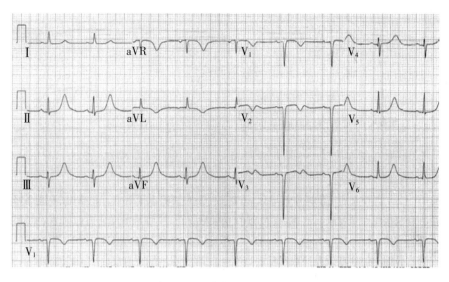

图 16 – 1　低钾血症心电图。

表 16 – 1　钾离子浓度异常时的心电图改变

疾病	钾离子浓度(mmol/L)	心电图改变
低钾血症	< 2.5	QT 间期延长
		出现双峰 T 波("病理性 U 波")
		尖端扭转型室性心动过速
高钾血症	5.5~6.5	T 波高尖
	> 6.5	QRS 波增宽
		PR 间期延长
	> 8.0	P 波消失(窦室节律)
		QRS 波极度增宽
		缓慢室性节律
		心脏停搏

研究表明 T 波高尖是由 3 相快速复极以及心外膜、心内膜、M 细胞复极差异减小引起(图 16 – 2 和图 16 – 3)。T 波高尖常在 K^+ 浓度超过 5.5mmol/L 时出现。有趣的是,左心室肥大以及其他由于异常复极引起的 T 波倒置在高钾血症时 T 波变得直立("假性正常化")。

高钾血症可引起 ST 段抬高,尤其是合并糖尿病酮症酸中毒时。前文

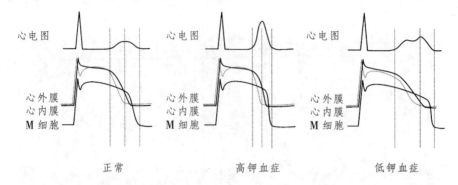

图16-2 高钾血症与低钾血症导致心电图改变的细胞水平解释。正常时,T波高峰在心外膜组织完全复极时出现,在M细胞复极后终止,M细胞的动作电位时程也是最长的。高钾血症时所有3种类型细胞的3相复极更快,不同类型细胞之间动作电位时程的差异缩小。这些改变导致窄基底高尖T波的出现。低钾血症时,3相复极延缓,3类细胞之间的复极差异被放大,导致QT间期延长及T波双峰。T波第1峰源于心内膜细胞与M细胞复极的电位差。当心外膜完全复极时第2峰出现,第3峰在T波终末出现,此时M细胞复极,所有心室细胞处于静息状态。

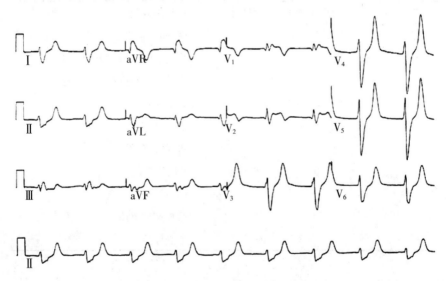

图16-3 高钾血症患者的心电图。QRS波增宽,T波显著增高相对变窄。注意 I 和 aVL 导联 QRS 的深大 S 波,左束支传导阻滞时无类似改变。QRS波之前无P波,也就是所谓的窦室节律。

解释非缺血性 ST 段抬高时曾有相关描述。

高钾血症导致细胞膜除极。静息时细胞内外 K^+ 处于平衡状态。K^+ 平衡时膜电位的精确值可以通过 Nernst 方程计算得出(第 1 章)。高钾血症时细胞外 K^+ 浓度增高,根据方程式计算更大分数的自然对数得出的是一个更小的负值。简单地说,细胞膜外 K^+ 浓度较高时意味着 K^+ 倾向于流向细胞内,最终静息电位负值减小。静息电位减小说明细胞膜处于部分除极状态,这意味着一些细胞将不能正常除极,因为此时处于静息状态的 Na^+ 通道减少,仅有少数 Na^+ 通道可以开放。重度高钾血症时 0 相上升速率延缓,QRS 增宽。当 K^+ 浓度超过 6.5mmol/L 时可以观察到 QRS 变化(图 16 - 4)。增宽的 QRS 与左束支传导阻滞时不同,在胸前导联或 Ⅰ、aVL 导联可见深大 S 波(图 16 - 3)。K^+ 浓度极度升高时 QRS 和 T 波融合而成为"正弦波"。

心房组织较之心室对高钾血症更敏感,因此,当 K^+ 浓度非常高时(> 8.0mmol/L),心电图上 P 波消失。此时窦房结仍然正常发放冲动,通常称为窦室节律,并且仅在高钾血症时出现(图 16 - 3)。K^+ 浓度进一步升高,心室率变慢直至停搏。

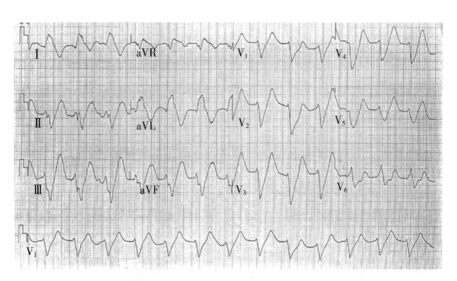

图 16 - 4　高钾血症患者的心电图。QRS 波增宽,T 波高尖,室性节律。Ⅲ导联第 2、第 3 个 QRS 波之间可见单个 P 波。

钙离子

低钙血症

低钙血症时2相平台期延长,导致 ST 段和 QT 间期延长。3 相复极相对不受影响,因此 T 波形态通常正常,但也有 T 波倒置的报道。QT 间期延长与低钙血症的严重程度相关:QT 间期越长,低钙血症越重。有时 ST 段抬高与低钙血症相关。图16-5是一位低钙血症患者的心电图。QT 间期延长,ST 段显著延长,T 波相对正常。同时,前壁导联 ST 段轻度抬高。

高钙血症

高钙血症缩短平台期,因此可见 QT 间期缩短,T 波紧随 QRS 波后出现,没有之间的 ST 段。T 波常在 QRS 波回到基线前出现,因此,出现类似心肌梗死时"ST 段抬高"的表现。ST 段消失导致 QT 间期缩短小于0.4s,通常小于0.35s。图16-6是一位高钙血症患者的心电图。等电位线 ST 段消失,T 波紧随 QRS 波之后出现。

当血清 Ca^{2+} 浓度极度升高(>16mg/dL),某些病例由于 J 波(也被称

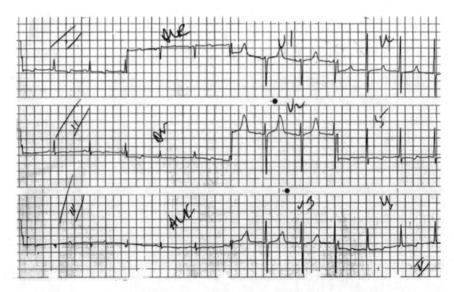

图16-5 一位低钙血症患者的心电图。QT 间期延长,主要是由于 ST 段延长。T 波相对正常。前壁可见 ST 段抬高。(Courtesy Tom Evans)

为 Osborn 波)导致 QRS 波显著增宽,QT 间期相对正常。图 16-7 来自一位 Ca^{2+} 浓度 16.5mg/dL 患者(正常:8.9~10.1mg/dL),可以见到 J 波引起的 QRS 波增宽。这种变化在低体温时常见,与心内膜细胞和 M 细胞 1 相

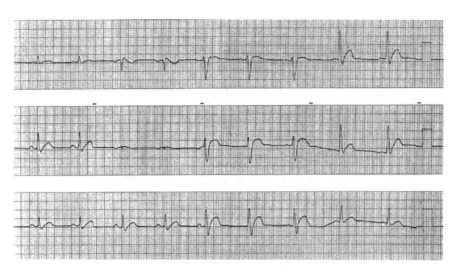

图 16-6 一位高钙血症患者的心电图。ST 段消失,T 波紧随 QRS 波之后出现,QT 间期缩短。(Courtesy Tom Evans)

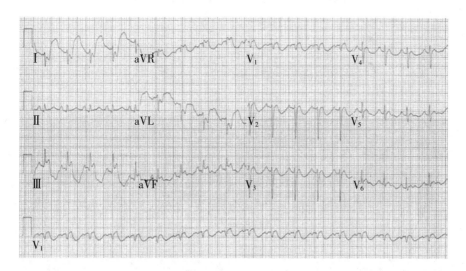

图 16-7 另一位高钙血症患者的心电图。血清 Ca^{2+} 浓度为 16.5mg/dL。QRS 波增宽是由于 QRS 波终末部分 J 波的出现。T 波仍然紧随 J 波后出现,但 QRS 波增宽导致 QT 间期相对正常。

切迹加深有关。高钙血症1相切迹的加深是由 I_{to} 电流增强介导。更多关于 Osborn 波的介绍将在后文低体温章节中进一步讨论。

严重高钙血症时,PR 间期延长,房室传导延迟,已有房室传导阻滞的报道。

其他电解质紊乱

低镁血症与 QT 间期延长相关,但低镁血症时并没有特征性的心电图改变。图 16-8 来自一位孤立性低镁血症的男性(K^+ 和 Ca^{2+} 正常,未服用引起 QT 间期延长的药物),可见怪异的双相 T 波,QT 间期延长。所有的心电图改变在低镁血症纠正后数小时内消失(图 16-9)。低镁血症常与低钾血症同时存在。低镁血症与房性期前收缩或室性期前收缩有关。Na^+ 紊乱对心电图没有影响。

本章要点

1. 低钾血症导致 T 波双峰出现。第 2 峰常被误认为 U 波。
2. 高钾血症引起一系列心电图改变:最常见为 T 波高尖,还有 ST 段抬

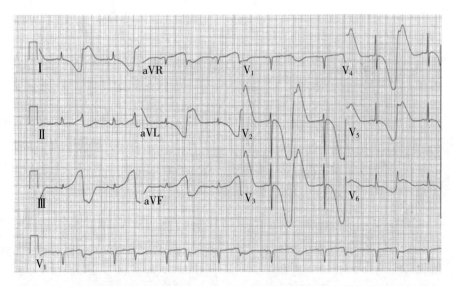

图16-8　孤立性低镁血症患者的心电图。QT 间期延长是由于怪异的双相 T 波,所有导联均可见。

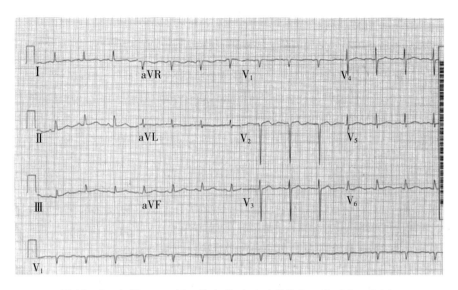

图 16-9 与图 16-8 同一位患者,在血清镁恢复正常后的心电图。

高和 QRS 波增宽。

　　3. 低钙血症引起 QT 间期延长。

　　4. 高钙血症导致 ST 段缩短。

自我检测

1. 高钾血症引起的心电图改变不包括哪种情况?

A. T 波高尖。

B. 心动过缓。

C. 双峰 T 波。

D. QRS 波增宽。

2. 低钙血症最主要的心电图改变是什么?

A. U 波出现。

B. T 波双峰。

C. ST 段延长。

D. QRS 波增宽。

3. 下列哪项正确？

A. 高钙血症与 QT 间期延长有关。

B. 窦室节律在高钾血症时出现。

C. 高钙血症患者可见 T 波高尖。

D. 室性心律失常与低钾血症无关。

4. 图 16 – 10 的节律是？

A. 窦性心律。

B. 交界区心律。

C. 房室传导阻滞。

D. 室性自主心律。

5. 图 16 – 10 通常在下列哪种情况时出现？

A. 低钾血症。

B. 低钙血症。

C. 高钾血症。

D. 高钙血症。

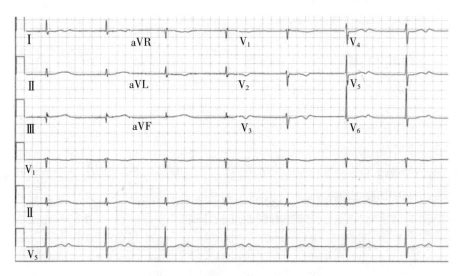

图 16 – 10　问题 4 和问题 5 的心电图。

自我检测答案

1. 答案:C。

解释:高钾血症引起 T 波高尖、QRS 波增宽以及心动过缓。T 波双峰是低钾血症的特征。

2. 答案:C。

解释:低钙血症与 ST 段延长引起的 QT 间期延长有关。

3. 答案:B。

解释:由于心房组织对高钾血症更敏感,可引起窦室节律。

4. 答案:B。

解释:患者为交界区节律,因为 QRS 之前无 P 波。

5. 答案:A。

解释:前壁导联可见 T 波双峰(常误认为 U 波),QT 间期延长,符合低钾血症改变。虽然低钙血症也能引起 QT 间期延长,但 T 波形态正常,属于 ST 段本身的延长。

（赵兰婷　译）

第 **17** 章

其他心电图

本章主要探讨具有特征性心电图改变的其他混杂情况。

肺栓塞

心电图在胸痛患者中的最佳应用是鉴别心肌损伤及心肌缺血。血栓阻塞肺动脉分支导致的肺栓塞是引起胸痛的另一个重要原因。然而,通常心电图对肺栓塞仅能提供很少的诊断信息。

肺栓塞的心电图表现不具有特异性,包括窦性心动过速、非特异性ST-T改变等,部分病例也表现为电轴右偏,一种特殊的肺栓塞心电图表现为S1Q3T3,I导联深S波及Ⅲ导联Q波和倒置T波(图17-1),这种心电图改变最初在1930年被报道,可能由右心室急性扩张导致心脏转位引起。早期的研究中指出S1Q3T3的敏感性为25%~30%,而最近的研究显示其敏感性仅为7%~12%,其特异性尚未可知。虽然存在诸多不足,S1Q3T3的心电图改变伴有呼吸困难、胸痛等症状时,仍需要警惕急性肺栓塞的可能性,需要采取进一步的检查明确诊断。

浸润性疾病:淀粉样变性

淀粉样变性是一种细胞外蛋白沉积导致的疾病。当淀粉样变性累及心肌,蛋白的沉积和心肌细胞的丢失导致了充血性心力衰竭。一般来说,心肌淀粉样变性患者心电图正常或仅表现为左前分支传导阻滞。然而,

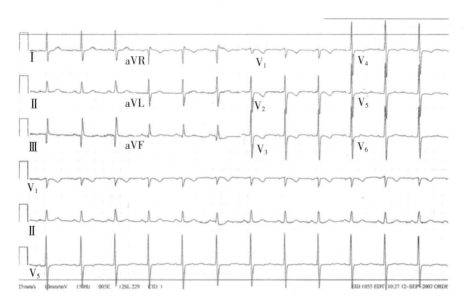

图 17－1 肺栓塞患者存在的 S1Q3T3 表现的心电图。心电图显示了 I 导联 S 波，III 导联 Q 波及倒置 T 波。

50%～60% 的患者心电图会表现为低电压（肢体导联振幅＜5mm 或胸前导联振幅＜10mm）。图 17－2 展示了一位来自心肌淀粉样变性患者的心电图。虽然其胸前导联振幅大致正常，但所有肢体导联振幅明显降低（＜5mm）。除此之外，V_1～V_3 导联起始可见 Q 波，病理性 Q 波可见于 40%～60% 的心肌淀粉样变性患者，通常位于前壁导联，也可见到房室传导阻滞及室内传导阻滞等传导异常。在图 17－2 中，除 QRS 波宽度处于正常上限及明显电轴右偏外，可见一度房室传导阻滞。

其他的浸润性疾病（如结节病和血色素沉积症）也可伴有低电压及病理性 Q 波形成。图 17－3 是一位结节病患者的心电图。结节病为病因未知的系统性疾病，其特点为受累组织非干酪性肉芽肿形成。结节病心电图表现多样，取决于受累器官及疾病的严重程度。在本例中，可见前壁、下壁 Q 波形成。心脏肉芽肿的形成可成为房性及室性心律失常的基质。

虽然导致 Q 波形成最常见的原因为心肌梗死，但从目前的讨论看来，任何导致局部心肌丢失的浸润性疾病均可导致 Q 波形成。实际上，Q 波的鉴别诊断包括很多种，Q 波仅代表平均心室除极远离记录导联。Q 波形成可发生在多种情况下，包括 WPW 综合征、肺栓塞、自发性气胸、高钾血症、心肌顿挫伤、左束支传导阻滞、左前分支传导阻滞、左心室肥大和慢性阻塞

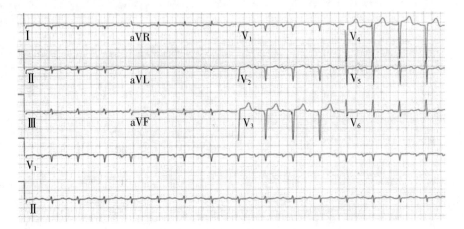

图 17 − 2 心肌淀粉样变性患者的心电图。明显的肢体导联低电压及 V_1 ~ V_3 导联 Q 波形成。V_5、V_6 导联 ST 段轻度压低,前壁导联 ST 段抬高,侧壁导联 T 波低平,同时还伴有一度房室传导阻滞。

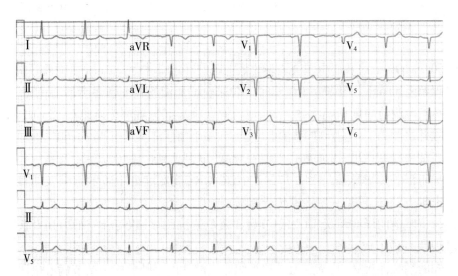

图 17 − 3 心脏结节病患者的心电图。前壁(V_1 ~ V_4)及下壁(Ⅲ、aVF)导联 Q 波形成。

性肺疾病等(附录表 2)。过去对于没有发生心肌梗死而出现了 Q 波的导联区域,心电图工作者称之为"假梗死区"。图 17 − 4 展示了一位慢性阻塞性肺病的患者"假梗死"的心电图表现。过度通气及膈肌低平可导致相应的标准导联位置被"抬高",从而使得部分病例呈现 R 波递增不良及前壁 Q 波形成(见导联错接部分)。

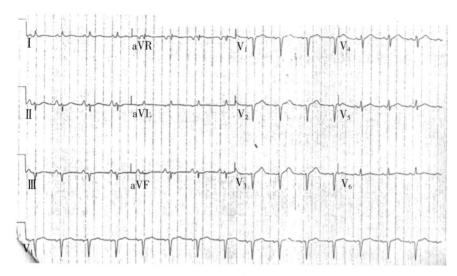

图 17-4　慢性阻塞性肺疾病患者的心电图呈"假梗死"样改变。前壁($V_1 \sim V_3$)导联 Q 波形成,同时可见 P 波高尖,提示右心房增大。(Courtesy Irwin Hoffman)

　　浸润性疾病另外一种常见的心电图表现是"R 波递增不良"。在正常情况下,随着导联 $V_1 \sim V_6$,R 波振幅逐渐增高,V_1 导联 R 波代表了间隔除极向量,而 V_5、V_6 等侧壁导联 R 波代表了左心室除极向量。QRS 波在 $V_2 \sim V_4$ 之间转变为正向波为主,R 波开始大于 S 波的导联被称为移行导联。R 波提前移行导致 V_1 导联以 R 波为主,这已在第 15 章的第 1 个病例中有所展示。R 波递增不良是指 R 波移行延迟至 V_4 或 V_5 导联。移行延迟只是提示平均除极向量偏离了前壁,因而,R 波递增不良可出现在多种情况下,如导致心肌细胞丢失的情况(浸润性疾病、心肌梗死等)、除极向量向后偏离(左束支传导阻滞、左心室肥大、右侧旁路、右心室起搏等)、胸前导联接错甚至正常变异。图 17-5 显示极度的 R 波递增不良,所有的胸前导联均呈现 QS 波,这是右心室心尖部起搏的心电图,右心室心尖部相对左心室靠前,因而导致了胸前导联呈现图上的变化。对于 R 波递增不良的鉴别诊断同 Q 波的鉴别诊断(附录表 2)。虽然 R 波递增不良需要引起临床医生的注意,但其作为单独的心电图改变并未发现太大的临床意义。

电击

　　电击是导致心源性猝死的常见环境因素,死亡率可达到 30%。电击

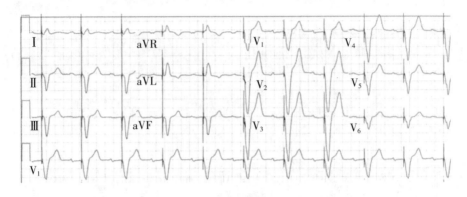

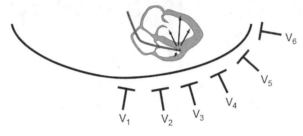

图 17-5   上:由于右心室心尖部起搏导致的极度 R 波递增不良和胸前导联 Q 波。下:电极位于靠前的右心室,位于其后的左心室除极导致了胸前导联呈现 QS 波。

可对心脏产生多种影响,包括直接的心肌损伤,如心肌顿抑、心肌病、Takotsubo 综合征及心律失常等。电击可产生多种心电图改变,如 ST 段抬高、Q 波形成、非特异性 ST-T 改变和 QT 间期延长等。图 17-6 示电击患者的心电图表现。最初表现为前壁导联 ST 段抬高,次日 ST 段抬高缓解,但 QRS 波增宽,并伴前壁 Q 波形成(患者幸存,且未对心脏产生远期影响)。

低体温

1953 年 John Osborn 描述了低体温的心电图表现。其最明显的特点是 QRS 波群后面的正向波,称为 J 波或 Osborn 波。J 波随着低体温的加重而愈加明显。J 波也可出现在高钙血症、Brugada 综合征以及心肌损伤等情况下。猜测其形成于心外膜细胞外向电流增强,使得"锋顶"电位更加明显。试验证明低体温可导致心外膜细胞 1 相切迹增强。图 17-7 显示低体温患者的心电图。所有 12 导联,QRS 波宽大畸形,顿挫明显,QRS 波后伴有 Osborn 波。低体温的其他心电图表现还包括 QT 间期延长及 T 波倒置等。

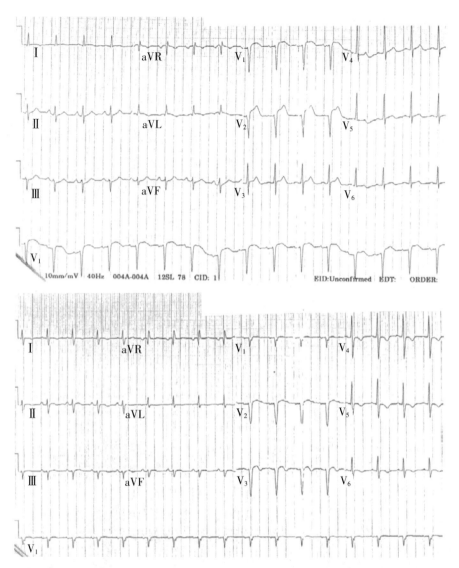

图 17-6 上图:电击患者的心电图最初表现,前壁导联 ST 段抬高。下图:次日 ST 段抬高缓解,但出现 QRS 波增宽及 Q 波。

肌营养不良

肌营养不良是由基因突变导致,可影响到心脏。在杜氏肌营养不良中,由于抗肌萎缩蛋白基因突变,导致后壁心肌选择性丢失,从而导致 V_1

导联明显的 R 波(如同后壁心肌梗死导致 V_1 导联明显 R 波一样)。图
17-8显示一位杜氏肌营养不良患者的心电图。V_1 导联 R 波明显,伴有显
著顿挫。这种心电图改变很可能是由后壁纤维化后延迟除极导致的。

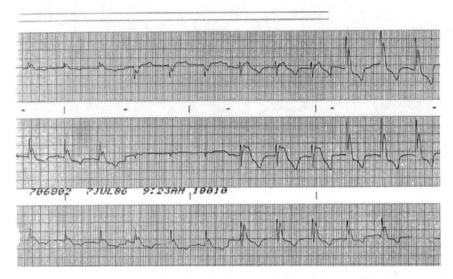

图 17-7　严重低体温患者的心电图:所有导联 QRS 波群后面均伴有和主波方向相
同的Osborn 波。(Courtesy Tom Evans)

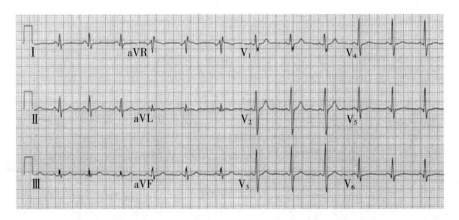

图 17-8　杜氏肌营养不良患者的心电图。V_1 导联 R 波明显伴终末部多个顿挫(R 波
等于 S 波)。

致心律失常性右心室心肌病

另外 1 个可以产生特征性心电图改变的有趣的疾病是致心律失常性右心室心肌病/右心室发育不良(ARVC/ARVD)。在这种遗传性疾病中,由于负责细胞连接的桥粒蛋白基因突变导致了心肌细胞丢失及心肌脂肪、纤维沉积。虽然上述病理学变化可在双侧心室中观察到,但右心室更常受累,尤其是三尖瓣区域的外膜部分。最初,由于组织的浸润常导致 QRS 波增宽,呈现不典型右束支传导阻滞图形。除此之外,QRS 波终末,或者 ST 段上的碎裂波(ε 波)也可观察到。图 17 – 9 显示了 1 位 ARVC 患者的心电图。V_1 导联 QRS 波可见多种成分(RSr's'),呈不典型右束支传导阻滞。V_1 导联终末的小 S 波可叫作 ε 波,虽然严格意义上说 ε 波应该位于 ST 段,和 QRS 波完全分开(附录表 8)。除此之外,ARVC 患者中 50% ~ 70% 可见 V_1 ~ V_3 导联 T 波倒置。

ARVC 患者容易合并室性心律失常,因其心肌瘢痕可作为心室折返的基质。图 17 – 10 展示了图 17 – 9 中患者室性心动过速发作时的心电图。对于合并室性心律失常的高危患者,ICD 植入是主要的治疗措施。ICD 主要作用是通过右心室的除颤线圈和机壳构成环路进行放电(图 17 – 11)。放电可终止心室颤动,恢复正常心率。然而,ICD 放电可导致疼痛而难以忍受,新的 ICD 通过快速起搏终止室性折返性心律失常。快速起搏可抢先占领折返环路的慢传导区,从而使得心动过速遇到慢传导通路的不应期而终止。图 17 – 12 展示了在 ARVC 患者中通过快速起搏终止室性心动过速。

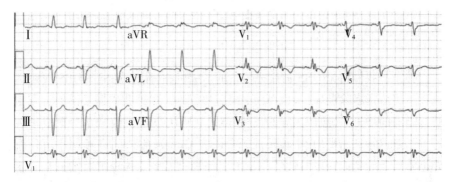

图 17 – 9 ARVC 患者的基础心电图。V_1、V_2 导联多种成分,呈不典型右束支传导阻滞图形。QRS 终末负向波称为 ε 波。ARVC 患者右胸前导联 T 波倒置也较常见。

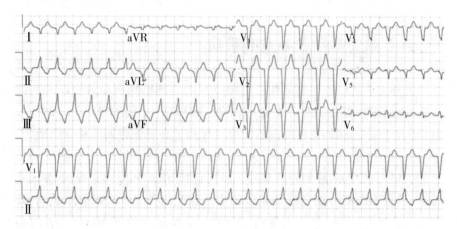

图 17-10 图 17-9 同一位患者发作宽 QRS 波心动过速心电图。心电图显示 QRS 波呈窄左束支传导阻滞图形,未见房室分离,I 和 aVL 导联呈 QS 波。注意典型的左束支传导阻滞表现为 I 和 aVR 导联单相 R 波。

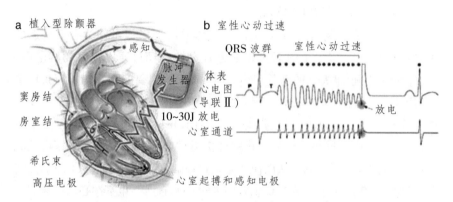

图 17-11 正常 ICD 功能。(a)正常 ICD 除颤电极位于右心室,机壳位于左上胸部。(b)右心室电极感知快速心室率,超过程序控制的频率时,识别为室性心动过速,通过除颤电极和机壳进行放电。

接下来我们讨论 QRS 波终末反折的形成机制(附录表 8)。QRS 波的终末反折可由延迟除极导致,也可由异常复极导致。虽然我们通常不把右束支传导阻滞的终末 R'波认为异常反折,但是应记住 QRS 波终末部分形成于右心室的延迟除极。类似的,杜氏肌营养不良 QRS 波终末的高频切迹也是由左心室后壁的延迟除极导致的,ARVC 的不典型右束支传导阻滞图形和 ε 波也是由右心室延迟除极导致的。1 相的复极异常也可导致 QRS 波终末反折,这和低体温及高钙血症患者的 J 波、早期复极的切迹及 Brugada 综合征患者

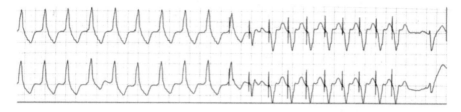

图 17-12 ICD 治疗室性心律失常患者的心电图。在 ARVC 患者中,右心室瘢痕参与心动过速的形成,快速起搏可导致心动过速环路的慢传导区处于不应期而终止。

的终末 R 波类似。

QRS 波终末反折情况如下:

延迟除极:RBBB,杜氏肌营养不良,ARVC。

异常复极:Brugada 综合征,早期复极,J 波(低体温和高钙血症)。

导联错接

导联错接可导致一系列的心电图错误解读。最易发现的导联错接是右手-右脚反接。在这种情况下,由于 Ⅱ 导联本应记录右手和左脚之间的电位差,现在记录的却是右脚和左脚之前的电位差,使得信号明显降低而变得低平。图 17-13 显示右手-右脚电极反接的心电图。

胸前导联常见的错误接法是位置过高。图 17-14 显示导联位置上移一个肋间的心电图。可见 V₁ 导联 T 波倒置及 R 波递增不良。这也是 R 波递增不良无特殊临床意义的情况之一。

伪差

肢体运动可影响到心电图记录。图 17-15 显示由于导联松脱导致的类似宽 QRS 波心动过速或心房扑动(取决于选择的导联)。可以通过评估 QRS 波是否能够"穿行"来判断是否存在伪差(需要确保患者的安全),幸运的是,本例中 Ⅲ 导联记录良好。这也显示同步进行多导联心电图记录的重要性。

伪差的另一来源是信号处理技术。在多数情况下,心电图可通过增强电压的突变性识别起搏信号。信号处理过程中会加强此信号,使其易于在检测器上被发现。这会导致在起搏器功能正常的情况下出现伪差。图 17-16 显示由于起搏信号检测技术导致的伪差。

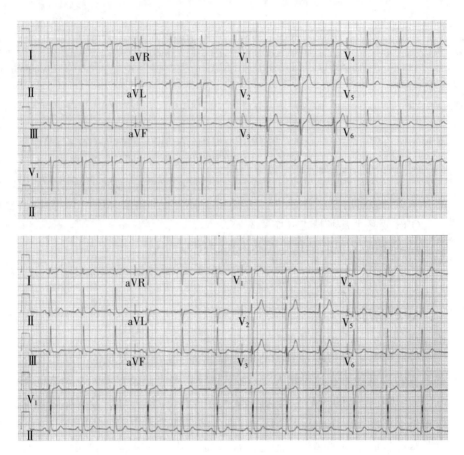

图 17 - 13　上图:右手 - 右脚反接。Ⅱ导联本应记录右手和左脚电位差,这种接法使其记录左右脚之间的电位差,导致Ⅱ导联信号明显降低。下图:右手 - 右脚导联反接纠正。

最后一种伪差是由于记录条件错误。标准的心电图中 1mm 相当于 0.1mV,当心电图的记录电压加倍或减半时,心电图常被误认为左心室肥大或低电压(图 17 - 17)。

并行心律

并行心律是一种特殊类型的心律失常,传统定义为不受患者自身节律影响的"受保护触发灶"。现在发现并行心律点在一定程度上也会受到患者自身节律的影响,并行心律中以室性并行心律最常见。在这种情况下,心室触发灶会在心室脱离不应期时除极心室,类似于自身的非同步起搏

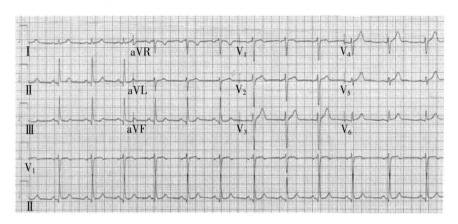

图 17 - 14 图 17 - 13 同一位患者胸前导联上移一个肋间的心电图。可见到 V_1 导联 ST 段抬高、T 波倒置和 R 波递增不良。

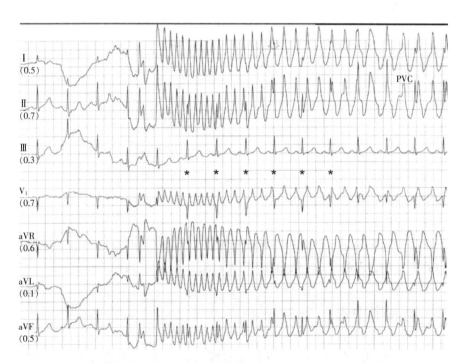

图 17 - 15 伪差可被误诊为宽 QRS 波心动过速（ Ⅰ 、Ⅱ 、aVF、aVR 及 aVL 导联）或心房扑动（ V_1 导联）。QRS 波（ * ）在肢体导联规律地出现，使得室性心动过速及心房扑动的可能性明显降低。Ⅲ 导联显示是正常窦性心律。

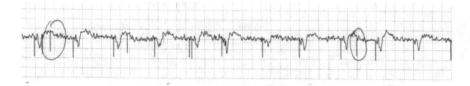

图 17 - 16 信号伪差。该心电图系统中,起搏检测功能打开。其方法为检测快速电压变化,之后新增起搏信号。此新增的起搏信号出现在 ST 段,被误认为起搏器功能障碍。

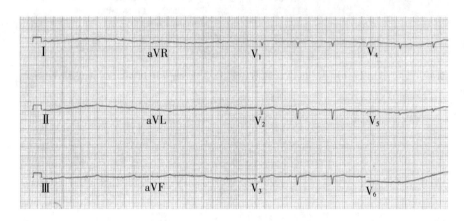

图 17 - 17 减半电压下记录的心电图,可被误诊为低电压。

器。图 17 - 18 显示室性并行心律的心电图。在本例中,呈右束支传导阻滞形态的 QRS 波在正常传导的 QRS 波中呈固定间期规律出现。并行心律和室性期前收缩之间的差别在于,并行心律 RR 间期固定,和其前的自身 QRS 波无固定关系。

并行心律的患病率未知。更重要的是,虽然它是有趣的心电图现象,但并未发现特定的临床意义,临床用处有限。

地高辛中毒

20 年前,地高辛广泛用于包括心房颤动、充血性心力衰竭等心脏病的治疗。虽然目前地高辛的应用正在逐渐减少,学生仍应该掌握地高辛中毒的常见心电图改变。如第 6 章所述,地高辛可影响到 ST 段及 T 波。

由于地高辛仍应用于心房颤动患者中,地高辛中毒的最常见表现之一是完全性房室传导阻滞,如图 17 - 19 所示。心房颤动心室率绝对不齐,当

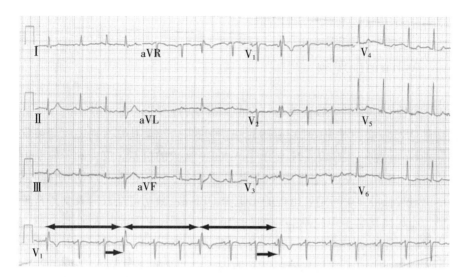

图 17-18　室性并行心律患者的心电图。可见 4 个呈右束支传导阻滞的 QRS 波，互相之间间期固定，和其前的窦性心律下的 QRS 波无固定关系。

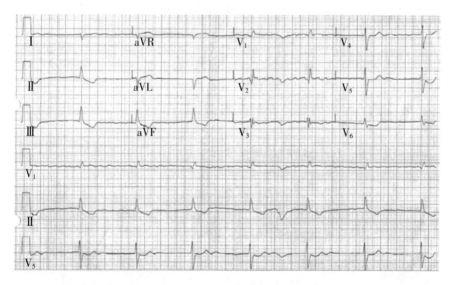

图 17-19　心房颤动患者快速不规则的心房率会导致心室率绝对不齐。心房颤动患者 P 波消失，代之以持续细小的 f 波。在本例中，由于存在完全性房室传导阻滞，在心房颤动的同时，心室率绝对匀齐。

心房颤动患者出现匀齐缓慢心室率时需要想到完全性房室传导阻滞的可能性。地高辛可使 ST 段呈现典型的下斜型压低（图 6-5）。基线漂移也较明显,不要误诊为室性期前收缩。

Ashman 现象

房性心律失常导致快速心室率的患者中,持续的心室差异性传导可导致宽 QRS 波心动过速(图 17-20)。这种现象为纪念其首次描述者而被称为 Ashman 现象。图 17-21 显示了 Ashman 现象的机制。束支的不应期由其前的 RR 间期决定,心率增快时,不应期缩短,心率减慢时,不应期延长。在相对较长的 RR 间期后出现的第 1 个 QRS 波,激动可经双侧束支正常传导。而如果其后出现较早的收缩(长短周期),会遇到右束支的不应期而呈现右束支传导阻滞图形。由于前次激动的逆向传导而使右束支持续处于不应期。一旦出现传导暂停或右束支不应期足够缩短,QRS 波宽度可能恢复正常。Ashman 现象和非持续室性心动过速很难鉴别。若长短周期引起的宽 QRS 波心动过速,则 Ashman 现象的可能性更大,Ashman 现象常呈右束支传导阻滞形态,因为在希-浦系统内,右束支的不应期最长。

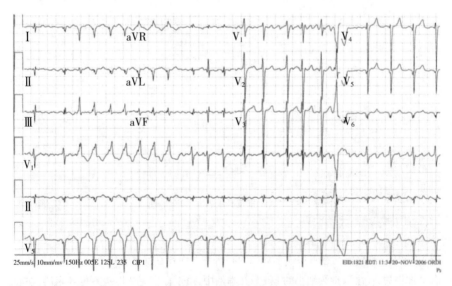

图 17-20 心房颤动患者突发短阵呈右束支传导阻滞形态的宽 QRS 波心动过速。Ashman 现象的可能性大,因其由长短周期引起。相反,该患者随后的心电图中出现单个的呈左束支传导阻滞的搏动,室性期前收缩的可能性大,因其不是由长短周期引起,且呈左束支传导阻滞形态。

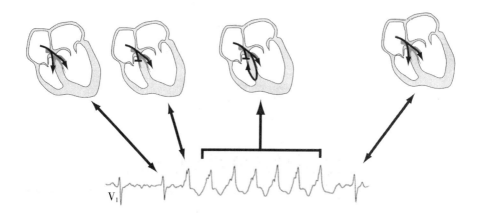

图 17 -21　Ashman 现象的机制。停搏后的第 1 个搏动,双侧束支均正常传导。第 2 个搏动提前出现,由于右束支处于不应期,因而出现右束支传导阻滞。前次搏动的逆向传导使得右束支持续处于不应期。本例中,相对长的 RR 间期后,传导再次恢复正常。

（何金山　译）

第18章

心电图分析实例

就像生活中几乎所有的事情一样,将我们所复习的知识进行实践和应用对学习过程是至关重要的。虽然我们之前的讨论是基于特定的心电图发现,但患者的临床情况和症状总是最重要的,因此,在本章中将在对心电图分析尤为重要的不同临床环境下进行心电图实践分析。

临床实践中的心电图分析

ECG 是一种诊断工具,主要用于 3 种临床情况(图 18 - 1)。首先,它是胸痛患者必不可少的诊断工具。第二,当患者发作心律失常时,心电图有助于诊断,无论是心动过缓、心动过速或心悸。最后,心电图有助于识别心悸、头晕或晕厥患者是否存在结构性心脏病。

胸痛

心电图在胸痛患者中的主要作用是识别 ST 段抬高型心肌梗死(STE-MI)。早期识别很重要,因为多项研究表明这些患者的预后取决于尽快实现血流再灌注。可以使用溶解血栓(血小板聚集形成)的溶栓剂,但在大多数情况下,通过经皮冠状动脉介入治疗(PCI)开通阻塞的动脉来重建血流。PCI 通常使用血管成形球囊,还常用金属支架,以防止血管再发狭窄或阻塞(通常称为再狭窄)。

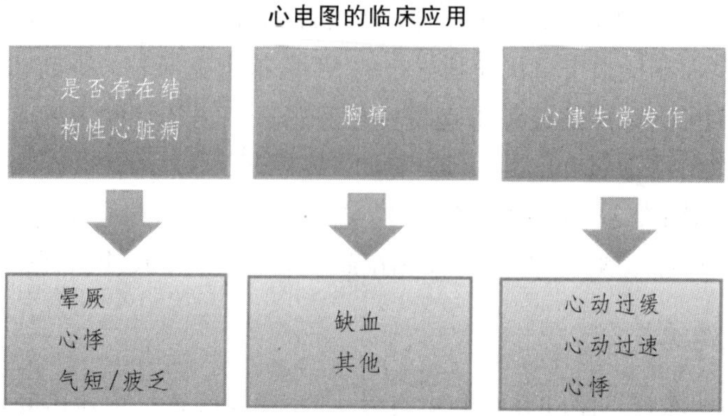

心电图的临床应用

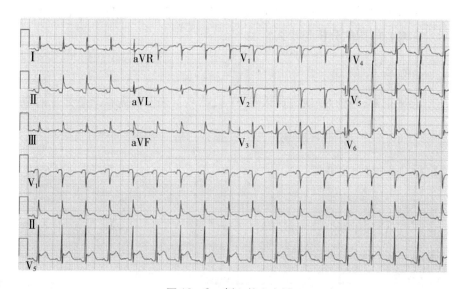

图 18 -1　心电图的临床应用。

例 1

患者为 72 岁男性,因胸痛 4 小时来急诊就诊。心电图如图 18 - 2 所示。你对心电图的分析是什么?

图 18 -2　例 1 的心电图。

"危急"

心率增快,约为 120 次/分(QRS 波群之间间隔约 2.5 个大格),但 QRS 波群相对较窄(0.12s),乍一看形态正常,因此,心室通过希 - 浦系统正常除极。多个导联 ST 段抬高：Ⅰ、Ⅱ、Ⅲ、aVL、aVF 和 $V_3 \sim V_6$ 导联。弥漫性 ST 段抬高而非局限于冠状动脉分布的 ST 段抬高提示心包炎而非 STEMI。进一步分析 ECG 评估提供了支持性信息：V_1 和 aVR 导联中的 ST 段压低（记住这些导联通过"正常"心肌"看向"发炎的心包），aVR 和 V_1 导联中的 PR 段抬高，因为这些导联直接"看向"发炎的心房心包；相反，Ⅱ和 $V_3 \sim V_6$ 导联的 PR 段压低。此外，尽管 ST 段抬高，但没有 Q 波形成，T 波保持直立。

"次危急"

患者为窦性心律（Ⅱ导联 P 波直立，aVR 导联倒置），房室传导正常（PR 间期为 0.16s），QRS 轴约为 60°（额面电轴上最直立 QRS 波见于Ⅱ导联），aVL 导联的 QRS 波为双相。胸前导联的 QRS 波正常：V_1 导联呈 rS 型，V_6 导联为 R 波。最后，V_5 和 V_6 导联的 QRS 终末部可见小切迹为早期复极。

最终诊断：心包炎。

例 2

患者为 72 岁男性，因胸痛 4 小时于急诊就诊。心电图如图 18 – 3 所示。你对心电图的分析是什么？

"危急"

心率正常，约为 60 次/分，未见 ST 段抬高。未发现需要紧急处理的危

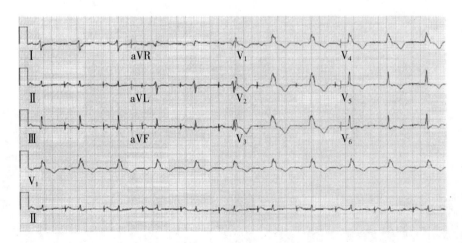

图 18 - 3 例 2 的心电图。

急心电图表现。

"次危急"

房室关系正常,每个 QRS 波群之前均有 P 波,因此,心房除极"驱动"心室除极。P 波前可见起搏脉冲,因此,患者有 1 个至少带有心房电极的起搏器。通过 P 波形态可以推断心房电极的位置。由于 II 导联 P 波直立,aVR 导联 P 波倒置,因此,心房电极最可能位于右心房的窦房结附近。由于 PR 间期为 0.26s,房室传导异常,并且由于每个 P 波都可下传 QRS 波群,因此,患者为一度房室传导阻滞。QRS 波形态异常。QRS 波群增宽(0.16s),V_1 导联为单相 R 波,符合右束支传导阻滞。在 III 和 aVF 导联可见小 Q 波,提示可能存在陈旧性下壁心肌梗死,但由于在 3 个下壁导联中只有 2 个存在 Q 波,而在 aVF 导联中相当小,因此,这一表现没有诊断意义。所有胸前导联均可见 T 波倒置,肢体导联均可见 T 波低平或倒置。这些 T 波变化可出现在右束支传导阻滞,因此不是诊断性的。

虽然心电图存在异常,但无"危急"表现,也无法通过心电图明确胸痛的病因。

最终诊断:心房起搏节律,一度房室传导阻滞,右束支传导阻滞,心电图表现无法解释胸痛病因。

例 3

患者为 72 岁男性,因胸痛 4 小时于急诊就诊。心电图如图 18-4 所示。你对心电图的分析是什么?

"危急"

心率增快,约为 100 次/分,且存在阵发更快心室率的窄 QRS 波心动过速(提示某种室上性心动过速)。V_1 和 aVR 导联 ST 段抬高。II、aVF 和 $V_3 \sim V_6$ 导联 ST 段压低。这些改变提示冠状动脉左主干严重狭窄。

"次危急"

患者为窦性心律,II 导联 P 波直立,aVR 导联 P 波倒置,房室关系正常。可见室性期前收缩(第 7 个 QRS 波群),其特征为提前出现的宽 QRS 波群。此外,还有 4 次连续的正常 QRS 波群快速搏动。

QRS 波形态基本正常:QRS 波宽度为 0.10s,V_1 导联为 rS 型,QRS 电轴约为 70°（Ⅱ、Ⅲ和 aVF 导联为直立 R 波，aVL 导联为几乎相等的双相波），不存在异常 Q 波。患者被紧急送往心导管室，发现冠状动脉左主干严重狭窄（图 18-5）。

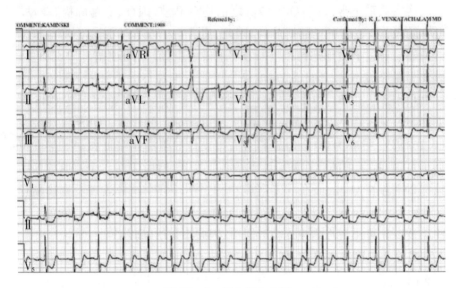

图 18-4　例 3 的心电图。

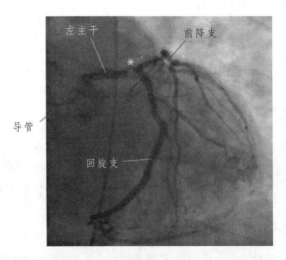

图 18-5　STEMI 或严重冠状动脉疾病患者通常需要行冠状动脉血管造影术。在例 3 中，经桡动脉或股动脉将 1 根中空的导管置于冠状动脉开口。之后将造影剂打入冠状动脉，评估是否存在严重的狭窄。本图中导管正位于分叉为左前降支和回旋支的左主干开口。可见左主干远端存在严重狭窄（＊）。

最终诊断：aVR 和 V_1 导联 ST 段抬高符合冠状动脉左主干严重狭窄。

例 4

患者为 72 岁男性，因胸痛 4 小时于急诊就诊。心电图如图 18 - 6 所示。你对心电图的分析是什么？

"危急"

心率在正常范围内，约为 80 次/分。I、aVL 和 $V_2 \sim V_6$ 导联可见 ST 段抬高，aVL、V_2 和 V_3 导联存在异常 Q 波。V_2 和 V_3 导联为双相 T 波，但 I、aVL 和 $V_4 \sim V_6$ 导联 T 波异常倒置（由于 QRS 波群为正向波，因此预期的 T 波为直立）。Q 波和倒置 T 波的出现表明，血管闭塞的时间已相对较长，或者在既往前壁心肌梗死基础上现在合并更多侧壁受累。无论如何，在持续胸痛的情况下，应评估患者的再灌注情况，如果可行，应将患者送往心导管室，以准确评估冠状动脉的解剖情况。

"次危急"

患者为窦性心律，II 导联 P 波直立，aVR 导联 P 波倒置，房室关系正常（PR 间期正常，为 0.12s）。

QRS 波形态大致正常：QRS 波宽 0.10s，但在 QRS 波终末部观察到 1 个小 r' 波，QRS 电轴约为 80°（II、III 和 aVF 导联 QRS 波群呈正向，但 I 导

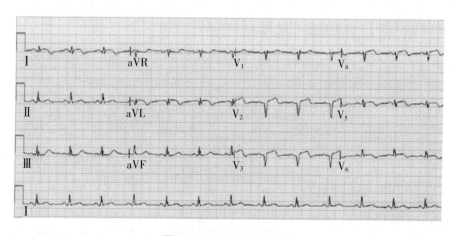

图 18 - 6 例 4 的心电图。

联 QRS 波群仍相对正向)。

最终诊断:Ⅰ、aVL 和 $V_2 \sim V_6$ 导联 ST 段抬高,T 波倒置及异常 Q 波符合前侧壁心肌梗死(可能与发出第一对角支前的前降支近端闭塞相关,第一对角支供应前壁侧部)。

例5

患者为 72 岁男性,因胸痛 4 小时于急诊就诊。心电图如图 18 - 7 所示。你对心电图的分析是什么?

"危急"

心率处于正常范围的下限,为 55 ~ 60 次/分,AV 传导时间为正常范围的上限(PR 间期为 0.2s)。$V_2 \sim V_4$ 导联 ST 段抬高,Ⅰ 和 aVL 导联轻微的 ST 段抬高。由于 ST 段改变的导联符合冠状动脉分布(左冠状动脉前降支),且下壁存在对应改变,因此,最可能的诊断是冠状动脉缺血引起的胸痛,患者应接受再灌注治疗策略。

"次危急"

患者为窦性心律,Ⅱ 导联 P 波直立,aVR 导联 P 波倒置。

QRS 波形态异常:QRS 波宽度为 0.12s,晚期终末 R 波是由于 RBBB。QRS 电轴正常,约为 60°,因为Ⅱ导联可见额面电轴最大的 R 波。无异常 Q 波。

最终诊断:$V_2 \sim V_4$ 导联 ST 段抬高,Ⅲ 和 aVF 导联对应 ST 段压低改变和 T 波倒置,符合前壁心肌梗死。

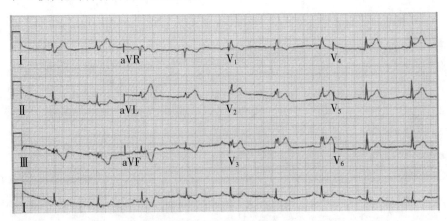

图 18 - 7 例 5 的心电图。

例 6

患者为 72 岁男性,因胸痛数小时于急诊就诊。心电图如图 18 - 8 所示。患者既往有糖尿病和高血压病史。你对心电图的分析是什么?

"危急"

心率为心动过速,约为 130 次/分,房室关系正常(PR 间期为 0.10s)。未观察到明显的 ST 段抬高。

"次危急"

患者为窦性心律,Ⅱ导联 P 波直立,aVR 导联 P 波倒置。QRS 波形态异常。尽管电轴正常(可能约为 30°),QRS 波宽度为 0.1s,V₁ 导联具有典型的 rS 形态,且不存在 Q 波,但患者确实符合左心室肥大的电压标准(aVL 导联 R 波为 13mm)。Ⅰ、Ⅱ、aVL 和 V₄ ~ V₆ 导联见广泛 T 波倒置。目前通过异常心肌肌钙蛋白(促进肌球蛋白和肌动蛋白在肌节中相互作用的分子)的释放来确定心肌梗死。在这种情况下,如果测量到肌钙蛋白水平异常,患者将被归类为非 ST 段抬高型心肌梗死(NSTEMI)。临床医生应怀疑该患者是否患有 NSTEMI,因为他有几个重要的冠心病危险因素:年龄、男性、高血压且心电图显示左心室肥大、糖尿病。仅考虑这些危险因素,他患冠心病的预测概率就很高。尽管心电图表现不如 ST 段抬高型心肌梗死显著,但值得注意的是,NSTEMI 和 STEMI 的预后相似,都需要积极

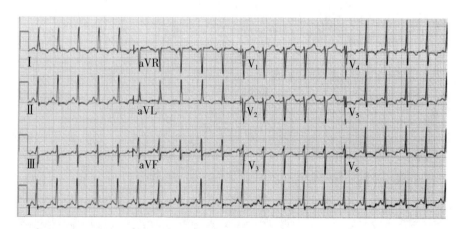

图 18 - 8　例 6 的心电图。

治疗。然而,最终该患者肌钙蛋白正常,胸部 X 线片显示左下叶肺炎。本病例说明 ECG 仅是一种工具,可能会引导(或误导)临床医生做出诊断。

最终诊断:广泛 ST 段压低应考虑 NSTEMI,但不能确定诊断。

例 7

患者为 72 岁男性,因胸痛数小时于急诊就诊。心电图如图 18 – 9 所示。你对心电图的分析是什么?

"危急"

心率处于正常范围下限,约为 50 次/分。窄 QRS 波群后可见 P 波位于 ST 段。Ⅱ、Ⅲ和 aVF 导联 P 波倒置,因此,心房是从"低到高"被激动。患者处于交界性心律,其房室结区的起搏频率比窦房结快。心房从房室结区逆向激动。无 ST 段抬高。

"次危急"

患者处于交界性心律,其频率一般足以支持血流动力学需要,窦性心律应表现为Ⅱ导联 P 波直立,aVR 导联 P 波倒置。

QRS 波形态正常,电轴约为 30°,V_1 导联可见正常 rS 型,无异常 Q 波。虽然 QT 间期处于正常上限,约为 450ms,但没有明显的 ST 段或 T 波异常。

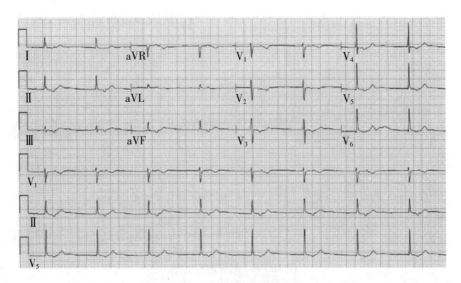

图 18 – 9　例 7 的心电图。

交界性心律可能与胸痛有关,但更典型的症状是气促,这是由于心房在二尖瓣和三尖瓣关闭时产生的非生理性收缩导致左心房和右心房压力增加。必须寻找窦房结功能障碍的原因,例如药物,如 β 受体阻滞剂或某些钙通道阻滞剂,可抑制窦房结自律性。在某些情况下,需要心房起搏来恢复生理性房室同步。虽然交界性心律可以解释患者的症状,但仍应讨论患者胸痛的其他可能原因。

最终诊断:窦房结功能障碍引起的交界性心律可能是患者胸痛的原因。

例 8

患者为 72 岁男性,因胸痛 4 小时于急诊就诊。心电图如图 18 – 10 所示。你对心电图的分析是什么?

"危急"

心率正常,约为 70 次/分,房室关系正常(PR 间期为 0.12s)。$V_1 \sim V_4$ 导联 ST 段抬高,V_6 导联 ST 段下斜压低及 T 波双相。虽然 ST 段抬高明显,但 V_4 导联中存在显著的 T 波和明显的早期复极(QRS 波群终末切迹)。

"次危急"

患者为窦性心律,Ⅱ 导联 P 波直立,aVR 导联 P 波倒置(但应注意,

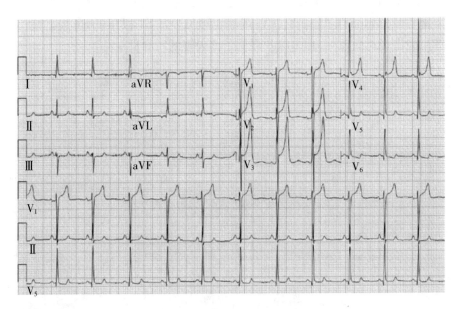

图 18 – 10　例 8 的心电图。

aVL 导联 P 波倒置)。QRS 额面电轴为 0°，V$_1$ 导联为 rS 型。V$_1$ 导联 S 波为 22mm、V$_5$ 导联 R 波为 22mm，符合左心室肥大电压标准。

复极变化明显。前壁导联 ST 段明显抬高。然而，前壁导联 ST 段抬高在 V$_2$ 和 V$_3$ 导联最为显著，其 T 波也非常显著。结合 V$_4$ 导联 QRS 波群的终末切迹以及没有下壁导联对应改变，ST 段改变的最可能原因仍然是早期复极。如果可能，与既往的心电图进行比较会很有帮助。然而，最终患者应该接受积极的冠状动脉疾病评估。

最终诊断：V$_1$～V$_4$ 导联 ST 段抬高，T 波显著，V$_4$ 导联 QRS 波群终末切迹符合早期复极表现。在这种情况下，心电图基本上没有帮助，应积极评估患者的临床表现。

例 9

患者为 72 岁男性，因胸痛 4 小时于急诊就诊。心电图如图 18－11 所示。你对心电图的分析是什么？

"危急"

心率正常，约为 70 次/分，房室关系异常（PR 间期为 0.26s）。Ⅱ、Ⅲ 和 aVF 导联 ST 段抬高，Ⅰ 和 aVL 导联对应改变，符合右冠状动脉闭塞导致的下壁心肌梗死（STEMI）。V$_1$～V$_3$ 导联也可见异常 ST 段压低，虽然下壁梗死可能出现对应改变，但 RBBB 降低了该表现的特异性。

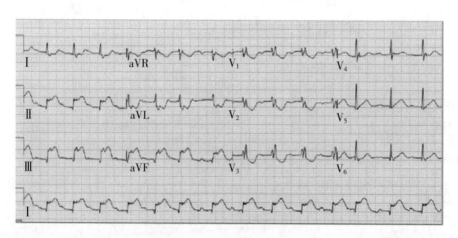

图 18－11　例 9 的心电图。

"次危急"

患者为窦性心律,Ⅱ导联 P 波直立,aVR 导联 P 波倒置。QRS 波异常,额面电轴正常(约为 0°),但由于 RBBB(V$_1$ 导联呈 rsR' 型)导致 QRS 波增宽(0.15s)。心律不规则可能为窦性心律失常。

心电图符合右冠状动脉引起的下壁心肌梗死。如第 7 章所述,几乎 90% 的人,右冠状动脉走行于右心房室沟中,在心脏底部转折 90° 成为后降支(走行于左心室和右心室间隔的下部)。这种类型的解剖结构被称为"右优势型"。此外,在右冠状动脉成为后降支的转折处,发出房室结动脉供应房室结区域。因此,房室传导阻滞(一度、二度和三度)更常见于下壁心肌梗死。其机制可能是缺血造成的损伤,更常见的是缺血引起副交感神经张力增加(常称为 Bezold – Jarisch 反射)。窦房结通常有来自左冠状动脉和右冠状动脉的双重血供。然而,心电图中发现的窦房结不规则很可能是由于缺血引起的自主神经张力变化或直接缺血损伤。

最终诊断:由于下壁心肌梗死导致Ⅱ、Ⅲ和 aVF 导联 ST 段抬高并伴有一度房室传导阻滞。

发作中的心律失常

心电图对诊断有帮助的第二种临床情况是患者发作心律失常时,心动过缓、心动过速或心悸。类似的,心电图也有助于诊断起搏器功能异常。在这种情况下,心电图可直接评估心脏节律或起搏器功能。

例 10

患者为 72 岁男性,因疲劳 3 个月于急诊就诊。心率不规则,其他的心脏检查正常。心电图如图 18 – 12 所示。你对心电图的分析是什么?

"危急"

心率不规则,QRS 波群之间间期呈长短交替变化。仔细检查较长的时间间隔,发现 T 波后有 1 个 P 波,并未下传心室。P 波之间的间隔是规则的,约为 100 次/分。未观察到明显的 ST 段抬高。

"次危急"

患者为窦性心律,Ⅱ导联 P 波直立,aVR 导联 P 波倒置。QRS 波异常,

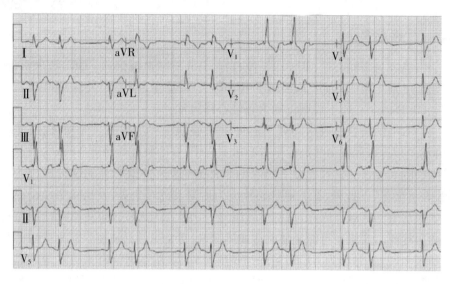

图 18 - 12 例 10 的心电图。

额面电轴约为 90°,QRS 波宽(0.14s),呈 rsR'。ST 段和 T 波变化通常与 QRS 波群的方向(或"预期方向")相反,因此可能存在除极异常。

由于 P 波和 QRS 波群之间的关系不是 1:1,但并非完全不相关,因此存在二度房室传导阻滞。对未传导 P 波前后的 PR 间期进行评估,P 波阻滞后 PR 间期较短(V₁ 导联最明显),因此,可进一步归类为莫式 I 型二度房室传导阻滞(或文氏阻滞)。

莫式 I 型二度房室传导阻滞通常与房室结内传导阻滞有关,尽管在某些情况下同时存在室内传导阻滞时,可能与结下传导阻滞有关,如本例(同时存在 LAFB 和 RBBB)。应寻求房室传导阻滞的可逆原因,如电解质紊乱或药物治疗(尽管我们前文了解到下壁心肌梗死也与房室传导阻滞有关,但本例中无下壁 ST 段抬高可排除该病因)。对于与患者症状相关的莫式 I 型二度房室传导阻滞,如本例患者,则通常需要永久性起搏治疗。如果患者无症状,则不需要进行永久性起搏,因为房室传导阻滞的突然进展和相关的心脏停搏并不常见。

最终诊断:窦性心律伴莫式 I 型二度房室传导阻滞。

例 11

患者为 72 岁男性,行常规体格检查发现他的心率不规律,其他心脏检查正常。心电图如 18 - 13 所示。你对心电图的分析是什么?

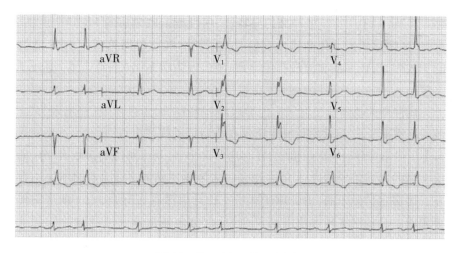

图 18–13 例 11 的心电图。

"危急"

心率不规则,有一些提前出现的 QRS 波群。也就是说,与 QRS 波规律出现的部分相比,一些 QRS 波群出现得更早。"提前出现"QRS 波群与"晚出现"QRS 波群具有相同的形态。未观察到明显的 ST 段抬高。

"次危急"

患者为窦性心律,Ⅱ 导联 P 波直立,aVR 导联 P 波倒置。QRS 波异常,尽管额面电轴在正常范围内(估计约为 –15°,因为 Ⅰ 和 aVL 导联的 R 波大致相等,Ⅱ 导联主要为正向),但 QRS 波宽(0.14s),为 RBBB 的 rsR'形态。PR 间期延长,约为 0.24s。ST 段和 T 波改变通常与 QRS 波群的方向(或"预期方向")相反,因此,可能存在除极异常。

所有 QRS 波群具有相同的形态,因此,不规则的节律必须来自心房或房室交界区。如果不规则的节律与心室事件相关,如室性期前收缩,那么由心室驱动的 QRS 波群与来自心房或交界源性搏动的 QRS 波群形态应不同。因此,本例的问题是,不规则心率的原因是二度房室传导阻滞,还是房性期前收缩或交界性期前收缩。当 QRS 波群"提前出现"时,检查前一搏动的 ST 段和 T 波通常是有帮助的。记得前文所述的观察心律失常心电图时使用"广角镜头"吗?在本例中,一些 T 波具有"额外"偏折(可能在 V$_1$ 导联中最明显)。这代表心房活动,因为它提前出现,因此为房性期前收缩。注意,由于房室结的递减传导特性,房性期前收缩后的 PR 间期更长。最终,你注意到未下传的房性期前收缩了吗? 在心电图第 7 个 QRS 波群的 T 波中,房性期前收缩没有传导到心室,因为房室结(或希氏束)还处于不应期。

房性期前收缩与二度房室传导阻滞相鉴别,因为存在"提前出现"的 P 波。严格来说,二度房室传导阻滞仅在心房活动规律出现、而并未按预期进行 1:1 房室传导时考虑。例如,在心房扑动中,心房率可能为 300 次/分,而房室结的递减传导特性通常导致房室结传导比例为 2:1。本例即使不存在二度房室传导阻滞,也必须注意房室传导阻滞存在异常,为一度房室传导阻滞。寻找房室传导阻滞的可逆原因(如电解质紊乱或药物等),但几乎不需要永久性起搏治疗。

最终诊断:窦性心律伴房性期前收缩,一度房室传导阻滞。

例 12

患者为 72 岁男性,因疲劳 2 个月就诊。心脏检查正常,心电图如图 18 – 14 所示。你对心电图的分析是什么?

"危急"

心率缓慢而规则,约为 45 次/分。未见明显的 ST 段抬高。

"次危急"

未见明确 P 波,且等电位线不规则提示存在心房颤动。QRS 波异常,

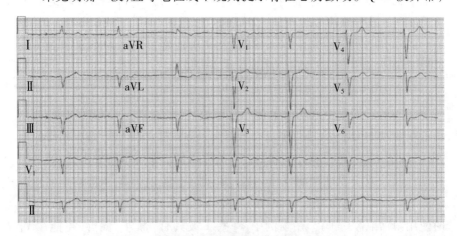

图 18 – 14　例 12 的心电图。

电轴左偏约为 -45°（最大 R 波位于 aVL 导联，Ⅱ 导联完全负向），QRS 波宽度处于正常值的上限（约 0.13s）。ST 段和 T 波变化与 QRS 波群（或"预期"）的方向相反，因此，很可能存在除极异常。

在心房颤动患者中，不规则的心房活动应导致不规则的心室除极。然而，本例中 QRS 波群规律出现，提示存在三度或完全性房室传导阻滞，QRS 波群起源于房室交界区、希氏束或左后分支（电轴左偏表明心室激动可能起源于左后分支，但这种 QRS 波形态对存在左前分支传导阻滞的患者也可能来自房室结或希氏束部位）。在这些可能性中，后一种可能性更大，因为如果左后分支单独产生 QRS 波群，还应伴随 RBBB，但本例中并不合并 RBBB。

三度房室传导阻滞可能是患者出现疲劳症状的原因。与所有形式的房室传导阻滞一样，必须寻求有无电解质紊乱和药物干预的原因。这一点在心房颤动的情况下尤其重要，因为心房颤动的心率通常很快，患者通常使用 β 受体阻滞剂或地高辛来减慢房室传导，或使用胺碘酮等药物来维持窦性心律。如果不存在药物干预原因，则通常需要永久性起搏。

最终诊断：心房颤动伴三度房室传导阻滞。

例 13

患者为 72 岁男性，拟行常规检查。心脏检查正常，心电图如图 18 - 15 所示。你对心电图的分析是什么？

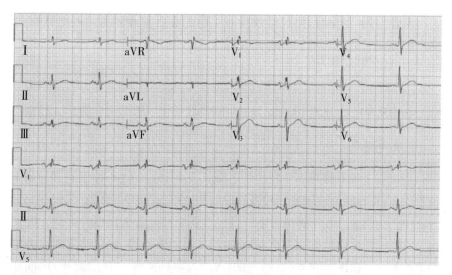

图 18 - 15　例 13 的心电图。

"危急"

心率缓慢而规则,约为 50 次/分。未见明显的 ST 段抬高。

"次危急"

患者为窦性心律,Ⅱ导联 P 波直立,aVR 导联 P 波倒置。P 波形态异常,Ⅱ导联 P 波双相,V₁ 导联终末负向成分增大,符合左心房异常标准。QRS 波异常,虽然电轴正常(尽管在 RBBB 的情况下很难精确计算,因所有导联 QRS 波群均为双相,但Ⅱ导联的初始正向成分最大),QRS 波宽度处于正常上限(0.11s),V₁ 导联呈 rsr' 型,以上均支持不完全性 RBBB 诊断。PR 间期正常,但 QT 间期轻度延长(心率校正前 0.47s)。ST 段和 T 波改变大致与 QRS 波群(或"预期")的方向相反,因此很可能存在除极异常。

本例中左心房异常和 QT 间期延长是最重要的发现,应进行仔细评估(可通过超声心动图评估左心房大小,并确定是否存在可能引起 QT 间期延长的左心室肥大,即使心电图未达到左心室肥大的电压标准)。窦性心动过缓不需要特殊治疗。最近,有人提出,虽然运动员的静息心率较低,但低于 50 次/分的清醒窦性心律应被视为"异常"。

最终诊断:窦性心律,不完全性右束支传导阻滞。

例 14

患者为 24 岁女性,拟行常规检查。她的心脏检查正常。心电图如图 18-16 所示。你对心电图的分析是什么?

"危急"

心率从 90 次/分到 100 次/分发生周期性变化。未见明显的 ST 段抬高。

"次危急"

患者有 2 种 P 波形态。较快的心率具有典型的窦性心律形态,Ⅱ导联 P 波直立,aVR 导联 P 波倒置。较慢心率的 P 波形态在Ⅱ导联中低平,但在 aVR 导联中仍为倒置。在年轻患者中可以观察到 P 波形态的周期性变化。吸气时,心率加快,窦房结上部占主导地位;呼气时心率减慢,窦房结下部成为主要起搏位点。QRS 波正常,电轴为 60°,V₁ 导联呈 rS 型。PR 间期和 QT 间期正常。尽管 V₂ 导联的 T 波明显,伴有 ST 段上斜抬高,但这些都是正常表现。

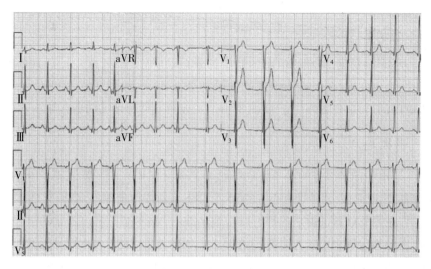

图 18 - 16 例 14 的心电图。

呼吸性窦性心律失常是一种正常表现,不代表窦房结功能障碍。

最终诊断:窦性心律,正常呼吸变异。

例 15

患者为 76 岁女性,因呼吸窘迫和低血压在重症监护病房治疗,她正在应用多巴酚丁胺(一种主要影响心脏 β1 肾上腺素能受体以改善收缩力的药物)来维持血压。心电图如图 18 - 17 所示。你对心电图的分析是什么?

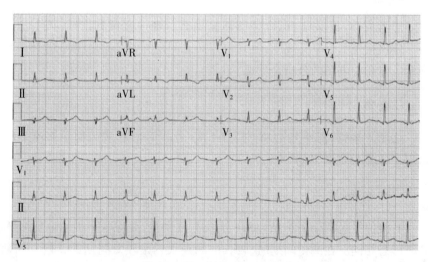

图 18 - 17 例 15 的心电图。

"危急"

心率在变化,但在心电图的初始部分心率正常,为 75 次/分,后期心率增快,为 100 次/分。在心电图的初始部分,QRS 波群与 P 波不相关,而在心电图的后期,P 波领先于 QRS 波群。未观察到明显的 ST 段抬高。

"次危急"

心电图前半部分的大多数 QRS 波群之前没有 P 波。注意,在第 4 个 QRS 波群后出现 P 波,并传导至心室(第 5 个 QRS 波群提前出现)。第 9 个 QRS 波群后,在每个 QRS 波群之前都可以看到 P 波。P 波形态正常,在 II 导联中为直立,在 aVR 导联中可能为倒置,这在第 4 个 QRS 波群后的 P 波中可见(记住,心电图导联是同步记录的),并且由于 II 和 V$_5$ 导联中的 P 波形态相似,极可能起源于窦房结。当房室传导存在时,PR 间期正常。QRS 波正常:电轴难以估计,但可能为 20°~25°,因为观察到的最大 R 波位于 I 导联,V$_1$ 导联呈 rS 型,QRS 波宽度正常(0.10s)。未发现 ST 段改变,但在 I 和 aVL 导联中 T 波倒置。

在心电图的前半部分,房室结为优势的起搏位点,而在心电图的后半部分,窦房结成为优势的起搏点,并开始"驱动"心跳。这可能是因为与窦房结相比,多巴酚丁胺对房室结频率的影响更大。

最终诊断:交界性心律转变为窦性心律。

例16

患者为 66 岁女性,拟行年度体格检查。她一直自觉良好,无不适主诉。体格检查示心率不规则,但其他方面无明显异常。心电图如图 18-18 所示。你对心电图的分析是什么?

"危急"

心率不规则,但平均心率约为 60 次/分。每个 P 波后似乎都有 QRS 波群。未观察到明显的 ST 段抬高。

"次危急"

P 波似乎起源于窦房结(aVR 导联 P 波倒置,II 导联 P 波直立),所有 P 波形态相同。在测量间期时,较长的间期大约是较短间期的 2 倍。间期的倍数关系提示存在窦房结传出阻滞。窦房结位于终嵴(图 18-19 和图

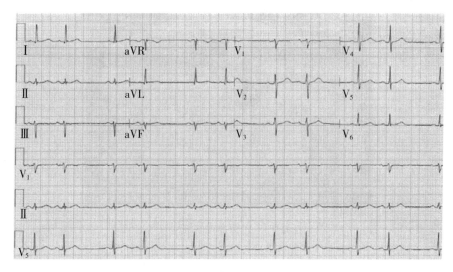

图 18-18 例 16 的心电图。

1-6)。该结构在右心房呈垂直脊状,将胚胎静脉窦与原始右心房分开。这就是为什么在 Keith 和 Flack 最初的描述中将其称为窦房结。组织学上,特殊起搏细胞与右心房细胞之间通过纤维组织分隔开。在某些情况下,窦房结与周围心房组织之间的间歇性传导阻滞可产生窦性心律的特征性改变,称为窦房传导阻滞或窦房结传出阻滞。本例中存在 3∶2 窦房传导阻滞。QRS 波群正常:电轴约为 20°,V_1 导联呈 rS 型,QRS 波宽度正常(0.10s)。无 ST 段改变或异常 T 波。

窦房传出阻滞是潜在窦房结功能障碍的标志,但在没有症状的情况下,不需要额外评估。然而,窦房结功能障碍的症状很难判断,因为常将疲劳等症状归因于衰老。

最终诊断:窦房传出阻滞。

例 17

患者为 72 岁女性,1 小时前因急性前壁心肌梗死入院。她接受了经皮冠状动脉介入治疗,因左前降支闭塞植入 1 枚支架。从心导管室转诊时,注意到她有明显的心率变化,但未诉胸痛(她应用了镇静剂)。她目前和入院时的心电图如图 18-20 所示。你对目前心电图的分析是什么?

"危急"

在目前的心电图中,心率约为 80 次/分,有宽及窄 2 种 QRS 波形态。

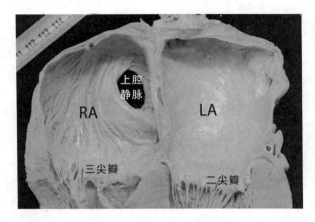

图18-19　右心房(RA)和左心房(LA)正面观的解剖标本,上部分心房已被移除。终嵴(∗)是沿上腔静脉至下腔静脉走行的垂直脊状结构,窦房结位于此处。

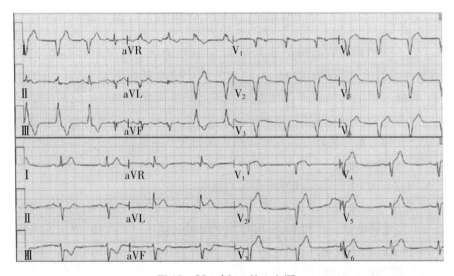

图18-20　例17的心电图。

在窄 QRS 波群之前可以看到 P 波,但在宽 QRS 波群之前不能看到 P 波。前壁导联可见 ST 段抬高(特别是 V$_2$ 导联),但考虑到相关宽 QRS 波群的存在,ST 段抬高并不太明显。且与入院时心电图上观察到的前壁 ST 段抬高相比,似乎已经有了很大的改善。

"次危急"

第3、第4、第5 和第 6 个 QRS 波群之前出现的 P 波似乎来自窦房结

(aVR 导联倒置, II 导联直立)。这些 P 波的 PR 间期似乎正常。由于 QRS 波群太少,额面电轴很难确定,但明显为异常(aVR 导联为直立),QRS 波宽度似乎相对正常。第 6 个 QRS 波群后,出现窦性暂停,其余 QRS 波群增宽,频率略低于 100 次/分。宽 QRS 波群具有左束支传导阻滞形态,胸前区导联为负向一致性(所有 QRS 波群均为负向)。这种节律是一种加速的室性自主节律(加速是因为它快于心室组织常见的自律频率),有时也称为"慢"室性心动过速(因为它未达到真正的心动过速频率)。这些节律是由受损心室肌区域的自主性引起的,通常与再灌注有关。仔细检查可以发现 QRS 波群略有不同,因为它是由 2 种心室除极方式产生的融合波:正常希 - 浦系统和心室的自主除极位点。此外,在第 1 个 QRS 波群之后和第 2 个 QRS 波群之前似乎可见 P 波。

　　该患者因前壁心肌梗死入院,表现为 aVL 导联和 $V_1 \sim V_6$ 导联 ST 段抬高,下壁导联(II、III和 aVF 导联)ST 段压低。再灌注后加速性室性自主心律不需要任何额外的评估。

　　最终诊断:加速性室性自主心律,前壁心肌梗死。

例 18

　　患者为 82 岁女士,因疲劳数月就诊。几年前她安装了永久性起搏器。她的心率正常,体格检查基本正常。她的心电图如图 18 - 21 所示。你对心电图的分析是什么?

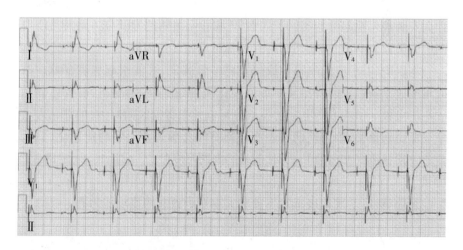

图 18 - 21　例 18 的心电图。

"危急"

当前心电图的心率约为 75 次/分,有明显的起搏器电位(官方称为刺激信号),似乎是"2 个为一组"。第 2 个起搏器刺激后跟随左束支传导阻滞形态的宽 QRS 波群。由于起搏相关的异常心室除极,V_1 ~ V_3 导联中存在预期的轻度 ST 段抬高。

"次危急"

仔细评估第 1 个刺激信号,一些刺激信号似乎与 P 波相关,而另一些则与 P 波无关。Ⅱ、Ⅲ 和 aVF 导联的 P 波比预期的更平坦,表明心房从比预期更低的位点激活。存在 2 个刺激信号表明为双腔永久性起搏器。心房电极对患者的 P 波无反应(通常称为"感知")。这种情况称为心房感知不良,因为心房活动未被感知到。仔细测量 P 波间期发现,P 波以相当规则的频率出现,与心房刺激(第 1 个和第 4 个心房刺激)相关的 P 波实际上只是巧合事件(第 3 个 T 波和第 6 个 QRS 波群上可见其他 T 波上未看到的额外偏折,可能为 P 波)。本例中,心房电极未感知心房活动,也没有除极或"夺获"心房。相反,每个心室刺激后都有 QRS 波群。起搏 QRS 波群具有左束支形态,胸前导联为负向同向性,电轴向上,均表明心室电极位于右心室心尖的下部。虽然可以确认夺获功能,但无法评估心室的感知功能,因为不存在自身心室活动(评估感知功能必要的)。这也为数年前为什么安装永久性起搏器提供了线索,P 波后无跟随的 QRS 波(尤其是心电图中的第 2 个 P 波)表明患者存在明显的房室传导阻滞。

本例中,心房电极障碍导致房室同步性丧失,可能引起患者症状。有时可通过重新程控起搏器使功能恢复正常,但在某些情况下,需要重新植入心房电极。虽然心房电极功能故障可能是患者症状的原因,但评估左心室功能也很重要,因为长期右心室起搏有时会导致左心室功能恶化(认为是心室除极不同步所致)。评估起搏心电图可能存在一定困难,但图 18 – 22 提供了一个基本流程。

最终诊断:心房电极感知不良和失夺获导致起搏器功能障碍。

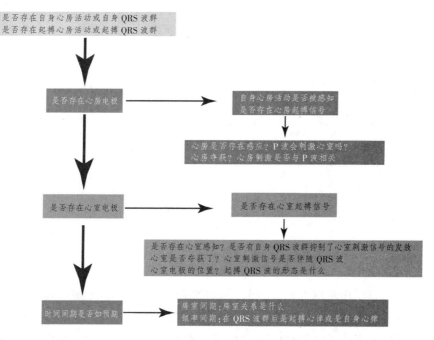

图 18-22　评估永久性起搏患者心电图的基本流程。第一步是确定哪些是患者自身心脏活动，哪些是起搏器产生的信号。对植入永久性起搏器患者的心电图综合解释超出了本书的范围，制造商开发的新程控算法使这一领域迅速发展。但本流程中强调的 4 个原则将帮助临床医生判断几乎所有会遇到的主要起搏器问题：感知失败和失夺获。

例 19

患者为 69 岁女性，手术后留观一夜。数年前她安装了永久性起搏器。她住院期间记录的心电图如图 18-23 所示。你对心电图的分析是什么？

"危急"

目前心电图心率约为 75 次/分，有明显的起搏器刺激信号。大多数 QRS 波群是正常的，仅出现 1 个宽 QRS 波群。在宽 QRS 波群后可见 V_1 ~ V_3 导联轻度 ST 段抬高，但窄 QRS 波群后未见，这强烈提示复极异常是由心室除极异常引起的。

"次危急"

使用图 18-22 所示的流程，可以观察到与心房活动相关的起搏刺激（有时心房起搏脉冲后的 P 波可能很难识别，但尽管有基线干扰，在导联 II

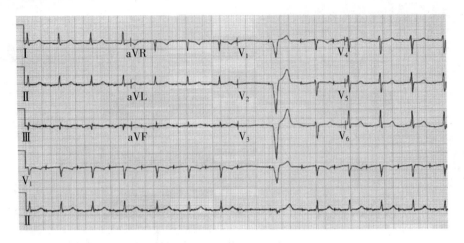

图 18-23 例 19 的心电图。

和 aVF 导联中可以看到 P 波)。未观察到自身心房活动。在大多数搏动中都可以看到自身心室活动,QRS 波群正常(电轴 0°,QRS 波宽 0.10s,V_1 导联呈 rS 型)。增宽的 QRS 波群符合右心室下部起搏(V_1 导联为 LBBB 形态,Ⅱ 导联为 QS 波群,电轴向上)。下一步,因为存在可夺获心房的起搏信号,可知存在心房电极,但没有自身 P 波,因此无法判断心房感知功能。再判断心室电极,自身 QRS 波群的出现似乎抑制了心室起搏信号的发放。最后为评估时间间期,从心房起搏信号到自身 QRS 波群的 PR 间期延长至约 260ms,因此,患者有显著的房室传导异常。第 7 个 QRS 波群后,由于房室传导阻滞,心房刺激后未出现 QRS 波群。起搏器对此的反应是在下一次心房刺激时,以非生理房室间期(约 0.08s)发放心室刺激,导致心室除极,避免心室停搏。此心搏后起搏模式恢复心房起搏,并伴有明显的房室传导延迟。

　　该反应是制造商开发的一种特殊起搏算法,用于最小化心室起搏并增加心室自身除极的可能性(记住,心室除极不同步可能有害)。非生理性房室间期起搏可防止心脏停搏,但也同时提示心电图阅图者起搏器正在使用特殊算法。本例中心房夺获正常(由于缺少自身 P 波,无法判断心房感知)和心室感知、夺获正常,因此起搏器功能正常。

　　该例说明了对使用复杂算法的最新一代起搏器心电图解释的复杂性。但希望已经为读者提供了一个判读起搏器患者心电图的框架,只要记住基本概念,就可以识别几乎所有具有临床意义的异常。

　　最终诊断:起搏器功能正常,对存在显著一度房室传导阻滞的患者使用了鼓励自身房室传导的高级算法。

例 20

患者为 66 岁女性,拟行年度体格检查。她自觉良好,无不适主诉。她的心率不规则,但其他方面检查结果基本正常。她的心电图如图 18-24 所示。你对心电图的分析是什么?

"危急"

心率在正常范围,约为 75 次/分,但存在明显不同的 2 种 QRS 波群。未观察到明显的 ST 段抬高。

"次危急"

P 波似乎起源于窦房结(aVR 导联 P 波倒置,Ⅱ 导联 P 波直立)。与 P 波相关的 QRS 波群异常,电轴左偏(约 45°),下壁导联呈 rS 型,时限增宽为 0.14s,V₁ 导联呈 rsR'形态。此外,PR 间期延长为 0.24s。综上所述,基础节律为窦性心律,伴一度房室传导阻滞、左前分支传导阻滞和右束支传导阻滞。不同形态的 4 个 QRS 波群更宽(0.16s),呈左束支传导阻滞形态。其中前 2 个心搏(心电图中的第 3 个和第 5 个 QRS 波群)之前没有 P 波,而后 2 个心搏(心电图中的第 7 个和第 9 个 QRS 波群)之前似乎有 P 波。然而,其 PR 间期短于其他具有 RBBB 形态的 QRS 波群的 PR 间期。更重要的是,P 波在预期时间出现(换句话说,P 波频率是恒定的),因此,

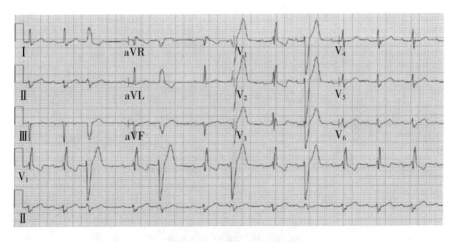

图 18-24 例 20 的心电图。

QRS 波群提早出现并未伴随心房提前收缩。最后,使用"广角透镜",呈 LBBB 形态的 4 个 QRS 波群独立于 RBBB 形态的 QRS 波群。左束支传导阻滞形态的 QRS 波群被归类为"室性期前收缩"(因为这些期前收缩发生在心室部位),但最好描述为并行心律,可能起源于右心室位点。

并行心律是一种良性表现,不需要进行额外评估。但在某些情况下,并行心律病灶持续活动(通常在 24 小时内至少 20 000 次搏动)可导致左心室功能恶化。

简单估计,24 小时内的平均心跳次数为 100 000 次(70 次/分 × 60 分钟/小时 × 24 小时 = 100 800 次),因此,PVC 负荷为 20 000 次/24 小时,意味着 20% 的心跳异常。

最终诊断:窦性心律,一度房室传导阻滞,左前分支传导阻滞,右束支传导阻滞,短阵室性并行心律。

例 21

患者为 66 岁女性,拟行年度体格检查。她自觉良好,无不适主诉。心电图如图 18 - 25 所示。你对心电图的分析是什么?

"危急"

心率在正常范围,约为 75 次/分,但存在明显不同的 2 种 QRS 波群。未观察到明显的 ST 段抬高。

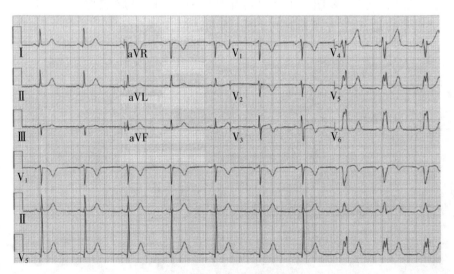

图 18 - 25 例 21 的心电图。

"次危急"

P 波似乎起源于窦房结(aVR 导联 P 波倒置，Ⅱ 导联 P 波直立)。前 7 个 QRS 波群是正常的(额面电轴约为 15°，QRS 波时限为 0.10s，V_1 导联呈 rS 型)。第 8、第 9 和第 10 个 QRS 波群异常(由 Ⅱ 导联 R 波可知额面电轴可能正常)，但 QRS 波增宽(0.14s)，V_1 导联呈 QS 型，符合左束支传导阻滞。仔细评估 P 波间期，发现第 8 个 P 波时心房率增加。这是 1 例频率相关的左束支传导阻滞。与前 1 个病例(例 20)不同，QRS 波群的形态和频率变化是随心房率的变化而变化的。

频率相关的左束支传导阻滞并不常见，但通常是良性的。Len Sokolow(曾提出左心室肥大的 Sokolow 标准)在我还是实习生时的一次会议上宣布，他患有频率相关的左束支传导阻滞。但由于左束支传导阻滞对于传导系统来说是如此巨大和重要的结构，最近的指南建议进行超声心动图检查以排除结构性心脏病引起左束支传导阻滞的可能性(无论是否与频率相关)。

最终诊断：窦性心律伴频率相关的左束支传导阻滞。

例 22

患者为 66 岁女性，因心动过速 3 小时于急诊就诊。她的心电图如图 18-26 所示。你对心电图的分析是什么？

"危急"

心率快速且不规则，平均为 120～130 次/分。V_1～V_3 导联的 ST 段轻

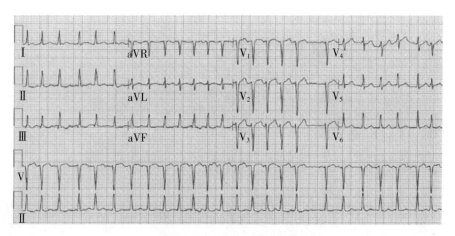

图 18-26 例 22 的心电图。

度抬高可能与心肌缺血或损伤无关。

"次危急"

未见明确的 P 波,相反,基线波动提示心房颤动的可能性。QRS 波群是正常的,额面电轴为 60°,V_2 导联呈 rS 型。如上所述,前壁导联有轻微的 ST 和 T 波改变,aVF 导联 T 波倒置。快速心率可能引起复极改变,并不代表缺血或损伤。此处评估患者症状仍然是最重要的。在没有症状的情况下,这些心电图改变不需要对心肌损伤或缺血进行积极、快速的评估,但如果患者有胸痛(无论心电图什么表现),则始终需要仔细评估是否存在心肌缺血或损伤。与心房颤动相关的快速心室除极是房室传导正常的有力证据。

心房颤动的治疗超出了本书关于心电图解释的范围,但通常侧重于首先给药减缓房室传导,从而降低心室率。在许多情况下,心房颤动会自行终止,但在某些情况下,可以使用抗心律失常药物或电复律来恢复窦性心律(见第 15 章)。

最终诊断:心房颤动。

例 23

患者为 66 岁女性,因严重的肺栓塞在重症监护病房接受治疗。她的心率突然加快。她的心电图如图 18 – 27 所示。你对心电图的分析是什么?

"危急"

心率快速且不规则,平均为 100～120 次/分。未观察到明显的 ST 段抬高。

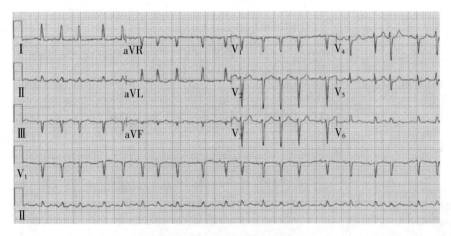

图 18 – 27　例 23 的心电图。

"次危急"

心率很快且不规则,但可以观察到明确的 P 波(V_1 导联心律条图上易见)。仔细检查 P 波存在几种不同的形态(V_1 导联至少有 3 种:单相正向、双相初始正向和双相初始负向)。PR 间期正常,QRS 波群相对正常(额面电轴为 0°,QRS 波群时限为 0.10s,V_1 导联呈 rS 型)。可以观察到 QRS 波形态的一些微小变化(最明显的是 V_3 和 V_4 导联),这可能代表与快速心率相关的心室除极的微小变化。虽然未观察到 ST 段抬高,但在 I 和 aVL 导联分别可以看到 T 波低平和倒置。

患者为多源性房性心动过速。与心房颤动一样,会表现为心率加快和不规则。然而,本例中不是心房组织的连续颤动除极,而是自律性增强的多个心房离散部位除极,除极之间存在静息期(可将这种情况想象为多个闪烁的灯光,而不是心房颤动中的连续闪动)。多源性房性心动过速多见于严重缺氧或严重系统性酸中毒等危重疾病。

最终诊断:多源性房性心动过速。

例 24

患者为 66 岁男性,因心率增快 2 小时于急诊就诊。他的心电图如图 18-28 所示。你对心电图的分析是什么?

"危急"

心率快速而规律,约为 130 次/分。V_2 导联中可见轻度 ST 段抬高,与

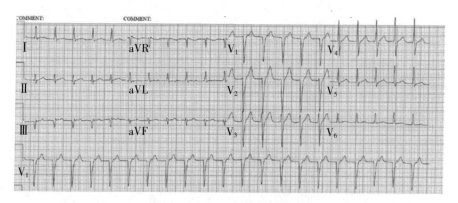

图 18-28 例 24 的心电图。

心肌缺血或损伤无关。

"次危急"

心率很快,QRS 波群前未见 P 波。QRS 波群相对正常(额面电轴近乎正常,为 20°,QRS 波时限为 0.10s,V_1 导联呈 rS 型)。aVL 导联 T 波低平,但不存在需要考虑心肌缺血或损伤的复极异常。仔细检查可见,QRS 波群后的 ST 段上紧随出现"额外"偏折,V_1 导联最明显。

患者为室上性心动过速。除非观察到心律失常的终止或开始,否则很难从单个 ECG 中辨别具体机制。室上性心动过速的初始治疗是通过迷走神经手法(如颈动脉窦按摩)或给予腺苷阻断房室传导。这些操作将终止所有使用旁路的房室折返性心动过速病例和大多数房室结折返病例。根据本例的 P 波位置,最典型的是旁路相关的房室折返,其次是房室结折返,可能性最低的是房性心动过速伴一度房室传导阻滞(第 11 章)。在本例中,患者行电生理检查确定为房室结折返性心动过速。

最终诊断:室上性心动过速(后确诊为房室结折返性心动过速)。

例 25

患者为 66 岁男性,因心率增快 2 小时于急诊就诊。他的心电图如图 18-29 所示。你对心电图的分析是什么?

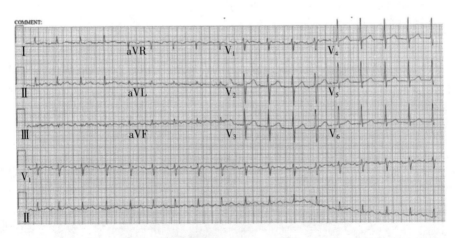

图 18-29 例 25 的心电图。

"危急"

心率快速而规律,约为 100 次/分。未观察到 ST 段抬高。

"次危急"

心率增宽,P 波领先于 QRS 波群。aVR 导联的 P 波倒置,Ⅱ 导联的 P 波直立,提示是窦房结"驱动"心律。PR 间期显示轻度延长,为 0.22s。QRS 波群正常(额面电轴约为 20°,QRS 波群时限为 0.10s)。存在轻微的复极变化。仔细检查 V₁ 导联的 QRS 波群,发现 QRS 波的末端有 1 个明显的 r 波。这个偏折正好位于最初识别的 QRS 波群前的 P 波间 1 半距离。

患者实际上为 2:1 房室下传的心房扑动。该诊断解释了 Ⅱ、Ⅲ 和 aVF 导联 ST 段出现的额外信号,以及 aVL 导联的负向偏折。该患者因右上肺静脉附近的左心房顶部存在折返环而出现非典型性心房扑动。这份心电图的分析存在一定困难,事实上,一位经验丰富的心脏病专家将其解释为窦性心动过速。恢复窦性心律后的心电图如图 18-30 所示。可以看出,V₁ 导联的终末"r"波是由心房活动引起的,因为它在窦性心律中不存在。

最终诊断:非典型性心房扑动引起的室上性心动过速("伪装"为窦性心动过速)。

例26

患者为 66 岁男性,因疲劳 2 个月就诊。2 年前曾植入永久性起搏器。他的心电图如图 18-31 所示。你对心电图的分析是什么?

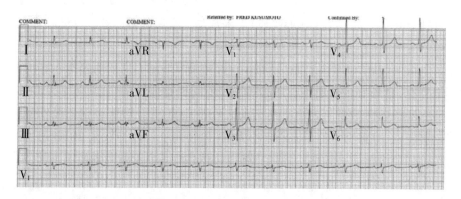

图 18-30 例 25 恢复窦性心律后的心电图。

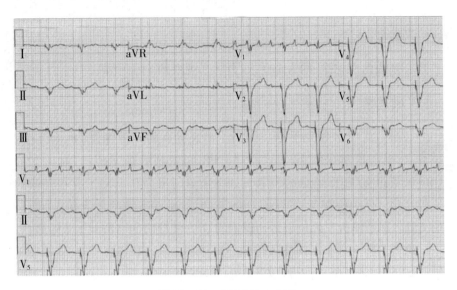

图 18-31 例26的心电图。

"危急"

心率在正常范围内,为 75 次/分,QRS 波群前有明显的起搏信号。观察到与心室起搏相关的轻度 ST 段改变,但未观察到与心肌损伤或缺血相关的 ST 段抬高。

"次危急"

请参阅本章图 18-22 的流程。可见快速的自身心房活动,频率为每分钟 200 个 P 波(V_1 导联最明显)。未观察到心房起搏信号。可见心室起搏信号和其后的 QRS 波群,但无法识别自主 QRS 波群。关于是否存在心房电极的问题,既看不到心房刺激信号,又没有跟随心房活动起搏心室[如果存在,自身心房活动和心室起搏之间的间期是恒定的(比较第 1 个和第 5 个起搏 QRS 波群与之前心房活动之间的距离)]。对于心室电极,夺获功能正常,电极似乎位于右心室心尖部(电轴向上, V_1 导联呈 LBBB 形态,胸前导联的负向一致性)。最后评估时间间期,心室起搏频率似乎正常,与心房活动无关。

综上所述,该患者呈非典型性心房扑动,可能起源于左心房上部(扑动波在 aVL 导联为负向,在 Ⅱ 导联为正向)。根据心电图,对患者症状的解释可能为房室同步性丧失或右心室起搏引起的左心室功能恶化。

最终诊断:心室起搏节律,非典型性心房扑动。

例 27

患者为 66 岁男性,因心率增快 2 个小时于急诊就诊。他的入院心电图和应用腺苷 12mg 后的心电图如图 18-32 所示。你对心电图的分析是什么?

"危急"

在入院心电图上,心率增快,达 150 次/分。观察到与心肌损伤或缺血无关的 ST 段轻度改变。

"次危急"

心率规律而快速。可见 QRS 波群前存在偏折,但很难识别具体的形态。QRS 波群电轴正常(为 0°),时限为 0.12s,V_1 导联呈 rSr' 形态,符合不完全性 RBBB。III 导联的 Q 波相对较深,但由于在其他下壁导联(II 和 aVF 导联)中未观察到,因此,可能为正常变异。最初诊断为室上性心动过速,应用腺苷后出现高度房室传导阻滞,明显可见患者为心房扑动。由于心房扑动是由心房内的折返引起的,且不依赖于房室结传导,因此在有高度房

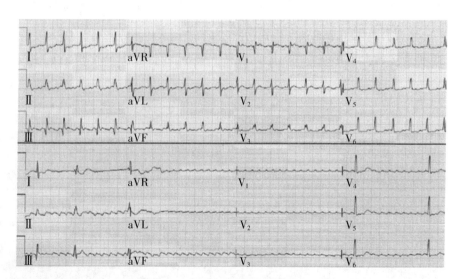

图 18-32　例 27 的心电图。上图:急诊就诊时的心电图;下图:应用腺苷 12mg 后的心电图。

室传导阻滞的情况下,心动过速仍持续。此外,II导联可清晰观察到,在心房扑动中,由于存在持续的心房激动,所以观察不到等电位线。最常见于典型性心房扑动(下壁导联呈负向锯齿波)。请参阅例26和图18-31。例26患者也为心房扑动,但 V_1 导联的扑动波之间似乎存在等电位线。非典型性心房扑动患者可能有较大的瘢痕区域,这些区域的除极幅度非常小,以至于无法从体表心电图观察到电活动(类似的情况可参考房室结传导和 PR 间期)。

综上所述,该患者为围绕三尖瓣的典型性心房扑动,折返通过三尖瓣和下腔静脉形成的关键峡部。

最终诊断:通过应用腺苷确定为典型性心房扑动。

例28

患者为61岁女性,因心悸发作就诊。检查时她的心率不规则,但其他心血管检查正常。她的心电图如图18-33所示。你对心电图的分析是什么?

"危急"

心率约为75次/分,有一些心率变化。观察到与心肌损伤或缺血无关的轻微 ST 段改变。

"次危急"

注意心电图呈节律条图格式,并且为半电压。P 波位于每个 QRS 波群前,但有2种 P 波形态。前8个 P 波在下壁导联倒置,在 aVR 和 aVL 导联

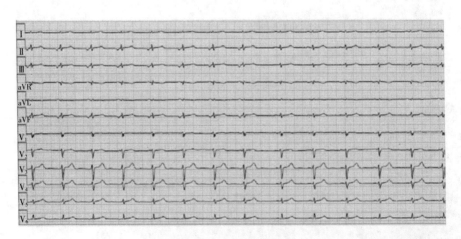

图18-33 例28的心电图。

直立。这种 P 波形态提示自律位点位于房间隔下部。接下来的 4 个 P 波具有典型形态，Ⅱ 导联为直立，aVR 导联为倒置，除极可能起源于窦房结。无论心房激动的起源部位如何，PR 间期正常（约为 0.12s），QRS 波群形态相同且正常（电轴为 0°，时限为 0.10s，V₁ 导联呈 rS 型）。ST 段及 T 波正常。

异位房性节律（可能来自冠状窦附近的自律位点）可能是导致患者症状的原因。这并不危及生命，可以根据发作的频率和对患者的影响程度采取观察、药物治疗，甚至导管消融（一种侵入性操作，可定位自律位点部位，然后消融或破坏）。

最终诊断：异位房性心律，转变为窦性心律。

例 29

患者为 63 岁女性，因呼吸急促于急诊就诊。她的心电图如图 18-34 所示。你对心电图的分析是什么？

"危急"

心率增快约为 120 次/分。QRS 波群轻度增宽约为 0.12s，呈 LBBB 形态。观察到与异常除极一致的轻微 ST 段改变，与心肌损伤或缺血无关。

"次危急"

注意心电图呈节律条图格式，并且为半电压。虽然为心动过速，但 P 波领先于每个 QRS 波群，似乎起源于窦房结（Ⅱ 导联为直立，aVR 导联为

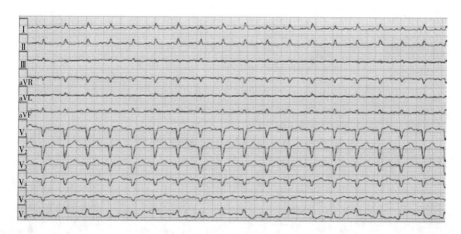

图 18-34 例 29 的心电图。

倒置）。PR 间期正常,约为 0.12s。QRS 波群异常,尽管电轴正常(约为 30°),但 V₁ 导联的 QRS 波群呈 LBBB 形态(LBBB 或不完全性 LBBB,这取决于测量的 QRS 波时限短于或长于 0.12s)。观察到的 ST 段和 T 波变化是除极异常相关的预期变化,并非心肌损伤或缺血的特异性改变。你注意到 QRS 波群有轻微的变化吗? 这可能是由束支内间歇性阻滞或延迟所致。请记住,尽管我们通常根据心电图标准将左束支分为左前分支和左后分支,但实际情况要复杂得多,更像是一棵树的多个分支,每个人都存在差异。

总之,心电图显示窦性心动过速和不完全性或完全性 LBBB。LBBB 的存在提示存在心脏病。患者的症状可能为缺血、心力衰竭或其他可引起呼吸急促的心脏或非心脏原因,如瓣膜病、肺炎或肺栓塞。

最终诊断:窦性心动过速,伴不完全性或完全性 LBBB。

例 30

患者为 66 岁女性,因心率加快、头晕于急诊就诊。她的心电图如图 18 - 35 所示。你对心电图的分析是什么?

"危急"

心电图可见 2 种 QRS 波形态:心率为 100 次/分的宽 QRS 波心动过速和停搏后的 2 个正常频率的正常 QRS 波群。未见 ST 段抬高。

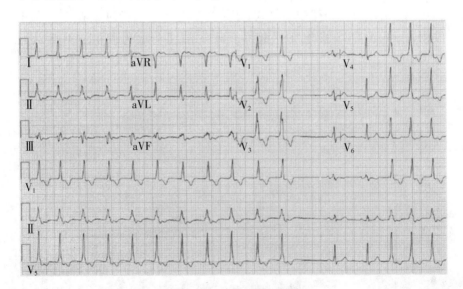

图 18 - 35 例 30 的心电图。

"次危急"

宽 QRS 波群之前没有 P 波。在第 11 个 QRS 波群后,宽 QRS 波心动过速停止时,可见到形态正常的 P 波,可能起源于窦房结,因为 II 导联呈直立。P 波下传的 2 个 QRS 波群轻度异常, V_1 和 V_2 导联存在相对显著的 R 波。这 2 个 QRS 波群的 PR 间期正常,无异常 ST 段或 T 波改变。心动过速再次以心室除极起始,且与随后的心室除极形态相同。心动过速的起始方式符合自律性增强导致的室性心动过速。检查胸前导联的 QRS 波群,可见 V_1 导联呈 RBBB 形态, $V_1 \sim V_6$ 导联呈正向一致性。这些发现表明自律位点位于左心室后部区域。QRS 波群相对较窄表明该位点为间隔部,综合起来,病灶位于二尖瓣附近的左心室间隔。最后,下壁导联 QRS 波群终末负向部分相对"圆滑",可能代表逆向的心房激动。

总之,心电图显示室性心动过速,可能为自律性增强。室性心动过速的影响取决于其频率、持续时间(和相关症状)以及是否存在潜在心脏病。一般来说,结构性心脏病越严重,室性心动过速的影响越恶化。

最终诊断:室性心动过速。

例 31

患者为 26 岁男性,因心率加快、头晕于急诊就诊。他的心电图如图 18 - 36 所示。你对心电图的分析是什么?

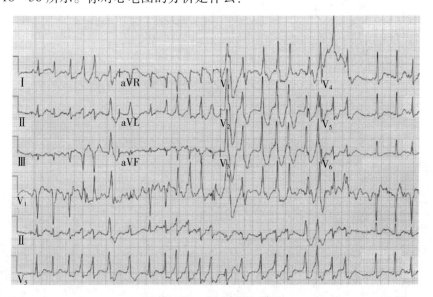

图 18 - 36 例 31 的心电图。

"危急"

心电图显示快速不规则性心动过速,频率波动为 100～280 次/分(部分 QRS 波群间隔仅 1 个大格)。QRS 波群增宽,形态各异。

你还记得第 15 章中重要的三联表现吗?

ST 段和 T 波异常,但鉴于心电图记录中的除极异常和基线伪差,难以评估。

"次危急"

未观察到明确离散的 P 波,基线不规则和 QRS 波群不规则均提示心房颤动。QRS 波群具有不同而奇异的形态。可以看到一些较窄的 QRS 波群。最异常的 QRS 波群在 V_1 导联呈单相 R 波。

患者为旁路基础上发生心房颤动,旁路可以顺向(从心房到心室)传导。这种情况被称为 WPW 综合征。在这种情况下,QRS 波群的变化将取决于心室通过旁路和正常房室结除极的程度。由于房室结的递减传导特性,心率越快时 QRS 波群形态越畸形。

总之,本例心电图为 WPW 综合征患者出现预激伴心房颤动。这种情况产生的快速心室率会增加心源性猝死的风险。幸运的是,这种情况可行导管消融破坏旁路来治愈。

最终诊断:WPW 综合征合并心房颤动。

例 32

患者为 68 岁男性,因心率增快和头晕于急诊就诊。心电图如图 18-37

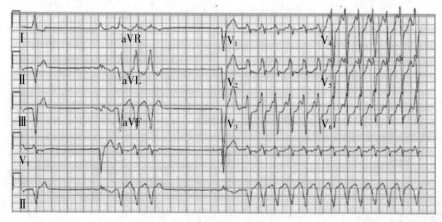

图 18-37 例 32 的心电图。

所示。你对心电图的分析是什么?

"危急"

心电图显示心率缓慢,伴有阵发频率为 160 ~ 170 次/分的宽 QRS 波心动过速。只有少数 QRS 波群与窦性心律(LBBB 形态)相关,异常除极伴 ST 段改变。

"次危急"

2 个 QRS 波群前存在 P 波。II 导联的 P 波是直立的,但较窦性心律时的 P 波稍平坦。与 P 波相关的 2 个 QRS 波群具有正常的额面电轴(约为 30°),但时限增宽(0.16s),具有 LBBB 形态(V$_1$ 导联呈 QS 型)。宽 QRS 波心动过速的 V$_1$ 导联为双相,之前无 P 波。此外,检查宽 QRS 波心动过速时的 ST 段可见与心房活动一致的"意外"偏折,提示存在房室分离,证实了室性心动过速的诊断。

室性心动过速的治疗首先应考虑使用利多卡因或胺碘酮等抗心律失常药物以稳定患者情况。一旦室性心律失常稳定下来,就必须寻找缺血或电解质紊乱等潜在原因。窦性下传的 QRS 波群呈增宽的 LBBB 表明存在结构性心脏病。

最终诊断:室性心动过速。

识别结构性心脏病和其他异常

心电图有助于临床的最后一种情况是,患者不是正在发作心律失常,但过去有过相关症状。例如,对于既往有过晕厥或心悸的患者,虽然心电图不能诊断,但它可以通过识别传导异常或是否存在结构性心脏病,为患者症状的原因提供线索。同样,心电图可能有助于对非心律失常发作期疲劳或呼吸急促患者制订诊断策略。幸运的是,在无症状(胸痛或心律失常)发生时,心电图"危急"表现的发生较少。

例 33

患者为 68 岁男性,1 周前他站在收银台时突然丧失意识。他摔倒在地上,立即恢复了意识,之后无不适。这种发作在医学上被称为晕厥。他的心电图如图 18 - 38 所示。你对心电图的分析是什么?

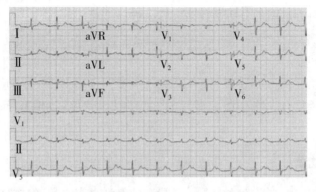

图 18－38　例 33 的心电图。

"危急"

心率正常,为 75 次/分,未见异常 ST 段改变。

"次危急"

初步一看,QRS 波群前面似乎没有 P 波。但仔细检查后可以在 T 波之后看到 P 波。偏折"过于尖锐",因此不是 U 波(V_1 导联最易识别)。P 波形态正常(aVR 导联倒置,Ⅱ 导联直立),提示窦房结"主导"心房除极。PR 间期很长(约为 0.42s)。QRS 波群相对正常,电轴为 0°,QRS 波时限为 0.10s。V_1 导联可见小 r' 波,V_6 导联可见 S 波,因此右心室传导可能存在轻微延迟。ST 段和 T 波正常,识别出 P 波后可发现 QT 间期正常。

主要的异常是显著的一度房室传导阻滞,提示晕厥的发作可能是由出现更高程度房室传导阻滞引起的心动过缓所致。虽然提示这方面的病因,但此心电图不是诊断性的,下一步处理是让患者接受长程动态心电图监测,以确定症状和心律失常之间的相关性。

最终诊断:窦性心律伴一度房室传导阻滞。

例 34

患者为 34 岁男性,近几个月反复发作明显心悸。心电图如图 18－39 所示。你对心电图的分析是什么?

"危急"

心电图显示心率正常,为 50 次/分。V_1 ~ V_3 导联 ST 段轻度抬高,但并

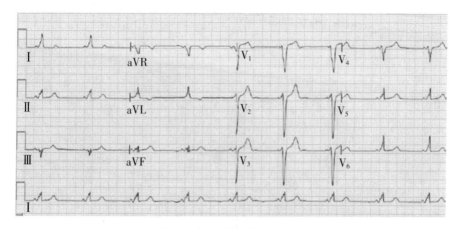

图 18 - 39　例 34 的心电图。

不代表心肌缺血或损伤(ST 段上斜抬高并伴有高大 T 波和异常 QRS 波群)。

"次危急"

患者为窦性心律，Ⅱ 导联 P 波直立，aVR 导联 P 波倒置。PR 间期没有等电位线，因为 P 波似乎与 QRS 波群融合。QRS 波群电轴正常(约为 0°)，但时限宽(0.12s)，V_1 导联呈左束支传导阻滞形态。这一系列发现符合 WPW 综合征(虽然严格来说，该综合征需要记录到心动过速发作，但在本例中，我们推测心悸为可能发生的心动过速)。由于旁路传导不经房室结并导致左束支传导阻滞形态，因此旁路可能位于右侧。

具有旁路的患者存在心源性猝死的风险，这取决于旁路的传导特性。旁路传导速度越快，心房颤动患者发生快速心室率的风险越高，猝死的风险也越高。应将本例患者转诊给心律失常专家，进一步通过无创或有创检查评估旁路的传导特性。

最终诊断：窦性心律伴右侧旁路(WPW 综合征)。

例 35

患者为 74 岁男性，过去数月疲劳感逐渐增加。他的心电图如图 18 - 40 所示。你对心电图的分析是什么？

"危急"

心电图显示心率为 120 次/分，QRS 波群较窄。V_3 导联 ST 段轻度抬

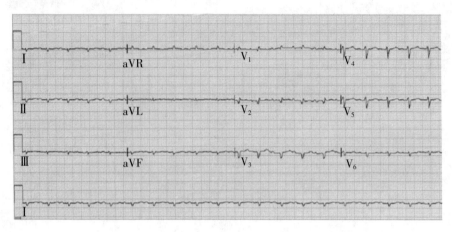

图18-40 例35的心电图。

高,不提示损伤或缺血。

"次危急"

似乎由窦房结主导心房除极,因为Ⅱ导联P波直立,aVR导联P波倒置。PR间期为0.18s,处于正常值的上限。QRS波群异常。虽然QRS波时限在正常范围内,但电轴右偏(仅在aVR导联为正向),V_1导联呈qR型。真正最突出的异常是,心电图左侧显示为标准电压记录,但所有QRS波群均为低电压。此外,V_1～V_3导联存在异常Q波,V_6导联呈rS型(异常Q波的原因见附录表2)。V_3导联可见ST段轻度抬高,但无明显复极改变。

在2种情况下可以出现QRS波低电压:体表电极与心脏电压之间存在阻碍,或者心脏产生电压降低。体表电极测量电压的阻碍包括心包积液、胸腔积液、肺组织(例如,慢性阻塞性肺疾病引起的过度通气)或皮下组织增多。心脏产生电压降低的情况通常涉及浸润性疾病,如淀粉样变性、结节病或血色病。大面积心肌梗死引起的严重心肌病和心肌被纤维组织替代也可导致低电压。对本例的进一步评估显示严重的心脏淀粉样变性,心肌被异常淀粉样蛋白浸润。

最终诊断:窦性心动过速,QRS波低电压(后证实是由于心脏淀粉样变性)。

例36

患者为56岁男性,过去数月疲劳感逐渐增加。他的心电图如图18-41

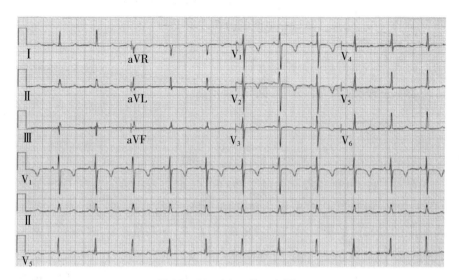

图 18 –41　例 36 的心电图。

所示。你对心电图的分析是什么?

"危急"

心率正常,为 75 次/分,未见 ST 段抬高。

"次危急"

似乎由窦房结主导心房除极,因为 II 导联 P 波直立,aVR 导联 P 波倒置。PR 间期正常(0.12s)。QRS 波正常:额面电轴为 0°,QRS 波宽度为 0.10s,尽管 V_1 导联的间隔 R 波稍显突出,但其他导联中未见伴随异常 Q 波(有关 V_1 导联突出 R 波的评估,请参阅第 15 章)。没有明显的 ST 段或 T 波形态改变(aVL 导联 T 波可能比预期平坦)。然而,T 波位置延迟,QT 间期为 470ms(0.47s),经 Bazett 公式校正后,QT 间期为 505ms。检查 QT 间期发现大部分延长是由于 ST 段等电位线部分的持续时间延长。这种 QT 间期延长最常见于低钙血症。患者是由于自身免疫性疾病导致甲状旁腺功能减退,血清 Ca^{2+} 降低为 6.7mg/dL(正常为 8.8 ~ 10.4mg/dL)。

最终诊断:QT 间期延长(后证实是由于低钙血症)。

例 37

患者为 18 岁男性,拟行大学入学体格检查,没有不适主诉。他的心电图如图 18−42 所示。你对心电图的分析是什么？

"危急"

心率正常，为 75 次/分，未见 ST 段抬高。

"次危急"

似乎由窦房结主导心房除极，因为 Ⅱ 导联 P 波直立，aVR 导联 P 波倒置。存在 2 种 PR 间期及相关的 2 种 QRS 波形态。正常表现的 QRS 波群（第 1、第 2、第 3、第 4、第 8、第 9 和第 10 个群波）具有正常电轴，约为 0°，正常时限(0.10s)，尽管 V₁ 导联呈 Qr 型，但在 V₂ 导联呈正常 rS 型。异常表现的 QRS 波群电轴更右偏（Ⅲ 导联单相 R 波），时限更宽(0.14s)，以及 V₁ 导联呈 RBBB 形态（注意节律条图）。本例中，心室似乎存在 2 种除极方式，通过房室结（窄 QRS 波群）或可能位于二尖瓣环外侧部分的旁路（宽 QRS 波群）。由于宽 QRS 波群的 RBBB 形态（记住，当从前面记录时，左心室位于右心室后面），因此旁路在左侧；同时 aVL 导联可见异常 Q 波（表明心室的初始除极远离此导联），因此旁路位于外侧。

正如我们在例 34 中所讨论的，旁路患者的主要问题是他们心源性猝死的风险。本例中旁路在基础心率时仅间歇性传导，由此可以推断旁路不

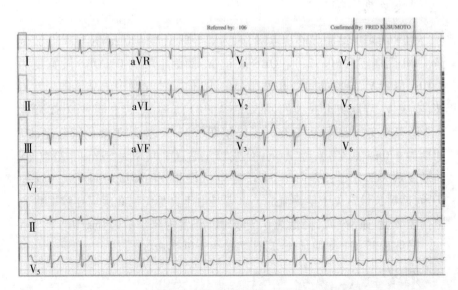

图 18−42　例 37 的心电图。

具有快速传导特性,心源性猝死的风险极低。因此,本例不需要进行额外的评估。虽然患者常被描述为 WPW 综合征,但因为他没有心动过速(无症状或心电图记录),因此,应更准确地诊断为无症状预激。

最终诊断:间歇预激(无症状)。

例 38

患者为 18 岁男性,拟行大学入学体格检查,没有不适主诉。他的心电图如图 18-43 所示。你对心电图的分析是什么?

"危急"

心率正常,为 50 次/分,未见 ST 段抬高。

"次危急"

窦房结主导心房除极,因为 II 导联 P 波直立,aVR 导联 P 波倒置。PR 间期正常(0.14s)。QRS 波群正常:电轴为 30°,时限正常(0.10s),V_1 导联呈 rS 型(尽管间隔 r 波有点突出)。未发现 ST 段或 T 波改变。心电图上最明显的发现是前壁 $V_1 \sim V_3$ 导联可见显著的 U 波。使用切线法测得 QT 间期为 470ms。Bazett 公式得出 QT 间期约为 440ms。

最终诊断:正常心电图,有显著 U 波。

例 39

患者为 48 岁男性,拟行年度体格检查。他没有不适主诉和既往病史。

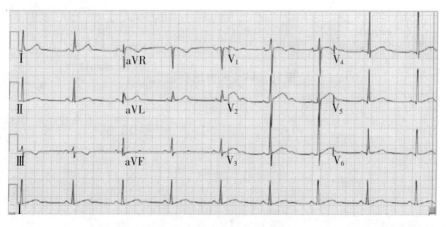

图 18-43　例 38 的心电图。

心电图如图 18-44 所示。你对心电图的分析是什么？

"危急"

心率正常，为 100 次/分，未见 ST 段抬高。

"次危急"

窦房结主导心房除极，因为 II 导联 P 波直立，aVR 导联 P 波倒置。PR 间期正常(0.14s)。QRS 波群正常：电轴为 30°，时限正常(0.10s)，V_1 导联呈 rS 型。然而，胸前导联明显电压异常，V_1 导联 S 波为 30mm，V_6 导联 R 波为 20mm。总和(50mm)符合左心室肥大的电压标准。尽管这可能是 1 个假阳性发现，但在诊治患者时应评估高血压的可能性(左心室肥大最常见的原因)，以及进行左心室肥大的心脏影像学检查(通常是超声心动图)。

最终诊断：根据心电图电压标准诊断左心室肥大。

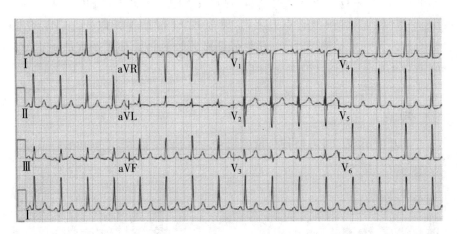

图 18-44 例 39 的心电图。

（吴寸草 译）

各种心电图表现的分类表格

表1 电轴偏移的原因

电轴左偏

1. 正常变异(2%~5%)

2. 左前分支阻滞

3. 左心室肥大

4. 下壁心肌梗死

5. 原发性房间隔缺损

6. 高钾血症

7. 左束支传导阻滞

电轴右偏

1. 正常变异

2. 导联错接

3. 左后分支阻滞

4. 右心室肥大

5. 侧壁心肌梗死

6. 右位心

7. 肺栓塞

8. 慢性阻塞性肺疾病

9. 继发性房间隔缺损

表2 Q波的鉴别诊断

前壁Q波

1. 前壁心肌梗死

2. 左心室室壁瘤

3. 左心室肥大

4. 左束支阻滞

5. 浸润性心肌病(淀粉样变性、结节病)

6. 右侧旁路

7. 慢性阻塞性肺疾病

8. 气胸

9. 扩张型心肌病

10. 颅内出血

11. 高钾血症

12. 心室起搏

下壁Q波

1. 下壁心肌梗死

2. 左后分支阻滞

3. 下壁旁路

4. 肥厚型心肌病

5. 心室起搏

侧壁Q波

1. 侧壁心肌梗死

2. 左前分支阻滞

3. 左侧旁路

表3　V₁ 导联优势 R 波

原因	机制	心电图特征
右束支传导阻滞	右心室激动的延迟使右心室激动占优势	宽 QRS 波 通常呈 rsR' 形态
左侧旁路	左心室的异常激动使新的较早向量指向前方	宽 QRS 波 PR 间期较短
右心室肥大	右心室壁增厚	电轴右偏 V₁ 导联 T 波倒置
后壁心肌梗死	该 R 波实际上代表来自心脏后壁区域的 Q 波	常有下壁 Q 波型下壁心肌梗死 V₁ 导联 T 波直立
右位心	心脏在右胸腔	电轴右偏 胸前导联无 R 波递增现象 心房激动常从左向右
迪谢内肌营养不良	后壁瘢痕导致 V₁ 导联向前除极向量而占优势的 R 波	V₁ 导联终末部有切迹

表4　T 波改变及可能原因

非特异性 T 波改变

1. 心脏病
2. 药物作用
3. 电解质紊乱
4. 过度换气
5. 心包炎
6. 正常变异
7. 左心室肥大
8. 束支传导阻滞
9. 胰腺炎、胆囊炎、食管痉挛
10. 甲状腺功能减退症

T 波倒置

1. 正常变异
2. 心肌梗死/缺血
3. 地高辛、抗心律失常药物作用

（待续）

表 4（续）

4. 心脏记忆：心室起搏或射频导管消融术后

5. 左心室肥大

6. 束支传导阻滞

7. 中枢神经系统疾病

高尖 T 波

1. 高钾血症

2. 心肌梗死/损伤

3. 正常变异（早期复极）

4. 颅内出血

5. 左束支传导阻滞

6. 左心室肥大

表 5　QRS 波群低电压

"体表与心脏之间被充填"

1. 肥胖

2. 慢性阻塞性肺疾病

3. 胸腔积液

4. 心包积液

"心肌丢失"

1. 浸润性心肌病（淀粉样变性、血色病）

2. 扩张型心肌病

3. 缺血性心肌病

其他

1. 黏液性水肿

2. 人工伪差（电压未校正至标准电压）

表 6　心率减慢

原因	心电图所见
病窦综合征	很少或无 P 波，有 P 波时常能下传心室
房室传导阻滞	P 波数量多于 QRS 波群

表 7　窄 QRS 波心动过速

原因	心电图特征
RR 间期不规则	
多源性房性心动过速	有多种不同的形态的离散 P 波
心房颤动	未见到离散的心房活动
RR 间期规则	
窦性心动过速	P 波与窦性心律 P 波形态相似
房性心动过速	P 波与窦性心律 P 波形态不同
心房扑动	锯齿样心房波
房室结折返性心动过速	P 波融合在 QRS 波中,常常看不到
旁路介导性心动过速	P 波常出现在 ST 段上

表 8　QRS 波终末的"异形波"

除极延迟		
右束支传导阻滞	1. V$_1$ 导联可见 R' 波 2. R' 越高越宽,延迟或阻滞越严重 3. 无 ST 段抬高	无 ST 段抬高
ARVC(致心律失常性右心室心肌病)	1. V$_1$ 导联有非典型的右束支传导阻滞的 R' 波 2. 前壁导联 T 波倒置 3. ε 波	非典型宽的右束支传导阻滞图形 ε 波 T 波倒置
迪谢内肌营养不良	1. V$_1$ 导联有高频的切迹 2. V$_1$ 导联以 R 波为主	优势 R 波 QRS 波终末有切迹
复极异常		
早期复极	1. QRS 波终末有"钩" 2. ST 段抬高	T 波明显 终末部有"钩" 无 Q 波
Osborn 波 　低温 　高钙血症	1. J 波与 QRS 波同向 2. 所有导联均有 J 波	大的 J 波与 QRS 波同向
Brugada 综合征	1. V$_1$ 导联有 R' 波 2. 前壁导联 ST 段抬高 3. 前壁导联 T 波倒置	ST 段抬高 T 波倒置

实战演练:
"你不是一个惧怕失败的人"

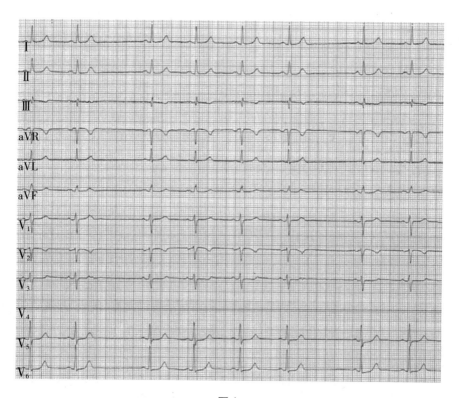

图1

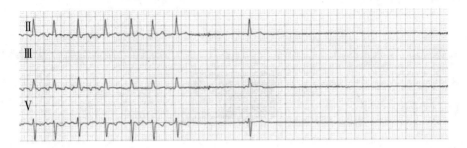

图 2

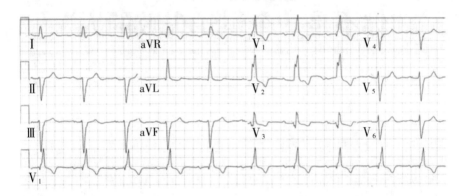

图 3

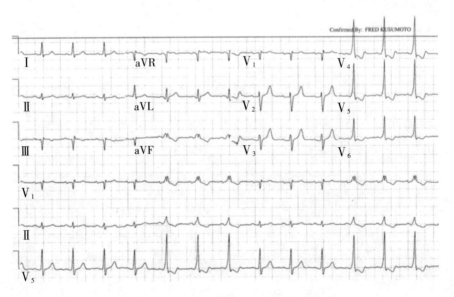

图 4

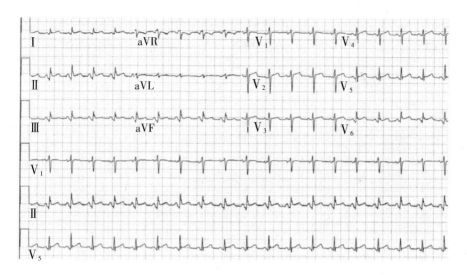

图 5

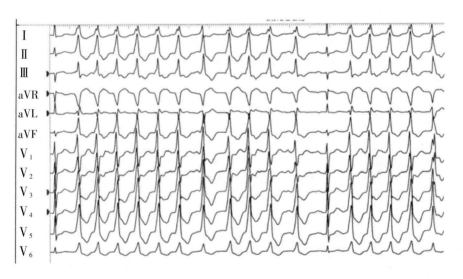

图 6

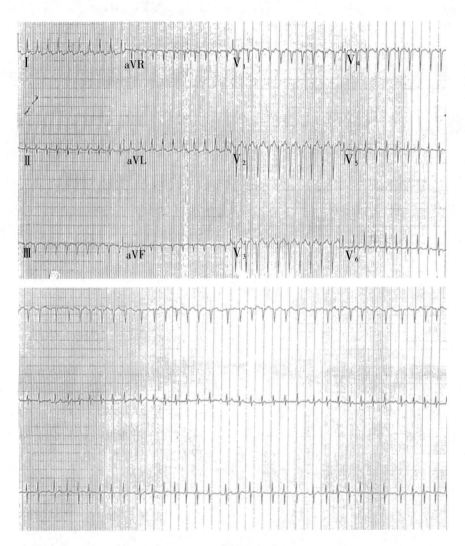

图7

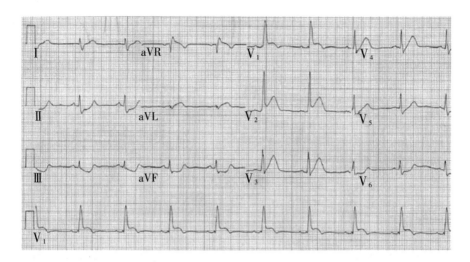

图 8

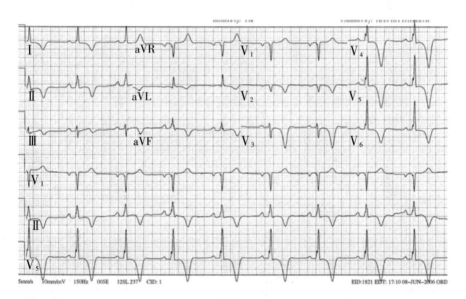

图 9

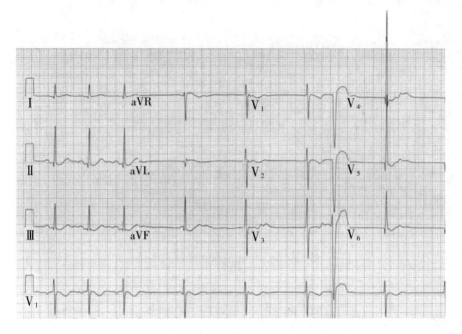

图 10

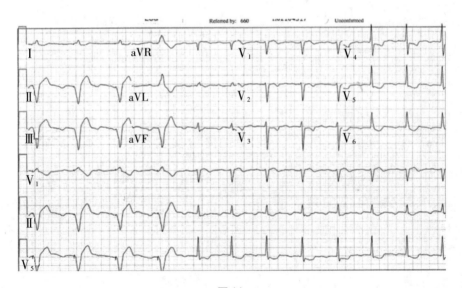

图 11

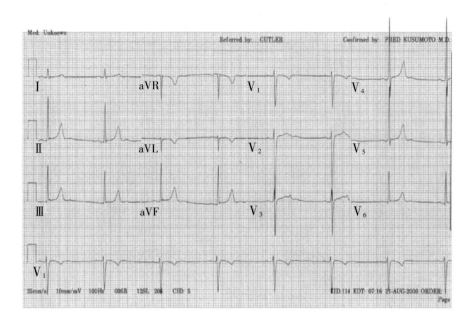

图 12

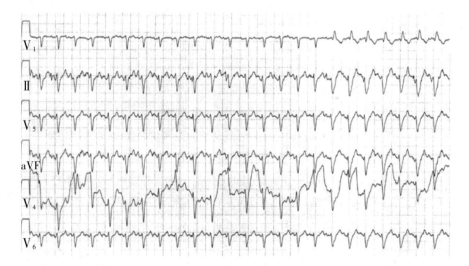

图 13

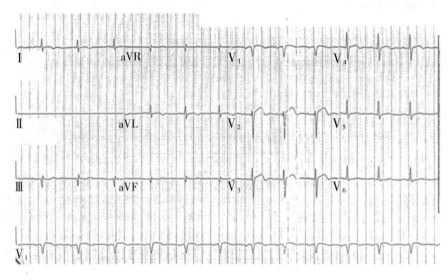

图 14

1. 该心电图存在不规则却又貌似正常的心率。由于所有的 QRS 波都一致（除了室性期前收缩引起的节律异常），解读该心电图时，最重要的是评价 P 波是否规律。在该病例中，房性期前收缩未下传，在期前收缩后代偿间歇前的 T 波上可见 P 波，使 T 波变形。V_3 导联最易分辨房性期前收缩。

2. 该心电图显示心房颤动自行终止，并首先发生一次异位房性期前收缩（根据 P 波形态及相对较短的 PR 间期，推测该房性期前收缩起搏点在房室结附近），然后有一次长的窦性停搏。特别对于老年患者而言，心房颤动终止后的停搏十分常见，即所谓的"慢－快"综合征，因为由窦性心动过缓或窦房结停搏之后的缓慢心率与快速心率（心房颤动）交替出现。这一现象表现为心房颤动停止后，窦房结需要一定的时间"苏醒"。

3. 患者表现为一度房室传导阻滞、右束支传导阻滞及左前分支传导阻滞。三束支中有 2 束支传导阻滞的表现（右束支及左前分支传导阻滞、右束支及左后分支或左束支传导阻滞），以及伴有 PR 间期延长时，可诊断为三束支传导阻滞的典型心电图形态。从体表心电图很难鉴别三束支传导阻滞与双束支传导阻滞合并房室结传导阻滞。为区别上述 2 种情况，可能需要通过心内电图的直接记录（电生理检查）。

4. 患者心电图有间歇性左侧旁路引起的预激表现,可在 V_1 导联看见宽大的 QRS 波伴呈正向短 PR 间期。

5. 患者心电图具有心包炎表现。可见广泛的 ST 段抬高及 aVR 导联的 ST 段压低。反之可见,下外侧导联 PR 段压低及 aVR 导联中 PR 段抬高。

6. 患者心电图为不规则的非持续性室性心动过速。可见混在其中的窦性心律。无明显证据证明存在房室分离,但从 V_1 导联的 RS 波形来看,室性心动过速是最可能的诊断。

7. 患者心电图为 P 波落在 ST 段的短 RP 性心动过速,符合旁路介导的心动过速心电图表现。但 P 波呈现"从上到下"的向量方向,下壁导联 P 波直立。这在旁路介导的顺向型房室折返性心动过速中并不常见(心房由旁路逆传激动)。由于房室结的不应期,患者自身出现 AV 传导的文氏现象。存在房室传导阻滞时,心动过速仍持续(非房室结依赖),因此诊断为房性心动过速。房性心动过速的起源点在窦房结附近,因此,P 波呈"从上到下"的向量方向,以及 aVR 导联 P 波呈负向。

8. 患者心电图系因左前降支近端闭塞引起前壁心肌梗死,并导致 aVL、$V_1 \sim V_4$ 导联的 ST 段抬高。V_1 导联优势的 R 波是伴发的右束支传导阻滞造成的。

9. 该心电图在下壁、侧壁及前壁导联中存在广泛的 T 波倒置。QT 间期正常。QRS 波群在 V_1 和 V_2 导联存在异常 Q 波。该心电图并不典型,且在患者主诉伴发胸痛时可能要考虑缺血。但该心电图来自 1 例肥厚型心肌病患者(肌蛋白基因疾病),主要累及心尖部。值得注意的是,尽管已经确诊肥厚型心肌病以及超声证实的左心室肥大,但在心电图中并未出现左心室肥大的心电图电压增高的表现。

10. 患者心电图为窦性停搏后出现交界性心律。单个宽大的 QRS 波可能是 P 波传导及 PR 间期延长(由于前面的交界性搏动导致房室结部分处于不应期),以及由于"长 - 短"耦联导致的左束支差异性传导。尽管 V_1 导联间隔 R 波相当窄,但仍不能排除室性期前收缩的可能性(可应用鉴别室性心动过速及室上性心动过速伴差异性传导的方法分析单个宽大 QRS 波)。本例中,患者心电图能满足左心室肥大的电压标准,即 $S_{V_1} + R_{V_5} > 35$mm。同时有非特异性的 ST 段改变。

11. 该患者的心室起搏在感知自身 QRS 波后抑制了心室起搏脉冲的发放。自身搏动中 ST 段改变提示有地高辛的作用。在评估使用起搏器患者时,需要注意评估潜在的心房节律。在本例中,患者可能处于房扑 2∶1 下传,而每个间隔的扑动波都融合在 ST 段中。可注意到下壁导联存在倒置的扑动波。该心电图不能排除心房异位搏动伴一度房室传导阻滞。需要鉴别时,可将起搏器频率降低,通过更长时间观察自身高度房室传导阻滞(3∶1;4∶1 等)或是通过迷走神经刺激或腺苷来帮助鉴别。

12. 该心电图来自无任何主诉的健康男性。可看到心电图伴随早期复极的 QRS 波切迹及 ST 段改变。V_2 和 V_3 导联可见不常见的 T 波切迹。尽管可能为未传导的房性期前收缩,但在其他导联无心房激动的证据。在本例中,T 波的切迹随着窦性心律的变化持续存在,提示 T 波切迹与心室激动而不是与心房激动相关。

13. 在该心电图记录时,患者正在运动(因此有如此不稳的基线)。患者表现为窦性心动过速及左前分支传导阻滞。随着窦性心律的增快,患者因右束支不应期发展为右束支传导阻滞。

14. 患者因右侧手臂 – 右腿导联位置互换导致了 Ⅱ 导联中的平线信号。幸运的是,胸前导联未受其影响,表现为前壁心肌梗死,ST 段抬高以及 V_1 ~ V_4 导联 T 波倒置,V_1 和 V_2 导联中 Q 波出现。Ⅲ 导联未受此次交换的影响(其为左侧手臂 – 左腿),但当导联连接正确时可使 aVF 导联中的 Q 波消失。

索 引

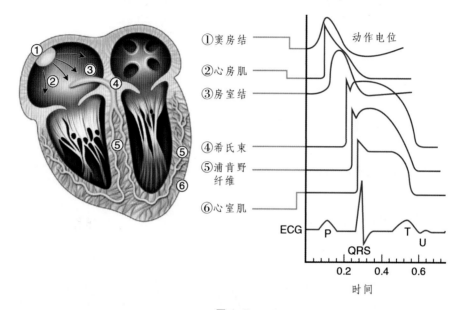

①窦房结　　　　　　　　　　动作电位
②心房肌
③房室结
④希氏束
⑤浦肯野
　纤维
⑥心室肌
ECG　　P
　　　　　　　QRS　　　T
　　　　　　　　　　　　U
　　　0.2　　0.4　　0.6
　　　　　时间

图 1-5

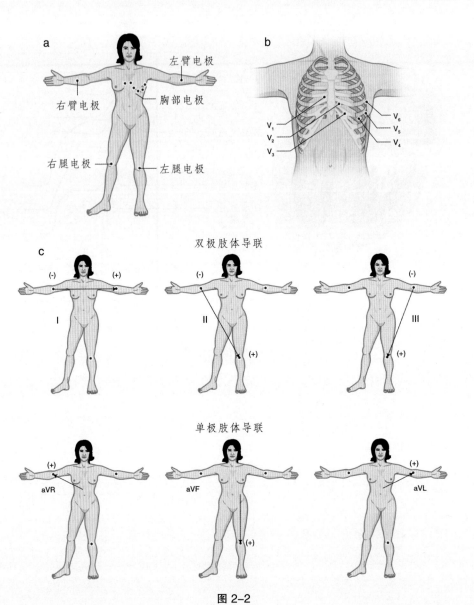

a

右臂电极

左臂电极

胸部电极

右腿电极

左腿电极

b

V₁
V₂
V₃
V₆
V₅
V₄

c

双极肢体导联

(-) (+)
I

(-) (+)
II

(-) (+)
III

单极肢体导联

(+)
aVR

(+)
aVF

(+)
aVL

图 2-2

a 额面导联

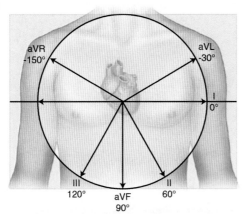

额面导联由Ⅰ、Ⅱ、Ⅲ导联
以及 3 个单极导联构成

b 水平面导联

水平面导联由
胸前导联构成

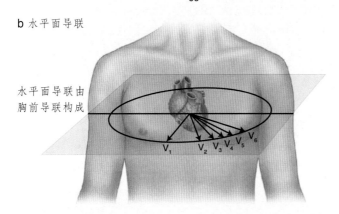

图 2-3

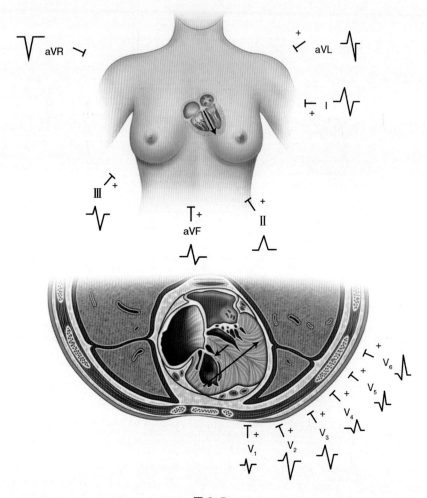

图 3-5

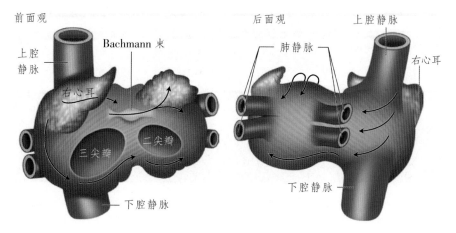

图 4-2

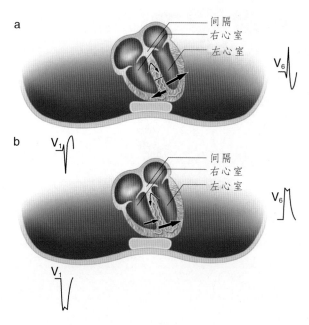

图 5-3

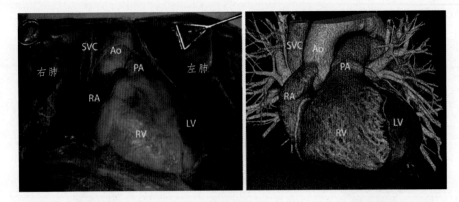

图 5-4

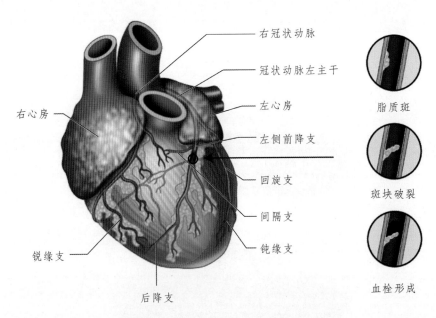

图 7-2

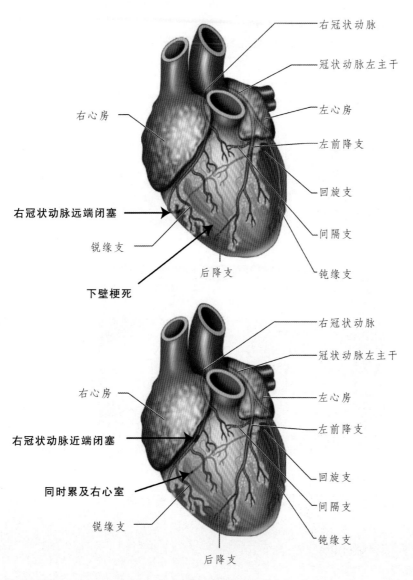

右冠状动脉

冠状动脉左主干

右心房

左心房

左前降支

回旋支

右冠状动脉远端闭塞

间隔支

锐缘支

钝缘支

后降支

下壁梗死

右冠状动脉

冠状动脉左主干

右心房

左心房

右冠状动脉近端闭塞

左前降支

回旋支

同时累及右心室

间隔支

锐缘支

钝缘支

后降支

图 7-18

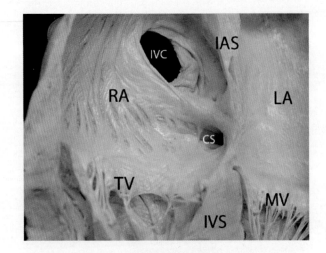

图 13-8

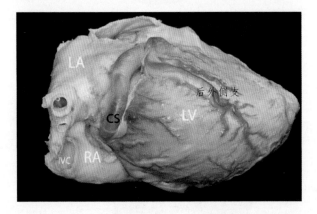

图 13-9

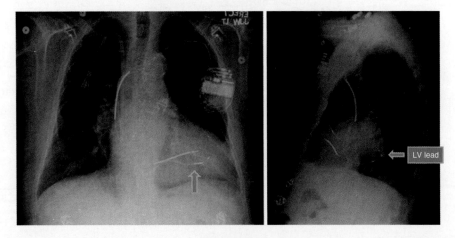

图 13-10